醫學博士才知道的

痠痛拉筋操

每天做3分鐘自癒力體操，100%恢復肌彈力！

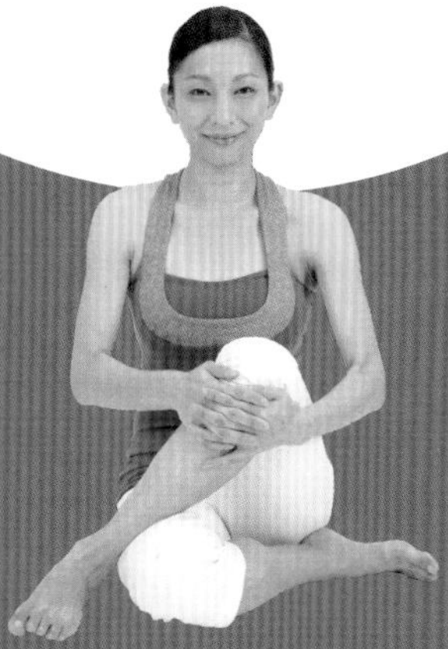

小山勝弘 著 游韻馨 譯

医学博士が正しく教える　からだ改善エクササイズ

3分鐘拉筋操
有效維持健康、
重振身體狀況

肌肉長期不使用，是身體快速老化的主因

1 刺激肌肉預防老化 改善半健康狀態

「老是覺得很累。」

「肩膀和腰感覺像石頭一樣硬。」

「睡眠品質好差！」

這類身體感覺輕微疼痛或不舒服，卻還不到生病的程度稱為「半健康狀態」。有這類困擾的人一定很多，有些人能找到確切原因；有些人卻因為成因複雜而無法判斷。不過，事實相當令人意外！原來大多數人的不適症狀，皆起因於「肌肉功能退化」所引發的一連串連鎖反應。

因肌肉功能退化引起的身體不適，使得醫學界在近幾年意識到「刺激肌肉」的重要性。日本衛生署呼籲原因不明感到身體不適的人：「一運動、二控制飲食和戒菸，最後才是用藥」，實踐上述要點即可達到自癒和預防病症效果。隨著自我保健風潮日盛，學習調整身體健康的拉筋操，不僅能幫助了解肌肉組織的結構，也有助於充分發揮肌肉功能，徹底改善不適、預防老化。

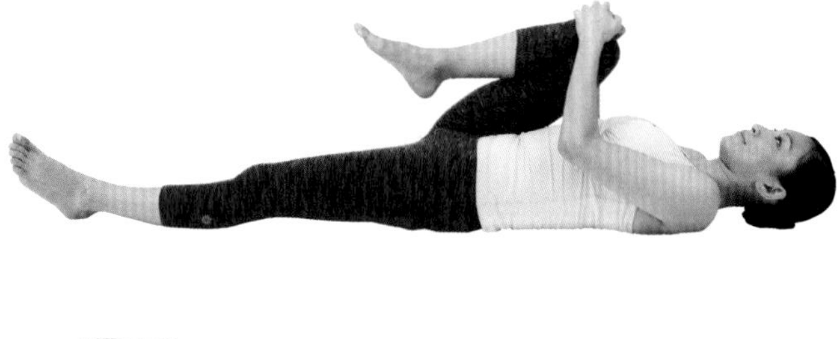

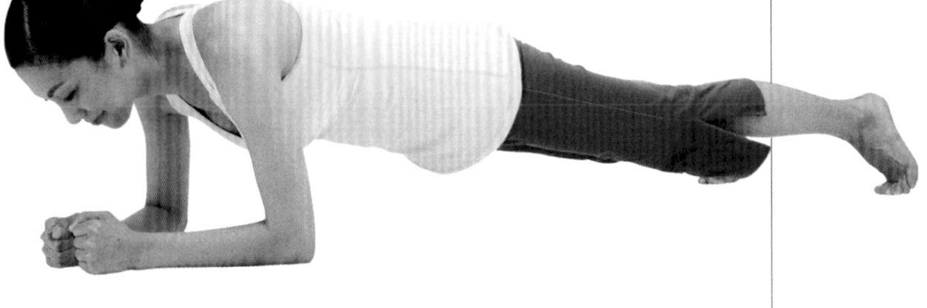

2

還沒發病前就要先發制人！
以「健康科學＋運動科學」消除病痛

有效比速效更重要！科學實證最有效的保健方法

運動科學與健康科學等領域發展出來的邏輯和科學實證，是本書「利用運動刺激肌肉，有效預防並改善身體不適」的理論根基。

運動科學與健康科學都是需要科學實證的學術領域，不能只看單一個案，而是要收集並研究更多疫學證明。「疫學」是以群體而非個人為對象，深入探討事物重要性的學問。運動科學與健康科學的基礎，就是建立在研究實驗所得的疫學之上。換句話說，這兩門科學或許不會產生奇蹟似的結果，但會讓更多人因此受惠，具有確實可信的功效。

此外，這兩門科學還有另一項特色是，**重視預防並積極追求健康，而非被動等待健康的降臨。**在出現症狀前就預防疾病，或是在出現症狀後，做到二次預防、避免病情惡化。

本書便是以運動科學與健康科學理論為基礎，介紹如何利用拉筋操和運動保養身體，預防並改善身體不適。**雖然還不到生病的程度，但若一直不處理「半健康狀態」，就很有可能引發真正的疾病。**

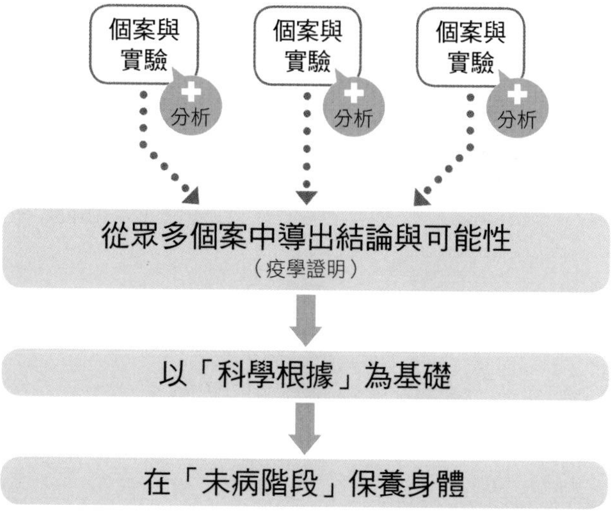
個案與實驗
分析
個案與實驗
分析
個案與實驗
分析
從眾多個案中導出結論與可能性
（疫學證明）
以「科學根據」為基礎
在「未病階段」保養身體

3

肌力退化會引起血液循環不良等諸多問題，出現全身痠痛、手腳冰冷、疲勞等症狀！

人體一半由肌肉組成 功能退化將引發可怕後果！

儘管在此開宗明義指出，肌肉功能退化會危害身體健康，但對一般人而言，肌肉是用來活動身體的組織，因此各位一定覺得不明所以。

事實上，肌肉的功能相當多樣化（請參照第7頁表格），**包括促進血液和淋巴液循環、保持體溫、調節代謝等，幫助維持各種生命活動。**有鑑於此，肌肉如果無法發揮原有功能，將會直接或間接影響身體健康。人體全身上下的大小肌肉約有四百條，占全身體重約四成。只要深入了解肌肉結構，便會發現它對維持健康有多重要。

缺乏運動使得肌肉使用量不足，或完全不使用肌肉，生活習慣紊亂與年齡增長等，都會導致肌力衰退。**進而衍生出肌肉柔軟度變差、持久力衰退、肌肉量減少等問題，最後引發疼痛、血液循環不良、關節可動範圍縮小**等連鎖反應。不僅如此，久而久之還會出現身體各部位疼痛、手腳冰冷、水腫等自覺症狀，以及顯而易見的健康異常情形。

更棘手的是，出現疼痛和不適症狀的身體部位會減少活動頻率，進一步降低肌肉功能，讓症狀加劇。因此，一定要在陷入惡性循環之前，避免症狀越來越嚴重。此時只要勤做簡單的拉筋操，幫助刺激肌肉，就能輕鬆改善症狀。

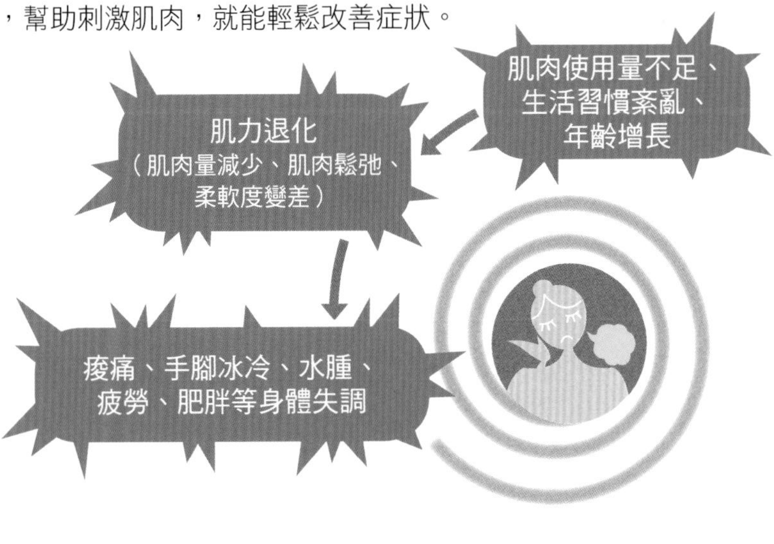
肌肉使用量不足、
生活習慣紊亂、
年齡增長
肌力退化
（肌肉量減少、肌肉鬆弛、
柔軟度變差）
痠痛、手腳冰冷、水腫、
疲勞、肥胖等身體失調

肌力退化的原因

肌肉使用量不足

- 忙碌、知識缺乏引起的運動不足
- 網路等通訊技術蓬勃發展
- 交通運輸發達
- 便利的生活環境

→ 人體缺少「活動」的機會

※有些肌肉日常生活幾乎不會用到，例如上手臂後方的肱三頭肌與臀部後方的梨狀肌等。

生活不規律

飲食不正常、睡眠不足、生活習慣紊亂等，也會導致肌力衰退（第7頁功能⑩）。

年齡增長

這是每個人都會遇到的現實狀況，年齡越大，肌力就會跟著慢慢退化。

如何判斷「肌力退化」？

肌肉量減少

當肌肉長期不使用，內側的肌纖維（參照下圖）就會變細，最後導致整條肌肉萎縮，肌肉量減少。

肌肉無力、肌耐力低下

不活動肌肉，會長出不受神經支配的肌纖維。一旦這類處於睡眠狀態的肌纖維增加，肌肉力量就會衰退，自然降低肌肉爆發力。

肌肉萎縮、柔軟度變差

肌肉長期不使用會使血液循環不良，肌肉逐漸萎縮、變硬。

肌肉鬆弛

較少接受外部刺激的肌肉會失去彈力，看起來鬆垮、不緊實。

肌肉構造

肌纖維細胞形成肌束組織，再由肌束組織組合成肌肉

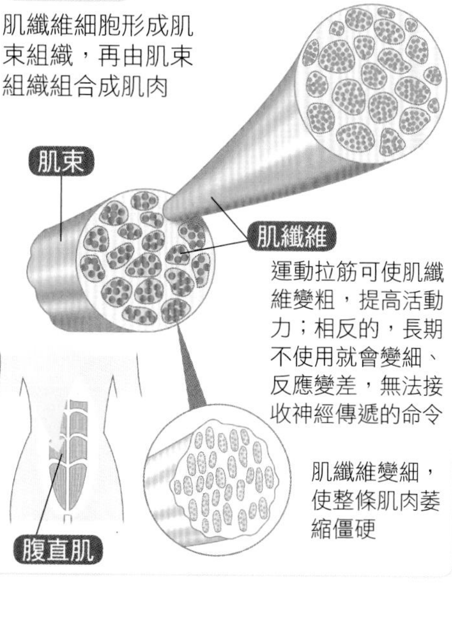

運動拉筋可使肌纖維變粗，提高活動力；相反的，長期不使用就會變細、反應變差，無法接收神經傳遞的命令

肌纖維變細，使整條肌肉萎縮僵硬

❶
腰痛（▸P14）
四十肩・五十肩（▸P26）
膝蓋疼痛（▸P36）
髖關節痛（▸P50）
肩膀痠痛（▸P64）
失眠（▸P82）
眼睛疲勞（▸P86）
更年期症候群（▸P132）
骨質疏鬆症（▸P136）
運動障礙症候群（▸P140）
疲勞・倦怠（▸P152）

❷
腰痛（▸P14）
肩膀痠痛（▸P64）
便祕（▸P78）
直筒腰（▸P104）
小腹凸出（▸P110）
尿失禁（▸P128）
運動障礙症候群（▸P140）

❸
臉部鬆弛・水腫（▸P92）
蝴蝶袖（▸P98）
直筒腰（▸P104）
小腹凸出（▸P110）

❹
腰痛（▸P14）
四十肩・五十肩（▸P26）
髖關節痛（▸P50）
坐骨神經痛（▸P56）
肩膀痠痛（▸P64）
運動障礙症候群（▸P140）

❺
腰痛（▸P14）
痔瘡（▸P46）
髖關節痛（▸P50）
肩膀痠痛（▸P64）
手腳冰冷（▸P74）
便祕（▸P78）
臉部鬆弛・水腫（▸P92）
蝴蝶袖（▸P98）
下身水腫（▸P122）

❻
腰痛（▸P14）
四十肩・五十肩（▸P26）
膝蓋疼痛（▸P36）
生理痛（▸P40）
痔瘡（▸P46）
髖關節痛（▸P50）
坐骨神經痛（▸P56）
肩膀痠痛（▸P64）

❼
腰痛（▸P14）
四十肩・五十肩（▸P26）
膝蓋疼痛（▸P36）
生理痛（▸P40）
髖關節痛（▸P50）
肩膀痠痛（▸P64）
手腳冰冷（▸P74）
蝴蝶袖（▸P98）
易胖體質（▸P116）
糖尿病（▸P146）

❽
手腳冰冷（▸P74）
疲勞・倦怠（▸P152）

❾
直筒腰（▸P104）
小腹凸出（▸P110）
易胖體質（▸P116）
糖尿病（▸P146）
疲勞・倦怠（▸P152）

❿
易胖體質（▸P116）
糖尿病（▸P146）

「肌力退化」引起的不適症狀對照表

1 肌肉收縮，使身體活動

肌肉最廣為人知的功能，就是促進關節活動。肌肉活動也可以提高交感神經作用，協助自律神經切換，讓副交感神經活躍，維持生命活動。

功能退化

2 支撐身體，維持姿勢

以腹部的腹橫肌為例，腹橫肌不是用來活動身體，而是支撐身體的重要肌肉。由此可知，肌肉總共有兩大功能，分別是活動與支撐（維持姿勢）。舉例來說，當骨盆底肌群的支撐力減退，就會出現尿失禁等問題（▶128頁）。

功能退化

3 決定外表體態的重要關鍵

由於肌肉覆蓋在身體表面，因此肌肉量與緊實度將影響外表體態。舉例來說，上手臂肌肉鬆弛，就會有明顯的蝴蝶袖（▶98頁）。

功能退化

4 維持柔軟度

肌肉彈性不佳，就會失去柔軟度，而肌肉僵硬容易引發血液循環不良等問題。

功能退化

5 促進全身循環

這一點與❹和❻息息相關，活動肌肉可促進血液與淋巴液循環即肌肉的幫浦作用。當血液循環不良時，容易引發手腳冰冷（▶74頁）、下身水腫（▶122頁）等問題。此外，全身循環惡化也會導致肌肉疲勞與僵硬。

功能退化

6 紓緩疼痛

活動肌肉可以改善僵硬症狀，促進血液循環，進而紓緩疼痛。膝蓋疼痛（▶36頁）就是最典型的例子。

功能退化

7 消耗熱量，維持或提高體溫

肌肉不僅是消耗熱量最多的組織，發熱量也是最高的。因此，肌肉量變少會使熱量消耗量和發熱量降低，出現體溫變低。體溫低很容易引起血液循環不良與手腳冰冷。

功能退化

8 提升呼吸、循環系統功能

醫學界證實，長期正確活動的肌肉，有助於提升呼吸系統、循環系統、血管等功能。

功能退化

9 調節全身代謝

肌肉會分泌類似荷爾蒙的物質（myokine／肌肉酵素），此物質會透過血液作用於全身細胞，發揮各種健康功效。例如幫助分解脂肪細胞中的中性脂肪，達到瘦身效果。

功能退化

10 吸收醣類與脂肪

肌肉會吸收醣類與脂肪，幫助控制血糖，避免脂質異常。還能積極預防代謝症候群等生活習慣病，發揮重要功能。

功能退化

讓肌肉保持活力的科學運動方法

4

了解不適症狀的成因並學習改善方法，透過特定運動，活化不舒服的部位

本書介紹的拉筋操動作相當簡單，即使是運動神經不佳的人也能輕鬆學會。**每次運動只需3～10分鐘，可選擇自己方便的時間在家裡做，無論是工作忙碌、不擅長運動或三分鐘熱度的人都能輕易上手。**

第1章與第2章將介紹改善身體疼痛和不適症狀的方法；第3章是教大家如何改善外表體態；第4章則是針對多數人到了一定年紀都會出現的煩惱，提出解決對策。建議從自己平時就有的症狀，或擔心自己未來可能出現的問題開始翻閱，立刻展開健康人生。

書中所有拉筋操都是針對單一症狀（腰痛、肩膀痠痛等），設計出結合伸展操與運動的動作。可以**先利用伸展操紓緩肌肉、恢復柔軟度，再透過運動刺激肌肉、提升肌力，積極預防疼痛與不適症狀**。此外，體操動作較多的部分，可依照個人狀況選擇，視不適症狀來組合拉筋操內容。

想恢復衰退的肌肉功能，進而維持與提升肌力，了解不適症狀的成因並學習改善方法是最重要的第一步。充分了解問題後，運動時還要留意「自己運動到哪個部位」，感受肌肉活動的狀態，更有助於提升肌力。

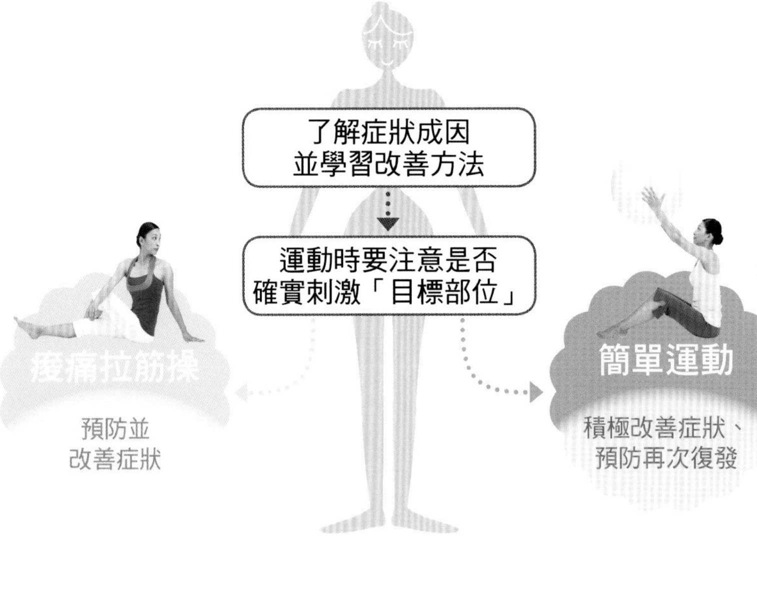

了解症狀成因
並學習改善方法
運動時要注意是否
確實刺激「目標部位」
痠痛拉筋操
預防並
改善症狀
簡單運動
積極改善症狀、
預防再次復發

提升拉筋操效果的7大關鍵

伸展操重點 慢慢伸展並持續15秒以上

快速伸展可能拉傷肌肉，一定要小心。一開始請緩慢且輕柔地伸展，持續伸展15秒以上。恢復原狀的動作也要慢慢的，才能確實發揮效果。

運動重點 注意刺激部位是否正確

運動時要隨時注意刺激部位（肌肉）是否正確。此外，從事仰臥起坐這類重複動作時，回到原位時也不可放鬆，例如仰臥起坐的躺下動作，肌肉一定要用力才有效（如21頁的仰臥起坐、109頁的抬腿運動與114頁的抬臂運動）。

呼吸法 運動方向與重力「相反時吐氣」，與重力「相同時吸氣」

從事拉筋操請保持自然呼吸。運動方向與重力相反時要吐氣，與重力相同時要吸氣。

最佳時段 沐浴後或就寢前

最好在肌肉溫熱時做拉筋操，沐浴時或沐浴後最適合！只要利用空閒時間從事即可。睡前也很適合做一些輕度運動，放鬆身心。

次數&時間 從可以輕鬆做到的次數開始

本書介紹的運動次數與時間僅供參考，由於每個人的體力和運動能力各不相同，因此請從自己做得到的次數與時間開始做起，在輕鬆的範圍內慢慢增加次數和時間即可。

做操頻率 每週至少2～3次，持續3個月為宜

最理想的狀況是，每天做自己想做的體操，每週至少做2～3次，持續3個月。此外，症狀改善後仍持續運動，就能預防症狀復發。不妨把拉筋操當成「護身符」，在日常生活中養成習慣。

效果 只要自己有感受到效果即可！

由於拉筋操的效果會慢慢呈現出來，因此只要在日常生活中感受到效果就可以了，即使是毫無根據的感覺也沒關係，無須追求客觀的數字目標。

注意事項

無論何種症狀，只要感到強烈疼痛或不舒服，請務必就醫治療，找出真正的原因。有些狀況可能不適合運動，或是現階段無法運動，一定要以醫生的意見為優先，再利用運動改善症狀。

目錄

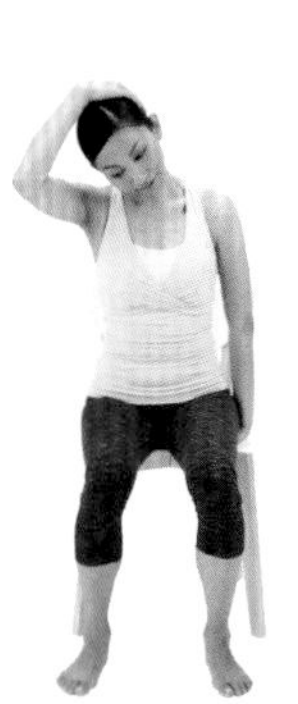

注意事項

- 不適症狀較為嚴重時，請務必就醫接受檢查，遵從醫生指示。
- 請以醫學治療為優先，諮詢醫生意見後再配合身體狀況運動。
- 不適症狀原因不明，或產生劇烈疼痛時，請停止運動。
- 務必詳閱內文，正確理解症狀成因與改善對策後，再做拉筋運動。

第2章 現代文明病 五種不適症狀紓緩操

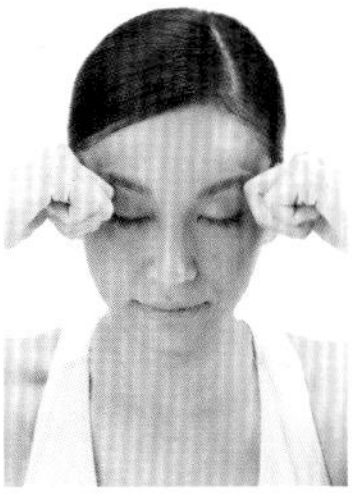

第3章 大餅臉・凸腹 蝴蝶袖・水腫 六大難瘦部位緊實操

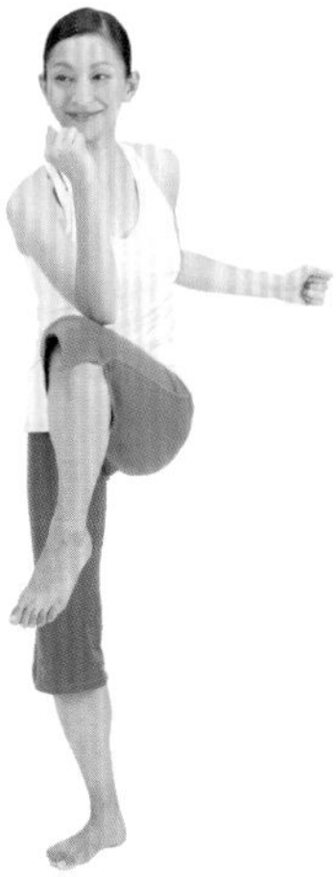

第4章 肌力抗老保健 六大老化病症自癒操

第1章

肩頸・腰部 骨盆・關節

七大常見痛症自癒操

紓緩痛感，預防舊疾再度復發！

腰痛
四十肩・五十肩
膝蓋疼痛
生理痛
痔瘡
髖關節痛
坐骨神經痛

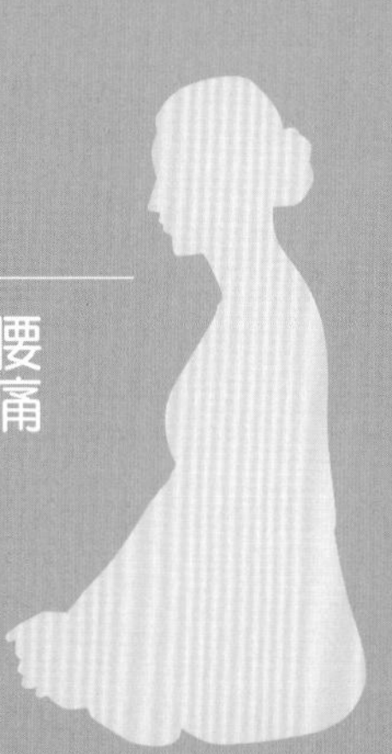

腰痛

矯正骨盆歪斜、腰椎彎曲，改善並預防腰痛

不適原因

身體前後側肌力、柔軟度不夠造成腰部負擔過重

骨盆歪斜引發慢性腰痛

髖屈肌群（股直肌、髂腰肌）與髖伸肌群（腿後腱肌群、臀大肌）的肌力與柔軟度一旦失衡，骨盆就會過度往前或往後傾斜，為了與頭部重量平衡，身體便容易駝背，導致豎脊肌下半部緊繃引起腰痛。

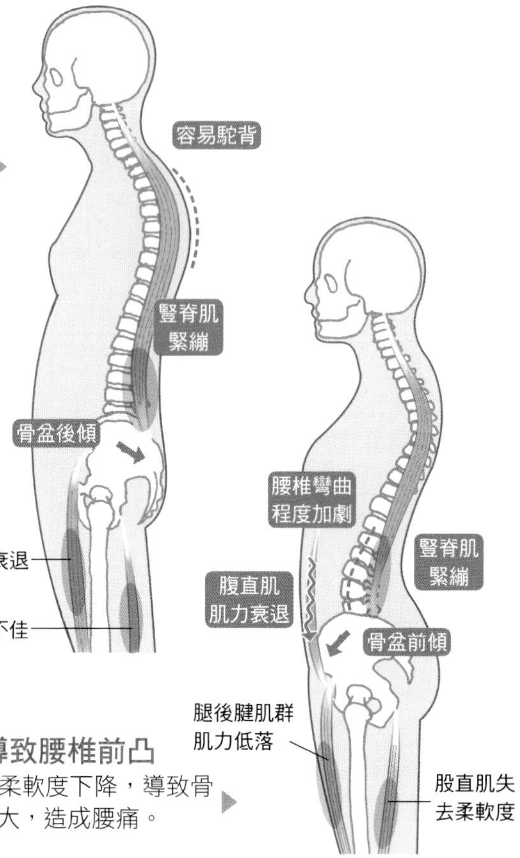

容易駝背
豎脊肌
緊繃
骨盆後傾
股直肌的肌力衰退
腿後腱肌群柔軟度不佳
腰椎彎曲
程度加劇
豎脊肌
緊繃
腹直肌
肌力衰退
骨盆前傾
腿後腱肌群
肌力低落
股直肌失
去柔軟度

腹肌和背肌功能退化，導致腰椎前凸

腹直肌肌力衰退或髖屈肌群的柔軟度下降，導致骨盆前傾，使腰椎彎曲的角度變大，造成腰痛。

腰痛原因相當複雜，如果是出自脊椎本身的問題，例如椎間盤突出、椎弓解離症等，請務必立刻就醫治療。若是因為肌力衰退、骨盆歪斜導致腰痛，就能透過運動改善，避免再次復發。

最常見的原因是髖屈肌群與髖伸肌群（參照上圖）的肌力失衡，骨盆受到這些肌肉的拉扯往前後歪斜，導致姿勢不良。身體為了保持平衡，便會對豎脊肌等肌肉施加過度負荷，出現腰痛症狀。

此外，大部分女性腹肌的力量較弱，或因疲勞導致下背部肌肉的柔軟度變差，也會出現腰椎前凸的不良姿勢。這個姿勢會增加腰部肌肉的負擔，最後形成腰痛。

運動大腿、臀部與體幹肌肉矯正骨盆歪斜與腰椎彎曲

改善方法

提升三大肌群的力量

運動可以恢復髖屈肌群和髖伸肌群的柔軟度，讓骨盆回到正確位置。如此一來便可阻斷不良姿勢引起腰痛的負面連鎖反應。此外，刺激腹部與下背部肌肉，能矯正腰椎過度彎曲，遠離腰痛。

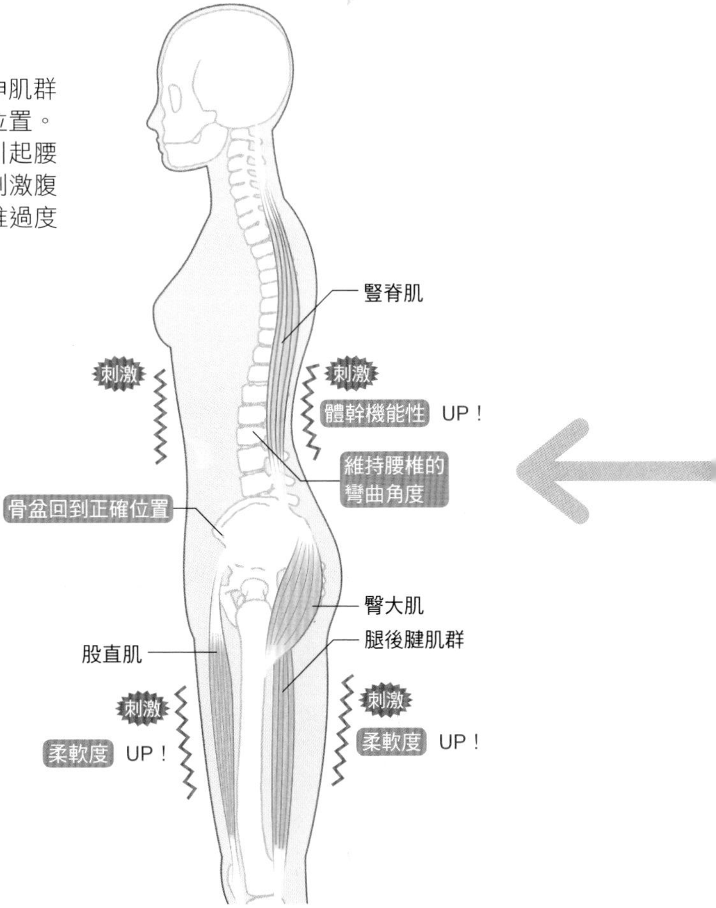
豎脊肌
刺激
刺激
體幹機能性 UP！
維持腰椎的彎曲角度
骨盆回到正確位置
臀大肌
腿後腱肌群
股直肌
刺激
刺激
柔軟度 UP！
柔軟度 UP！

運動改善

●急性腰痛穩定下來後…進行伸展操❶❷
●慢性腰痛…初期進行伸展操❶❷，再依症狀與效果搭配運動❶❷❸

關於骨盆前傾或後傾的生理機制，目前醫界並沒有定論。唯一可以確定的是，髖屈肌群與髖伸肌群失衡會導致骨盆歪斜，引發腰痛。

想要預防或改善腰痛，一定要提升兩者的肌力與柔軟度，使骨盆回到正確位置，維持適當角度。因此，利用伸展操活動大腿前後、臀部與髖關節肌肉，可有效促進血液循環，恢復肌肉柔軟度。積極從事運動刺激肌肉，也有助於維持或提升肌力。

當髖屈肌群與髖伸肌群的平衡狀態變好之後，還要搭配運動，提升腹部和背部肌力。腰部的肌肉群強壯有力，就能使腰痛不再復發。

除了運動之外，無論在家、在辦公室或搭車，坐在椅子上時要隨時注意自己的骨盆是否處於正中位置，這個小習慣也能避免腰痛產生（▼參照24頁）。

腰痛
改善
伸展操❶

矯正骨盆止痛操

坐姿前彎拉腿

伸展
15～30
秒

左右交替
重複動作

15秒
拉筋操

這樣伸展也很有效！

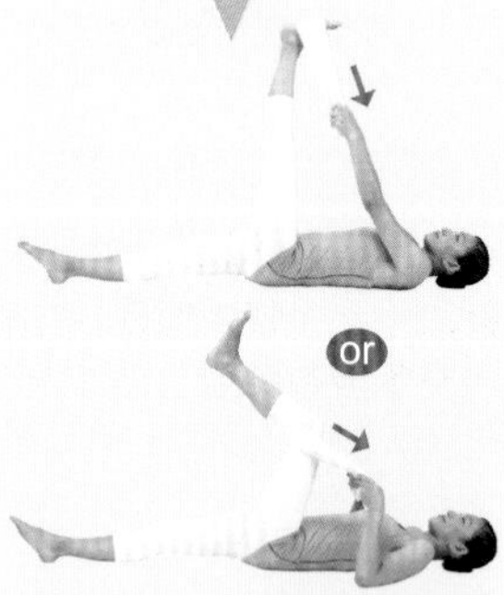

仰躺，將毛巾套在腳底或膝蓋後方，往身體方向拉，可確實伸展大腿後側肌肉。

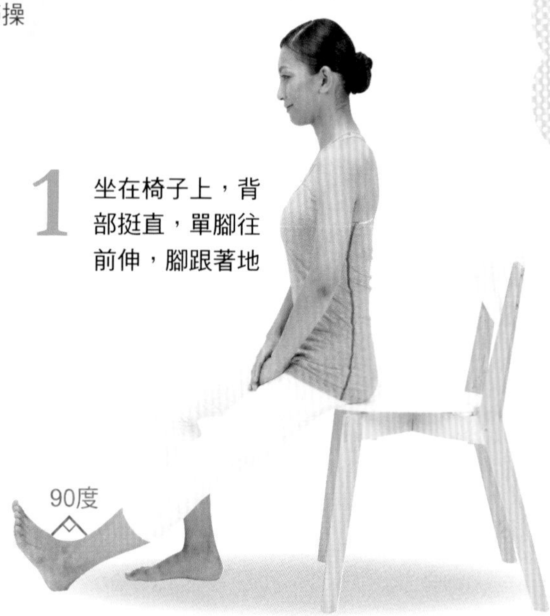

1 坐在椅子上，背部挺直，單腳往前伸，腳跟著地

錯誤姿勢

駝背無法伸展到大腿後方肌肉

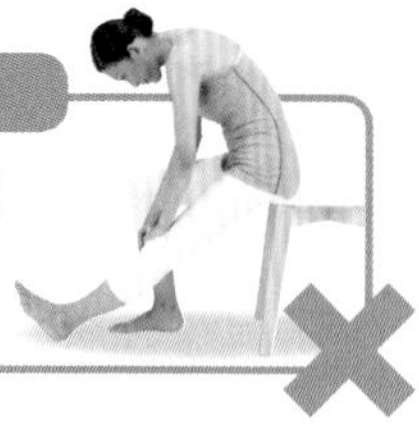

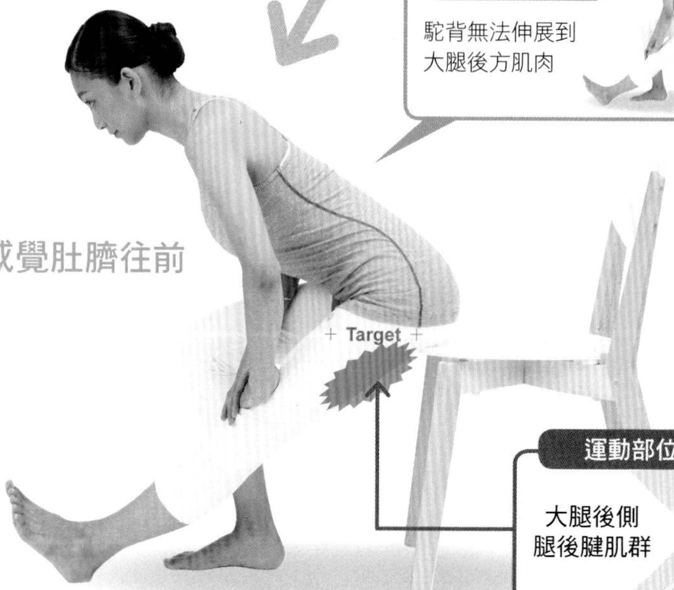

運動部位

大腿後側
腿後腱肌群

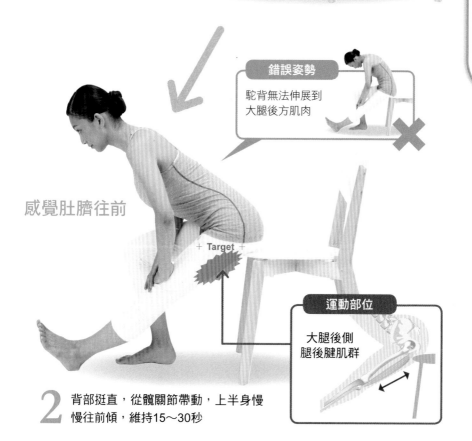

2 背部挺直，從髖關節帶動，上半身慢慢往前傾，維持15～30秒

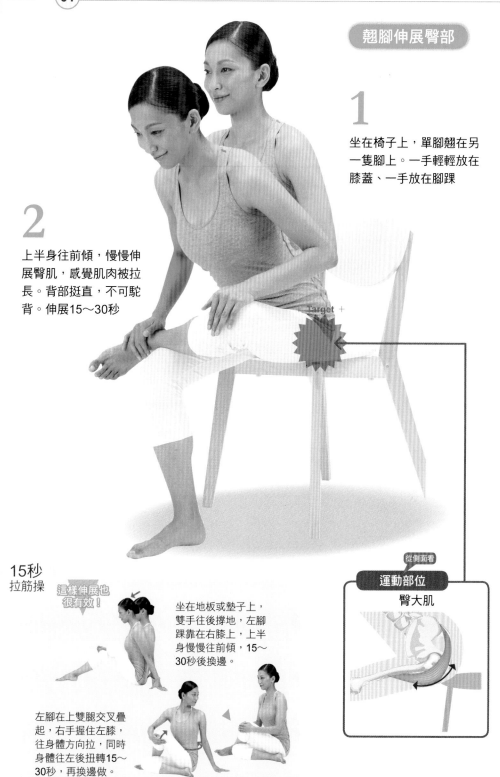

翹腳伸展臀部

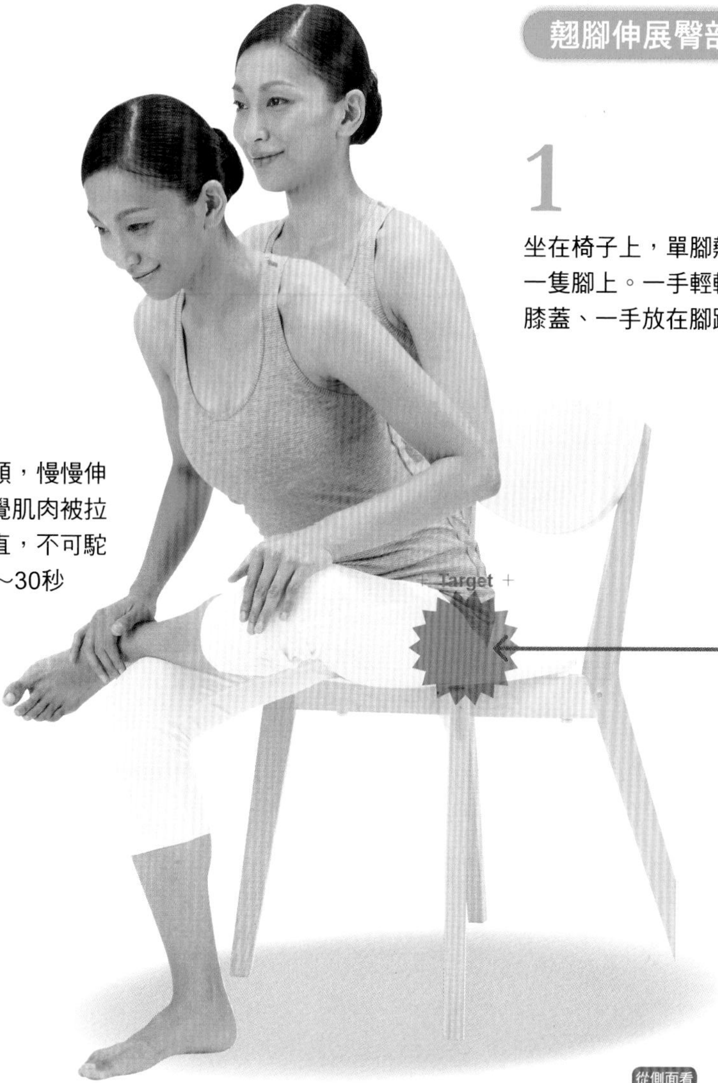

1

坐在椅子上，單腳翹在另一隻腳上。一手輕輕放在膝蓋、一手放在腳踝

2

上半身往前傾，慢慢伸展臀肌，感覺肌肉被拉長。背部挺直，不可駝背。伸展15～30秒

從側面看

運動部位

臀大肌

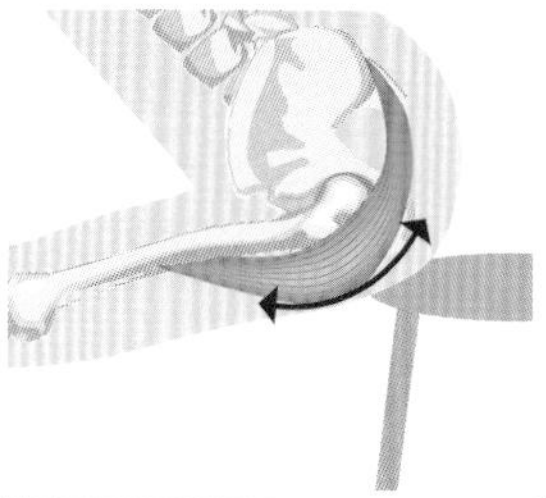

15秒
拉筋操

這樣伸展也很有效！

坐在地板或墊子上，雙手往後撐地，左腳踝靠在右膝上，上半身慢慢往前傾，15～30秒後換邊。

左腳在上雙腿交叉疊起，右手握住左膝，往身體方向拉，同時身體往左後扭轉15～30秒，再換邊做。

彈性軀幹柔軟運動

伸展
15～30
秒

左右交替
相同動作

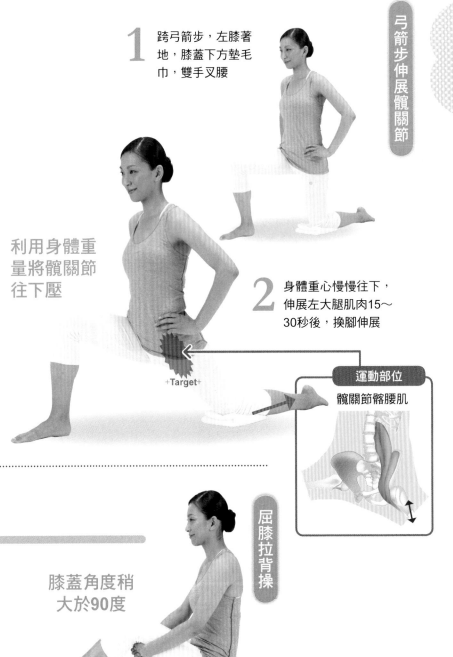

弓箭步伸展髖關節

1 跨弓箭步，左膝著地，膝蓋下方墊毛巾，雙手叉腰

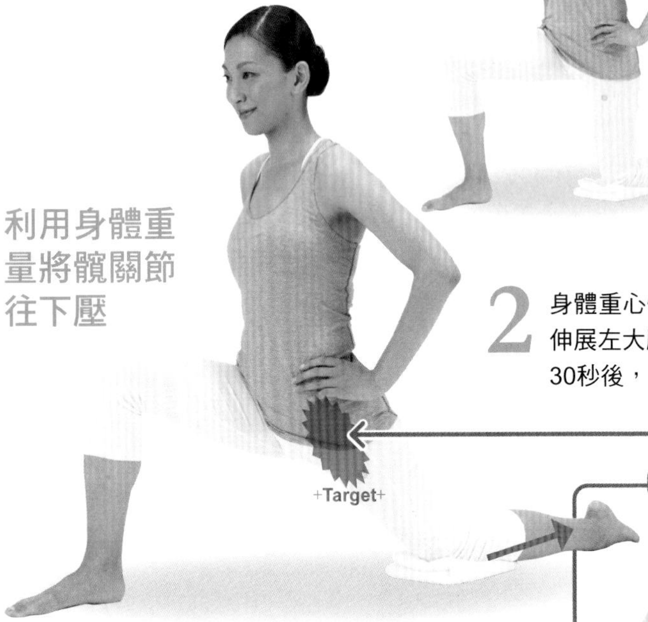

利用身體重量將髖關節往下壓

2 身體重心慢慢往下，伸展左大腿肌肉15～30秒後，換腳伸展

運動部位

髖關節髂腰肌

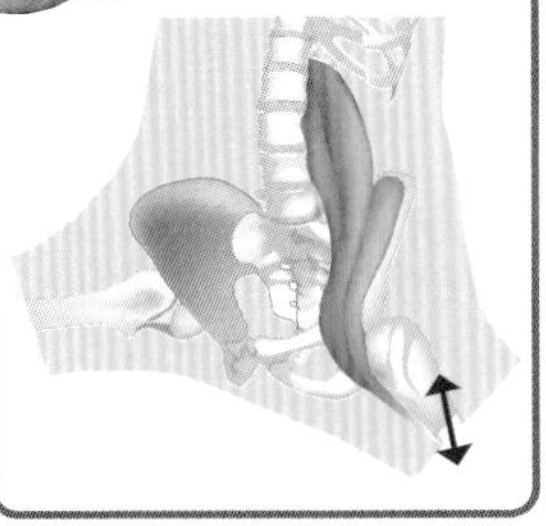

屈膝拉背操

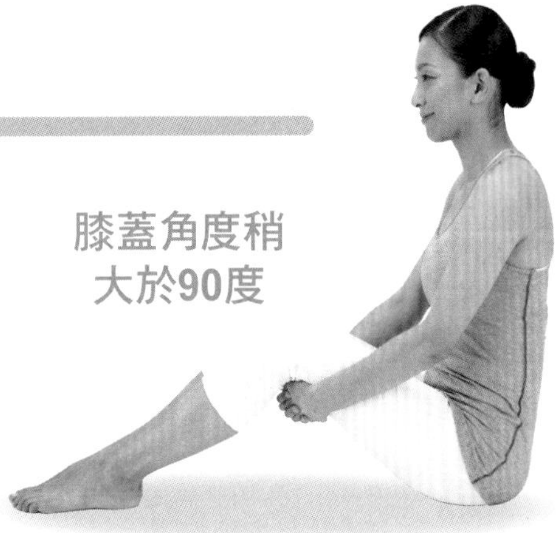

膝蓋角度稍大於90度

伸展時骨盆不可歪斜 ▶24頁

1 坐在地上，雙手交握在膝蓋後方

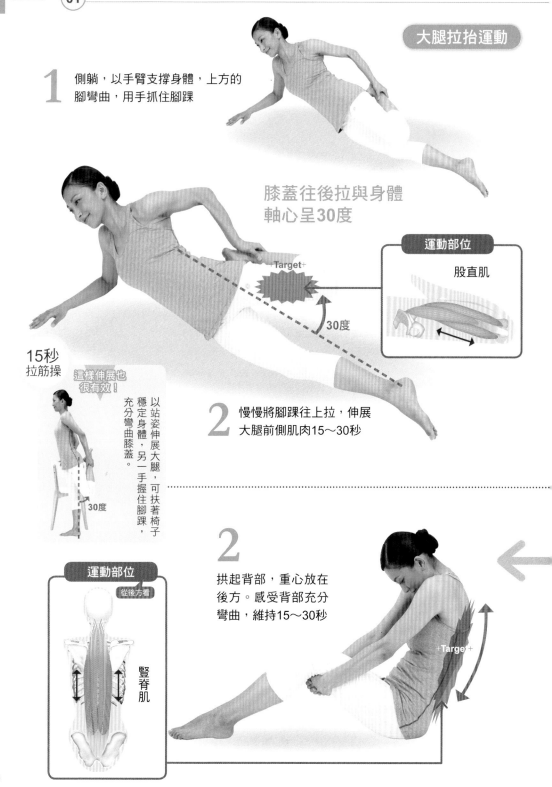

大腿拉抬運動

1 側躺，以手臂支撐身體，上方的腳彎曲，用手抓住腳踝

膝蓋往後拉與身體軸心呈30度

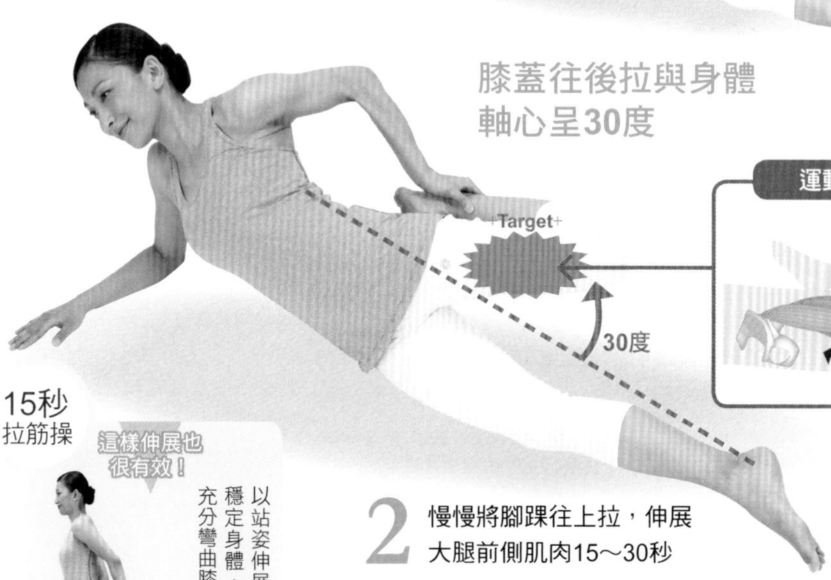

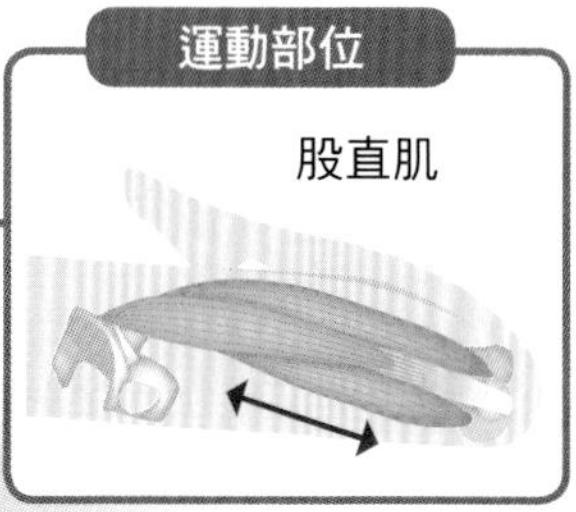

2 慢慢將腳踝往上拉，伸展大腿前側肌肉15～30秒

15秒拉筋操

這樣伸展也很有效！

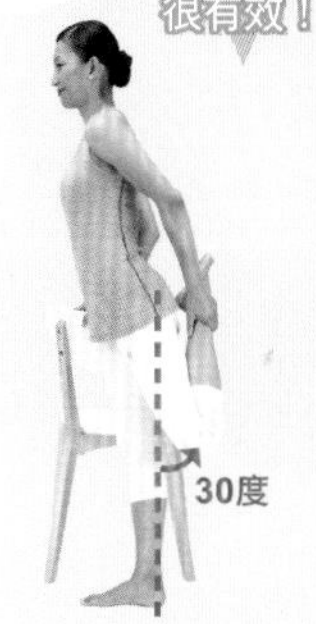

以站姿伸展大腿，可扶著椅子穩定身體，另一手握住腳踝，充分彎曲膝蓋。

2 拱起背部，重心放在後方。感受背部充分彎曲，維持15～30秒

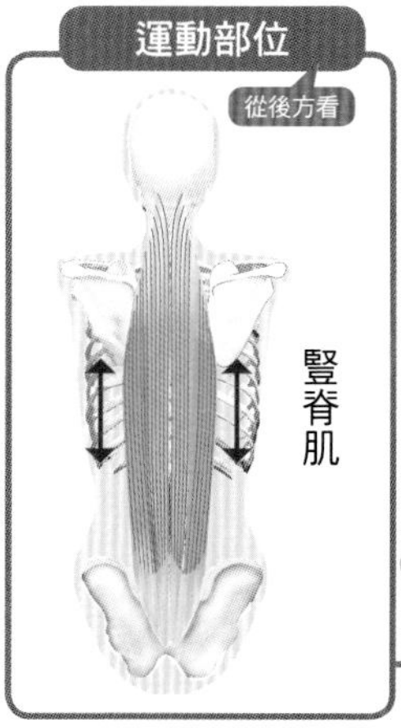

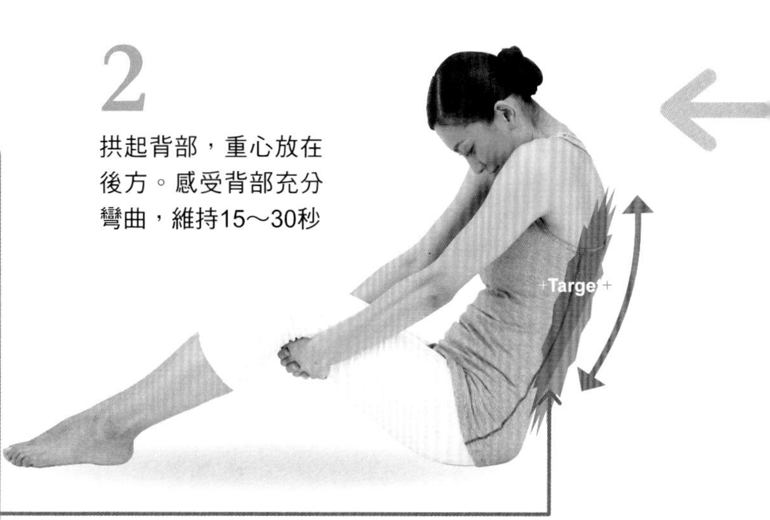

仰躺抬臀肌力操

運動
5~10
次

1 躺姿，雙腳打開與腰同寬，膝蓋彎曲角度略小於90度，雙手伸直放在身體兩側

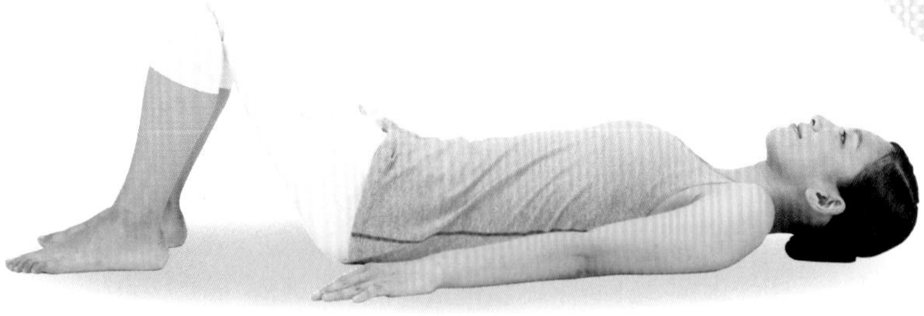

雙腳離臀部越遠
鍛鍊臀肌效果越小

2 臀部抬起，從膝蓋到肩膀呈一直線，維持3秒後，再慢慢恢復原來姿勢

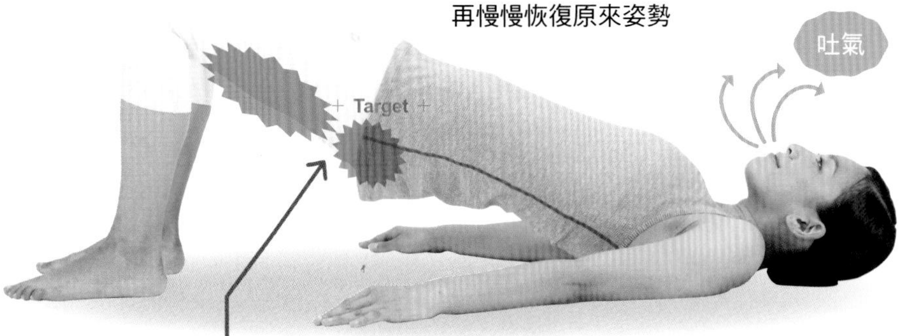

緊縮肛門
想像縮臀的感覺

運動部位

臀大肌與腿後腱肌群

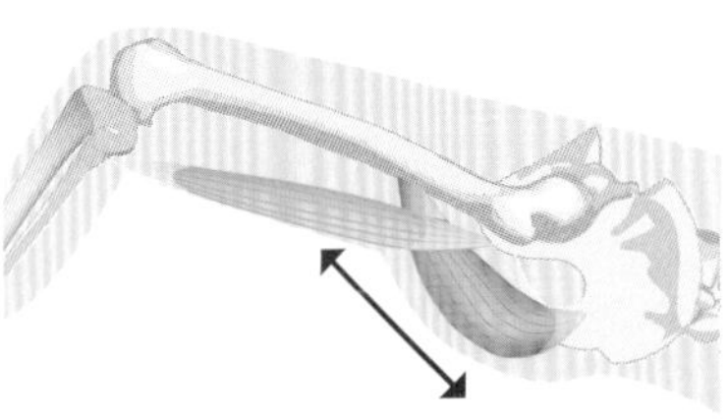

提升效果

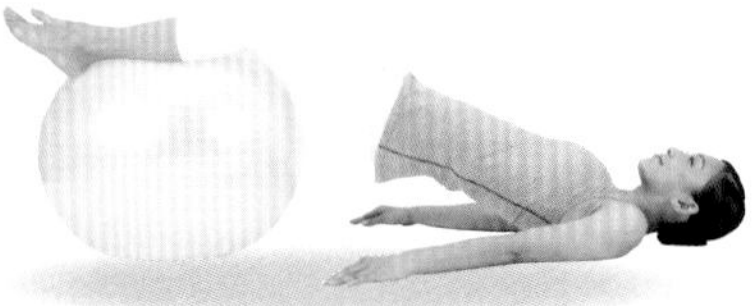

雙腿放在抗力球上，慢慢抬起臀部，靜止3秒。以臀部力量控制球，避免抗力球滑掉。

腰痛
預防・改善
運動❷

腹背肌肉減痛運動

運動
5~10
次

輕度仰臥起坐

提升效果

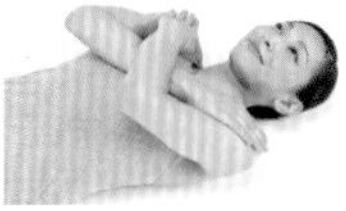

雙手交叉放在胸前，利用手臂重量增加負荷，提升運動強度。

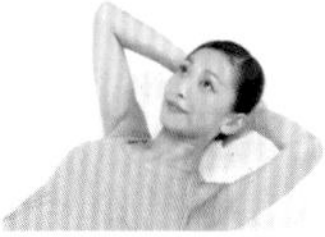

雙手交握在後腦勺，也可提升運動強度。

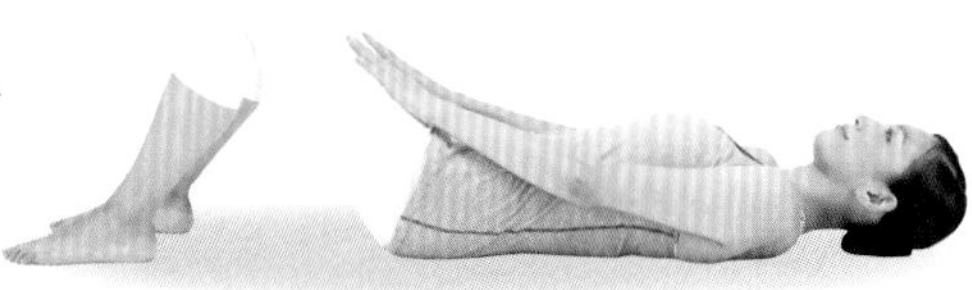

1 躺姿，膝蓋90度彎曲，雙手放在大腿上

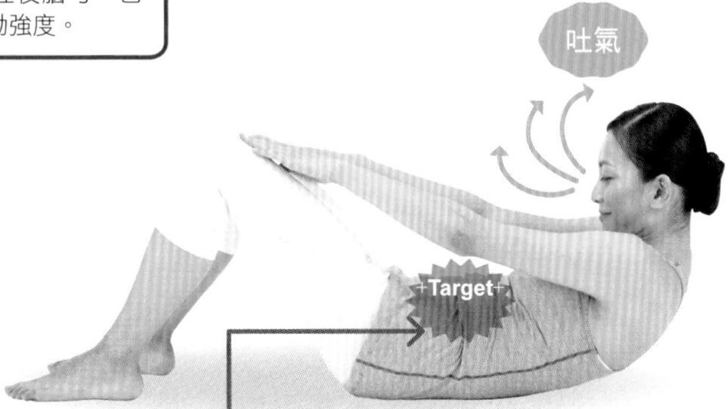

運動部位

腹直肌

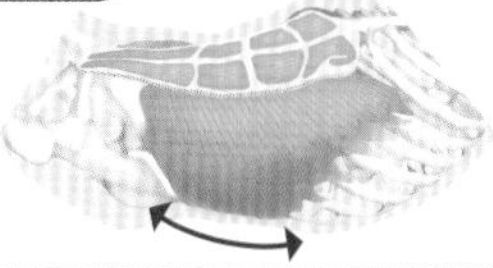

2 吐氣並慢慢抬起肩膀，可看見肚臍時停止動作，維持3秒後，再慢慢回到原位

背肌運動

運動部位

從上方看

豎脊肌

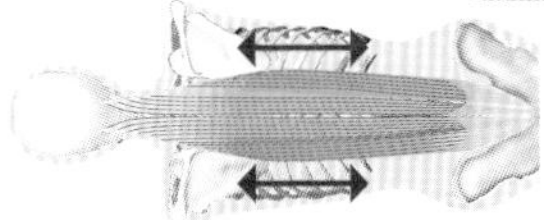

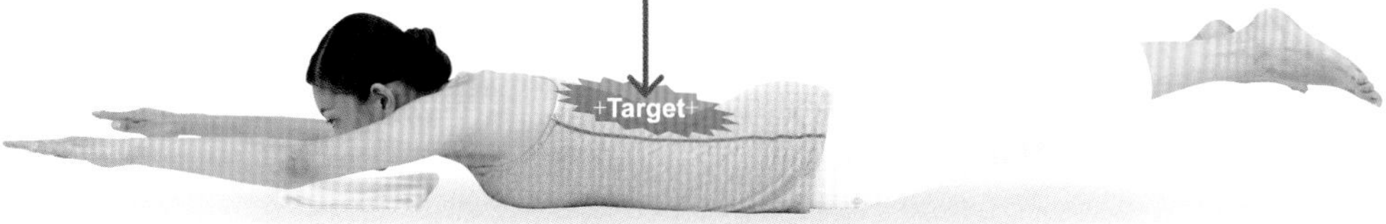

維持自然呼吸

1 趴姿，雙手雙腳伸直。雙手雙腳稍微抬起，維持3秒。想像自己在跳傘的感覺

坐姿抬膝&深蹲肌力鍛鍊

運動
10~15
次

坐在椅子上抬膝可強化髖關節；利用椅子深蹲除了能刺激腰部肌肉，還能鍛鍊大腿前側肌肉。

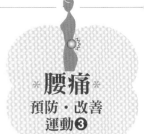

髖關節上舉

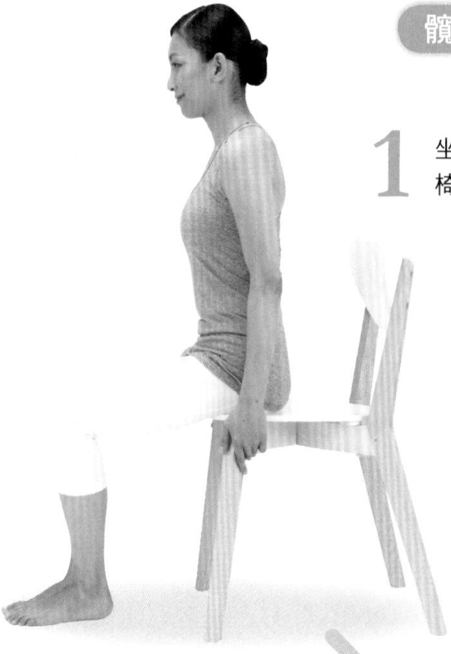

1 坐在椅子上，雙手握住椅面側邊，穩定身體

2 慢慢抬腿，慢慢放下，恢復原本坐姿

運動部位

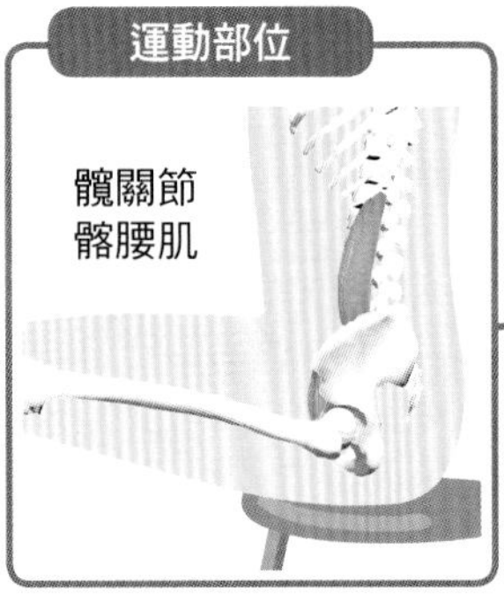

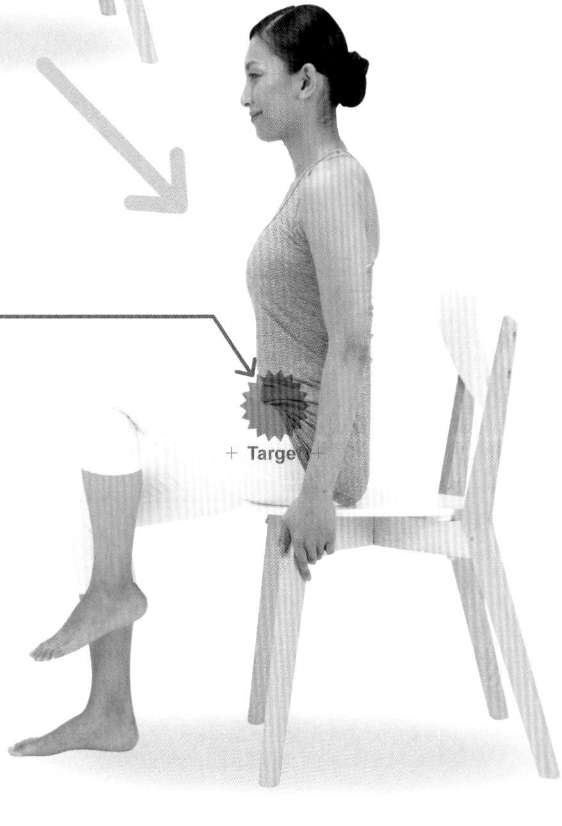

以髖關節為支點抬腿
膝蓋以下部位放鬆

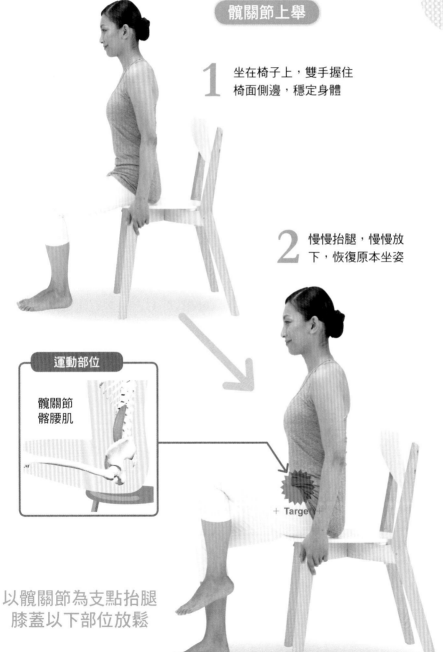

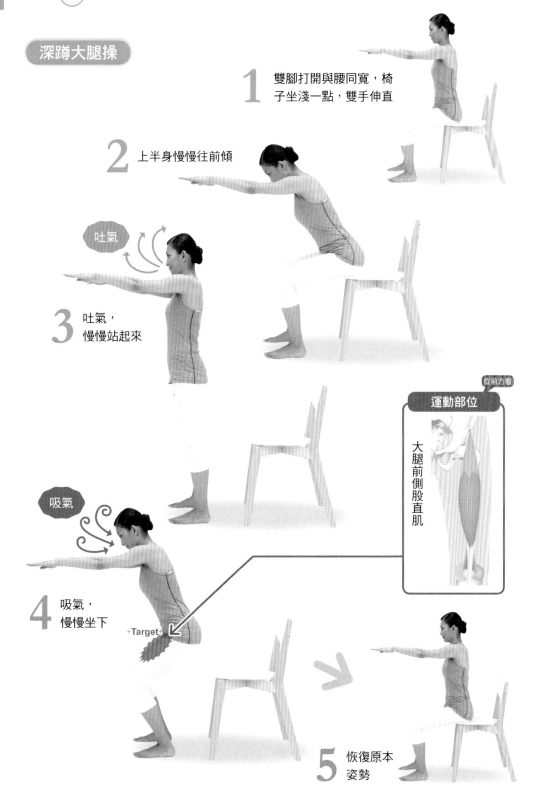

深蹲大腿操

1 雙腳打開與腰同寬，椅子坐淺一點，雙手伸直

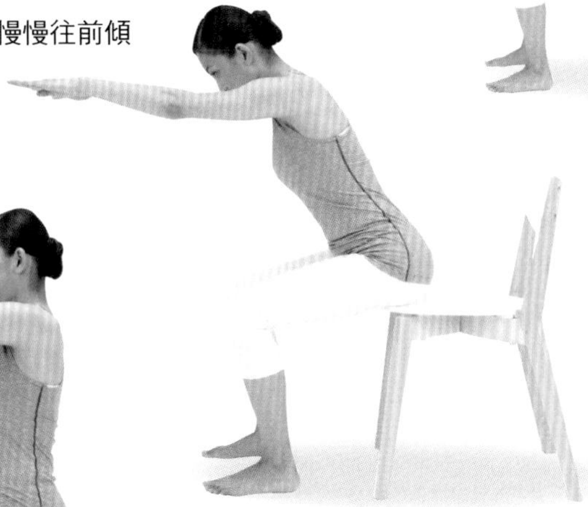

2 上半身慢慢往前傾

3 吐氣，慢慢站起來

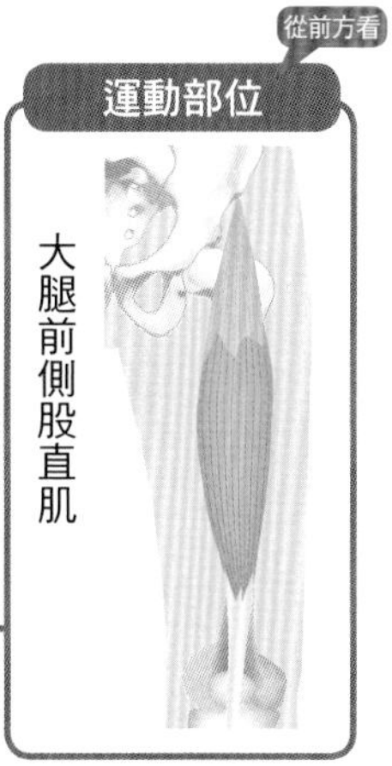

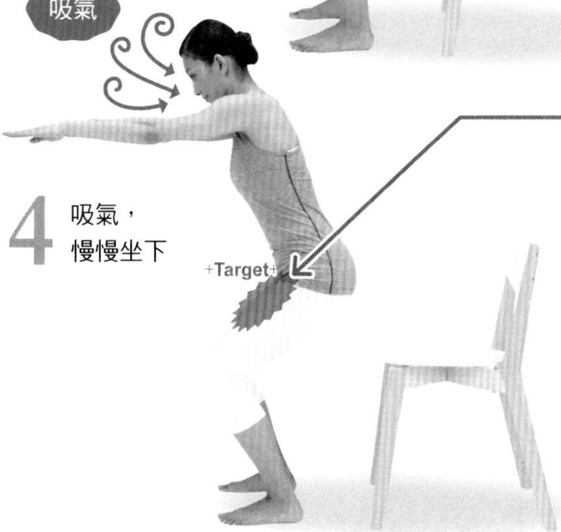

4 吸氣，慢慢坐下

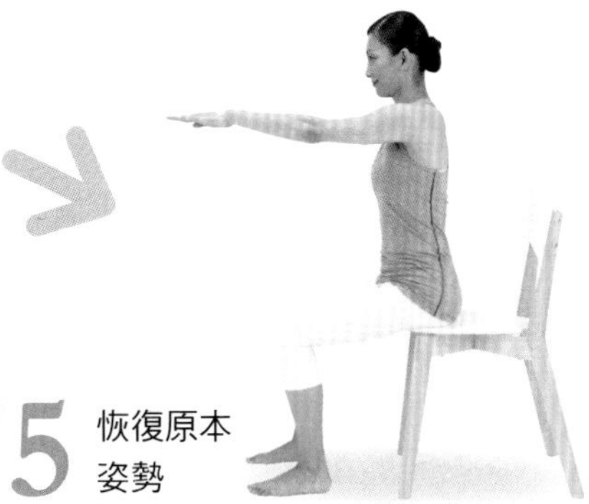

5 恢復原本姿勢

【骨盆歪斜檢測】預防腰痛

坐著時若骨盆往前後傾斜，就會形成駝背、腰椎前凸等不良姿勢，因而產生腰痛。坐姿最重要的就是骨盆角度，應隨時保持在正中位置。

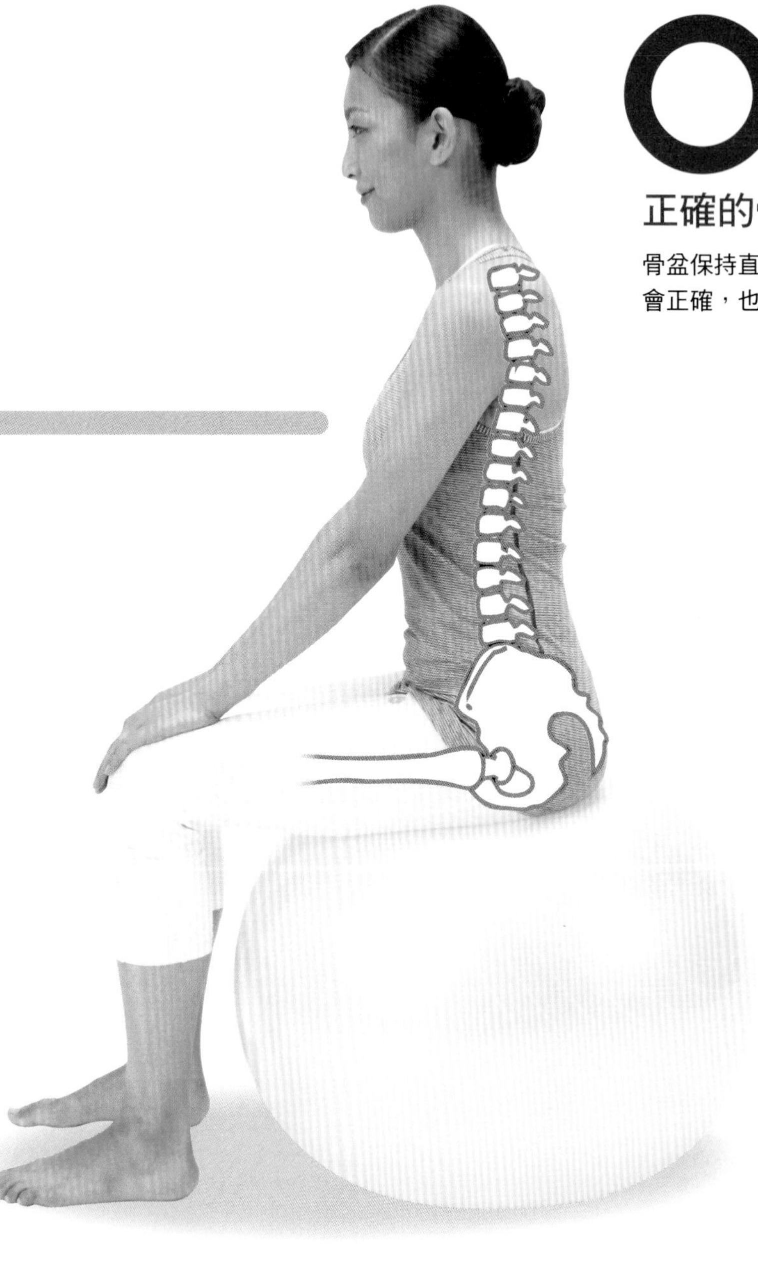

○ 正確的骨盆中心位置

骨盆保持直立狀態，姿勢自然就會正確，也不會有腰痛問題

矯正骨盆歪斜的方法

掌握骨盆往前後左右移動的感覺，就能準確把骨盆調整至正確位置。坐在椅子上移動骨盆也可以，但坐在抗力球上感覺更清楚。

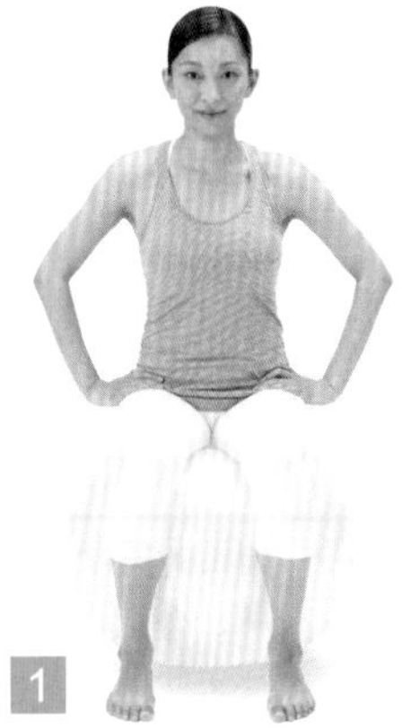

1

坐在抗力球上，雙手放在大腿根部髂骨最突出的位置

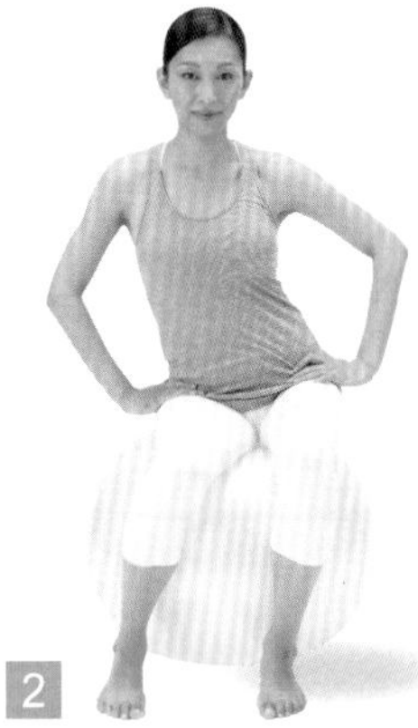

2

腰部往前後左右移動，感覺骨盆的動作與傾斜度。掌握與正確坐姿不同的感覺，骨盆歪斜時就能立刻修正

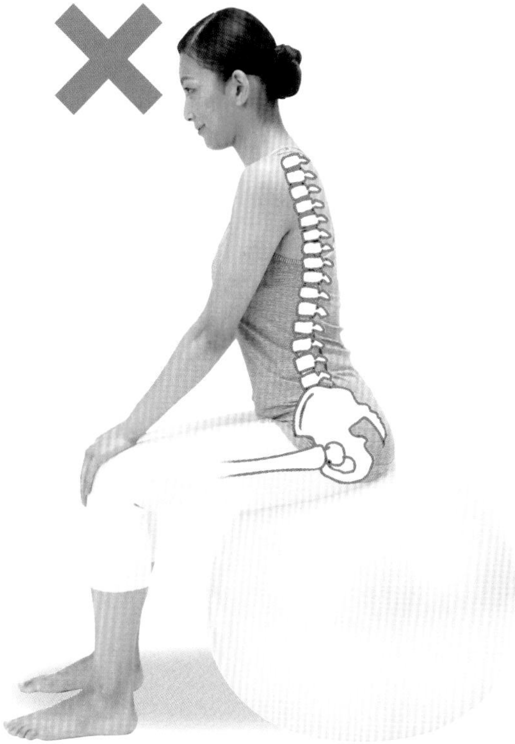

★ 椅子坐太淺，骨盆「前傾」

坐著時只坐一半，沒有坐滿椅面。腰椎前凸使腰部承受極大負擔，引發腰痛

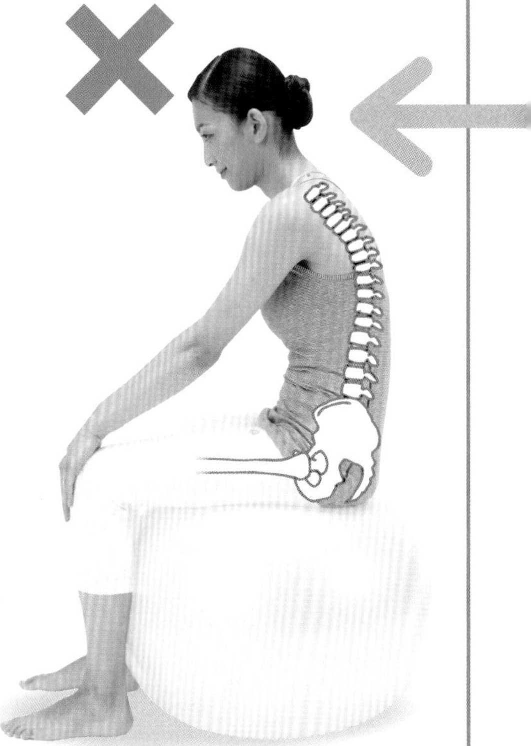

★ 靠著椅背，骨盆「後傾」

坐著時上身常靠著椅背，體幹肌肉鬆弛是造成腰痛的主因

四十肩・五十肩（肩關節周圍炎）

刻意活動少用肌肉，恢復原有功能

活動肩膀時出現肩關節疼痛，手臂無法高舉或轉動等，就是一般俗稱的「四十肩、五十肩」。但也可能是罹患退化性關節炎，或是關節本身有問題，請先接受專業醫生的診療。若能排除關節問題，確定是因為少用的肌肉發炎而引起疼痛，即可透過運動改善症狀。

日常生活中很少有機會將手舉起來超過肩膀，**長期不使用肩膀肌肉導致功能低下，臨時要舉起手臂便很容易拉傷。**其中最常出現的狀況是旋轉袖（棘上肌、棘下肌、小圓肌、肩胛下肌）拉傷引起發炎，產生疼痛。此外，肩關節附近的其他肌肉（三角肌等）功能低下也是造成疼痛的原因。

不適原因

活動功能衰退的肌肉 拉傷→發炎→疼痛的連鎖反應

突然活動肌力衰退的部位，導致拉傷

手臂上舉超過肩膀、手臂往旁邊張開收回、張開手臂並上下揮動等，這些都是日常生活中很少有機會做到的動作。該部位肌肉也因為平時很少使用，肌力和柔軟度衰退，若是突然做出上述動作，就很容易肌肉拉傷，引起發炎與疼痛。

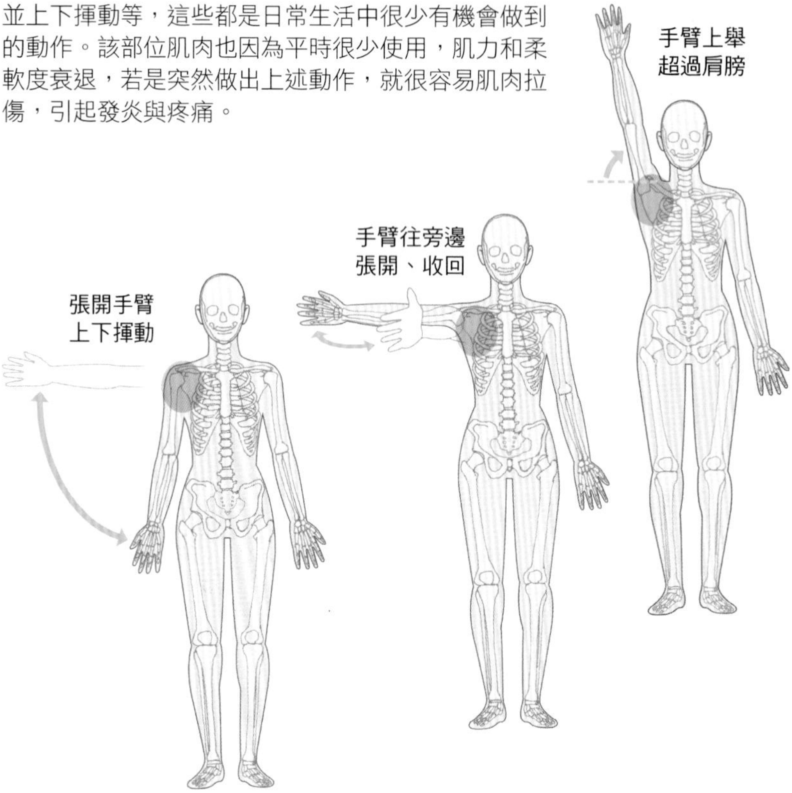

刺激位於深層的旋轉袖 恢復原有肌力與柔軟度

改善方法

大幅活動肩關節 喚醒衰退的肌肉

肩膀附近的旋轉袖全都是小型肌肉，因此一定要刻意使其充分活動。利用運動恢復肌力，就能減少拉傷風險。

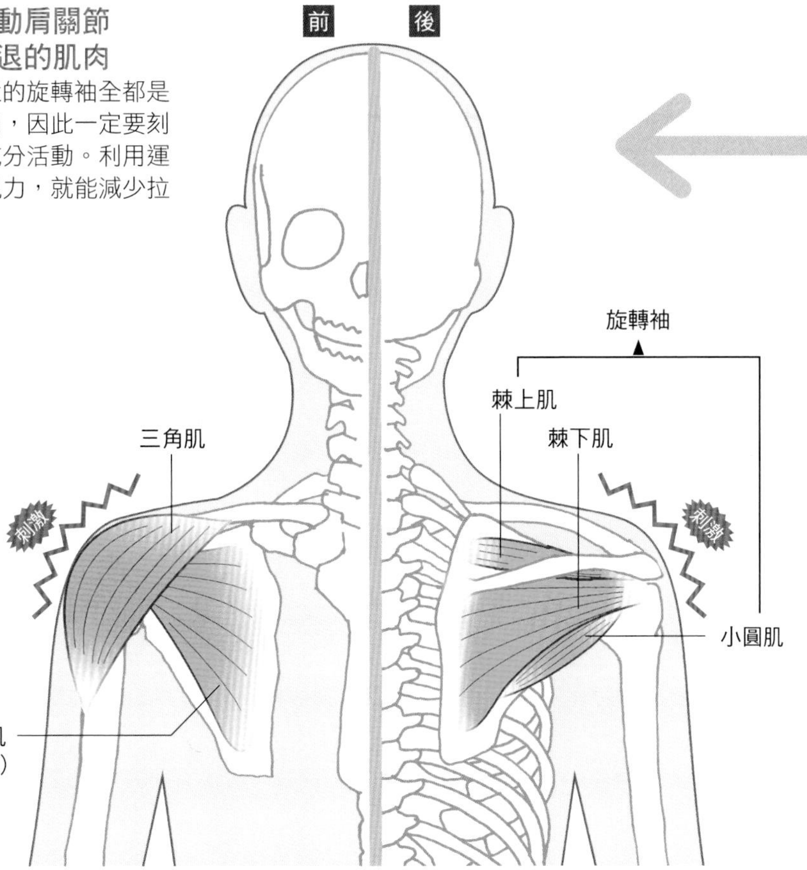

運動改善

●急性肩痛穩定後…從事伸展操❶

●肩痛減輕、慢性痠痛…初期從事伸展操❶，再依照症狀與效果，搭配運動❶❷，預防復發

切記務必等劇烈疼痛穩定下來後，進入慢性痠痛期再開始運動。最理想的狀態是趁症狀輕微時，勤做運動避免惡化。只要打好肌力基礎，不僅可以紓緩疼痛，也能預防症狀惡化。

做運動的目的是恢復肩關節原有的功能。由於肩關節天生的可動範圍較大，只要朝各個角度積極運動，即可提升柔軟度、訓練肌力。

旋轉袖是位於身體深處的小型肌肉群，因此刺激旋轉袖，便能同時刺激三角肌等肌肉，活化肩關節。

此外，**水中運動也能發揮很好的效果。在浴缸裡手肘彎曲90度，放在身體兩側，想像手掌擠壓水的感覺，雙手往內閉合再往外打開，慢慢重複動作，即可鍛鍊肌力。**而且在水裡運動對肌肉的負擔較小，可增加關節的活動範圍。

四十肩 五十肩

改善伸展操❶

肩關節舒活操

伸展 15～30 秒

左右重複相同動作

倚牆轉肩

運動部位

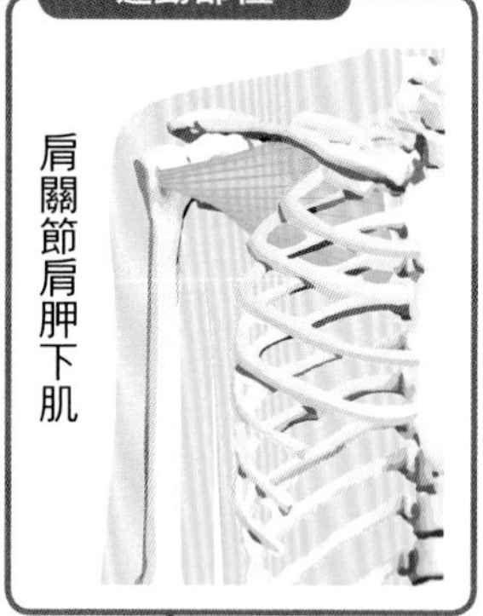
肩關節肩胛下肌

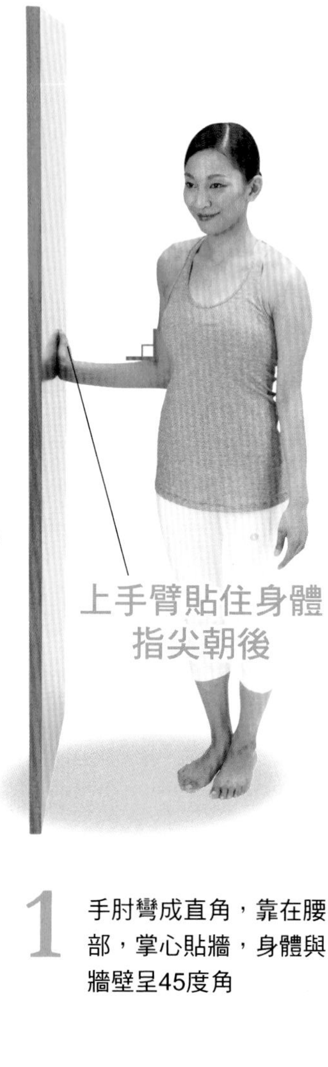
上手臂貼住身體
指尖朝後

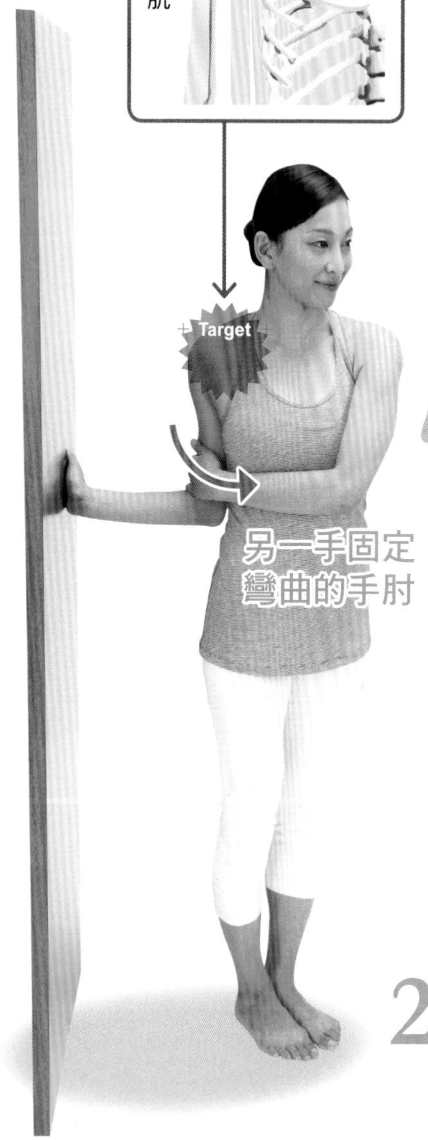
Target
另一手固定
彎曲的手肘

1 手肘彎成直角，靠在腰部，掌心貼牆，身體與牆壁呈45度角

2 掌心往牆壁壓，慢慢轉動身體，伸展肩關節15～30秒

叉腰肩關節伸展操

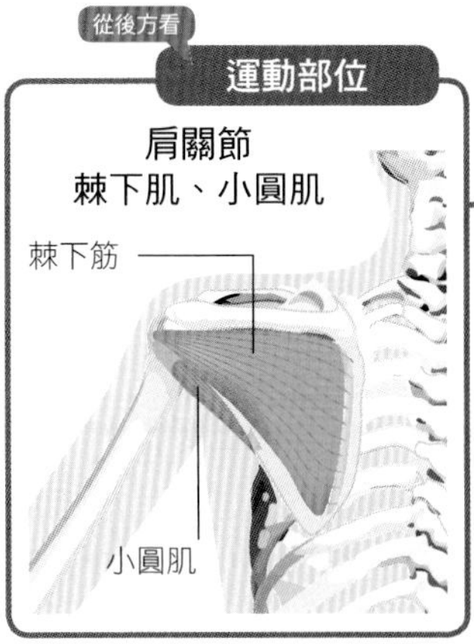

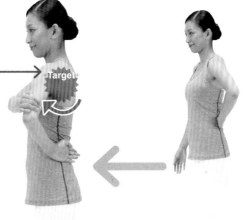

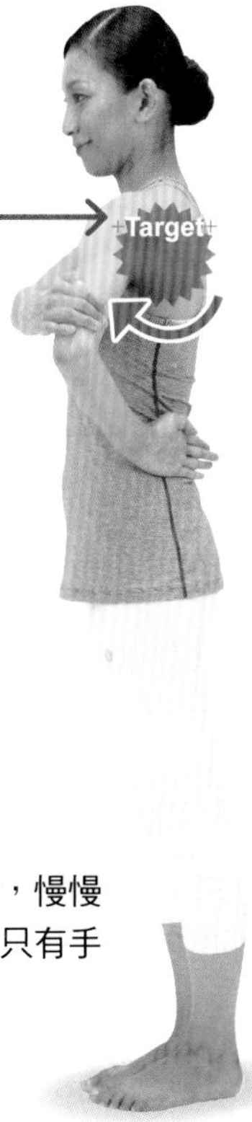

1 手背放在腰部，手肘朝外凸出

2 以另一隻手握住手肘，慢慢往前拉。身體挺直，只有手肘往前伸展

後拉手伸展

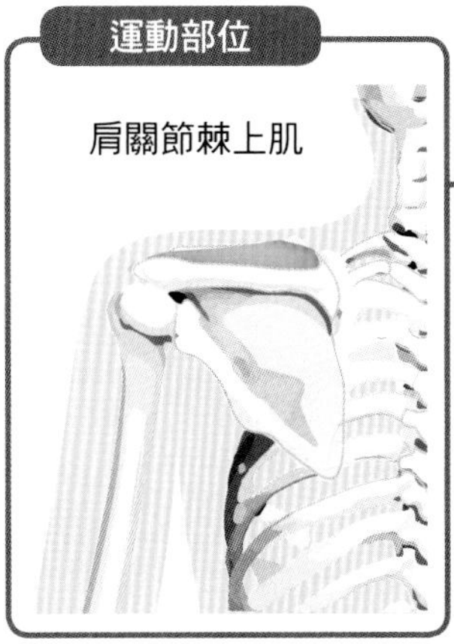

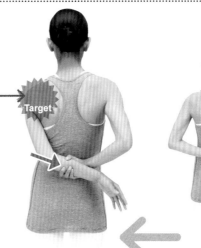

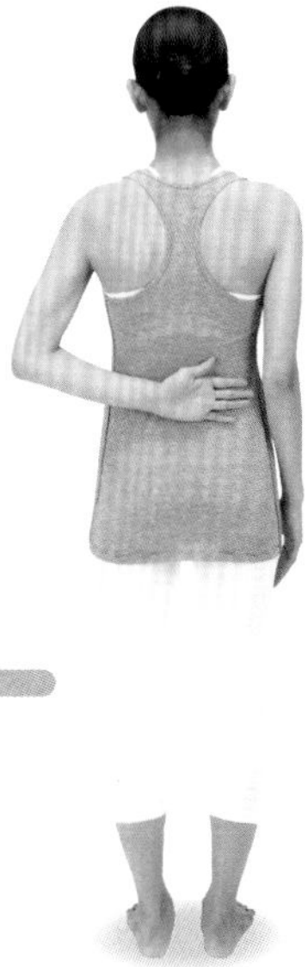

1 單手轉到背後，手背靠在後腰中間

2 用另一隻手握住下手臂，慢慢往旁邊拉，維持15～30秒

運動部位

肩關節三角肌

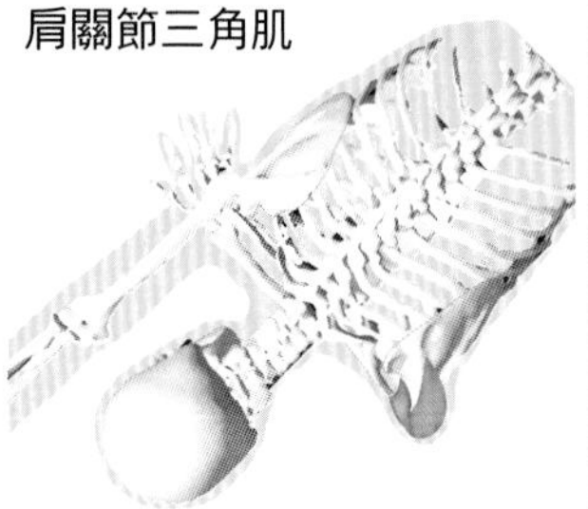

1

雙膝跪在墊上，單手往前伸直。另一隻手從腋下往旁邊穿過，重心放在下方手臂的肩膀，朝地面按壓

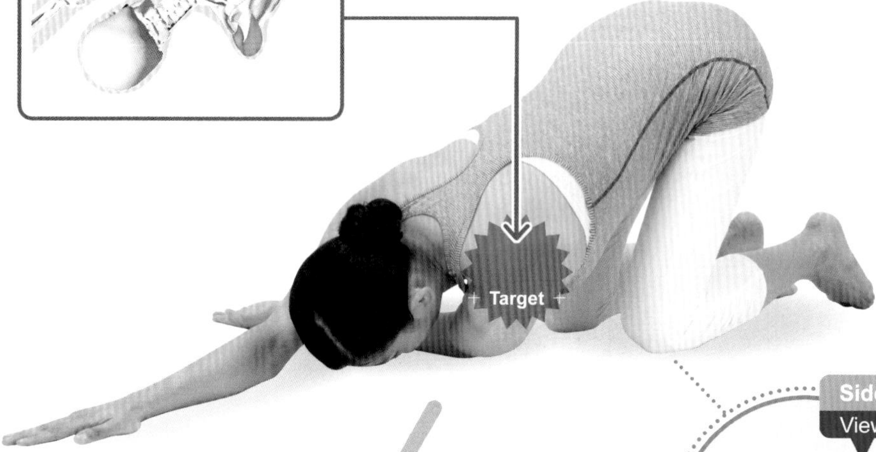

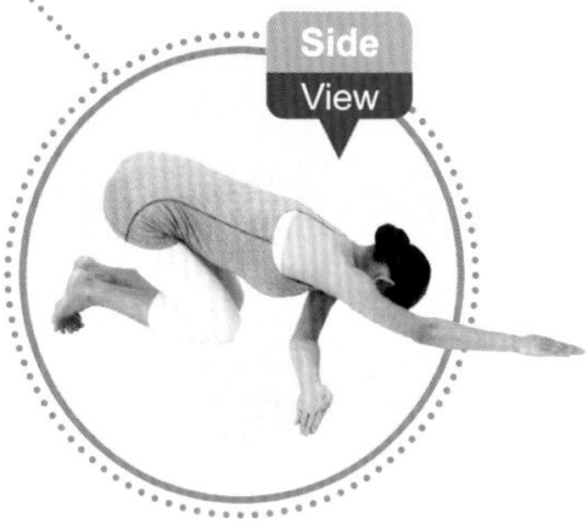

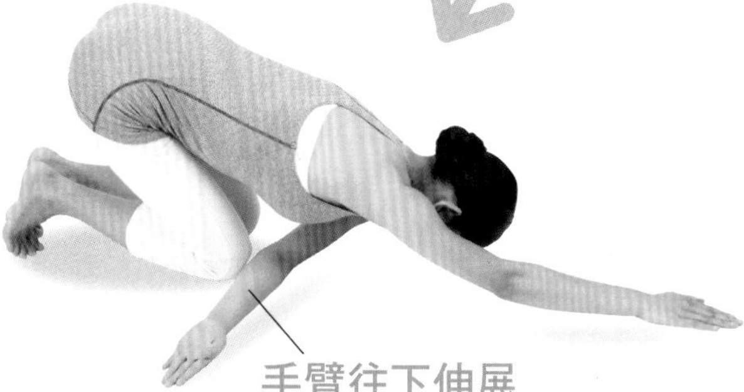

手臂往下伸展
刺激三角肌側邊

2

下方手臂變換伸展方向，刺激三角肌的側邊或後方。步驟 1 也是伸展三角肌側邊的伸展動作

15秒
拉筋操

這樣伸展也很有效！

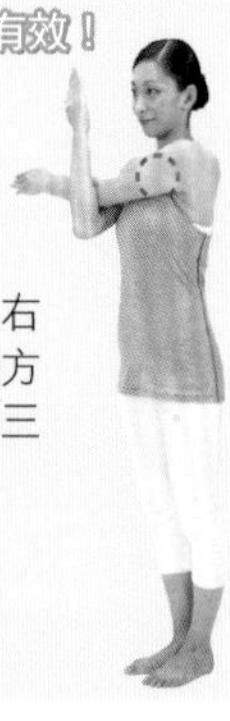

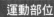

雙手在胸前交叉，以右手卡住左手並往身體方向壓，就能伸展左肩三角肌，反之亦然。

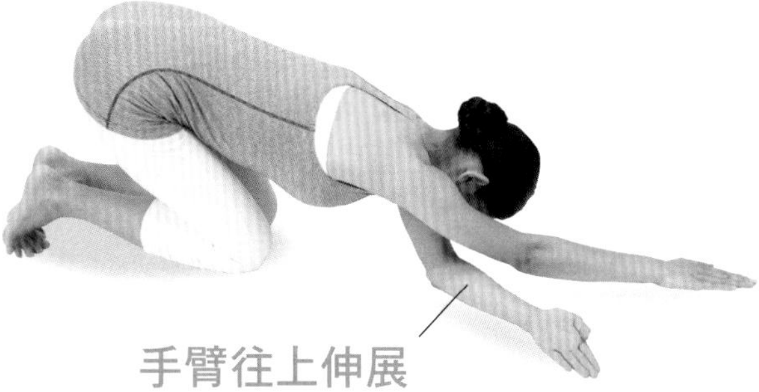

手臂往上伸展
刺激三角肌後方

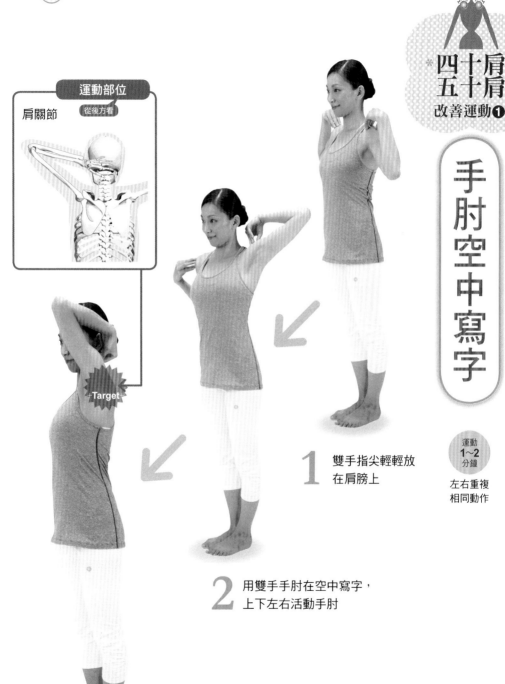

四十肩
五十肩
改善運動❶

手肘空中寫字

運動部位
從後方看
肩關節

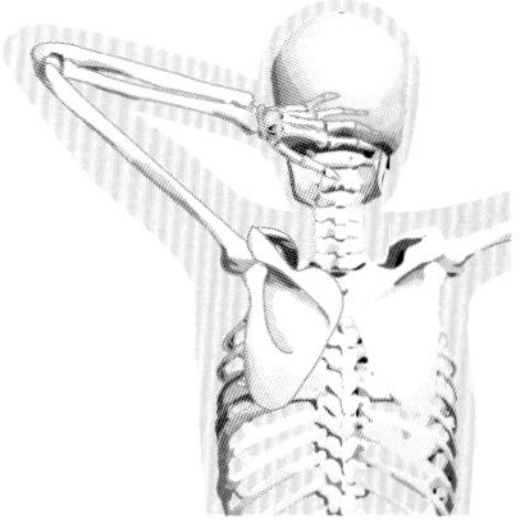

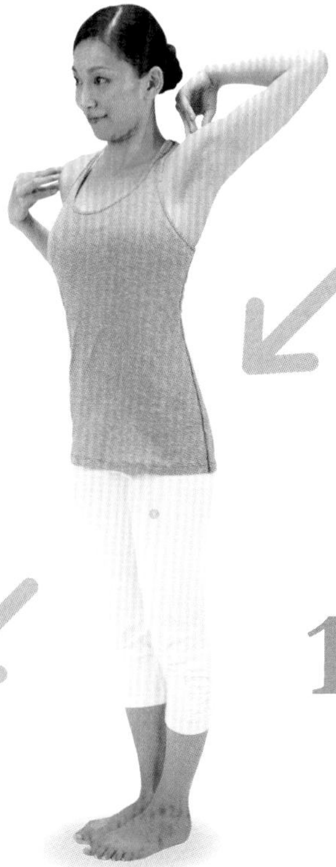

運動 1~2 分鐘

左右重複
相同動作

1 雙手指尖輕輕放在肩膀上

2 用雙手手肘在空中寫字，上下左右活動手肘

3 盡力活動肩關節，搭配打開、旋轉等動作

寶特瓶肩膀拉筋操

運動
5～10
次

以寶特瓶輔助運動，可充分刺激肩膀肌肉。不僅能改善肩關節功能，也能積極預防肩痛復發。

肩關節展開運動

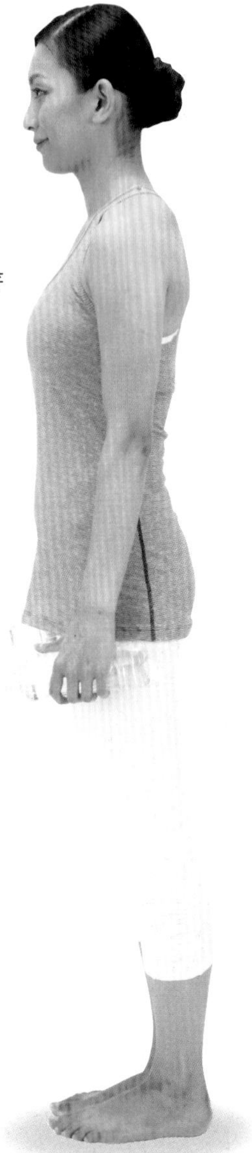

1

身體站直，雙手拿著裝滿水的寶特瓶

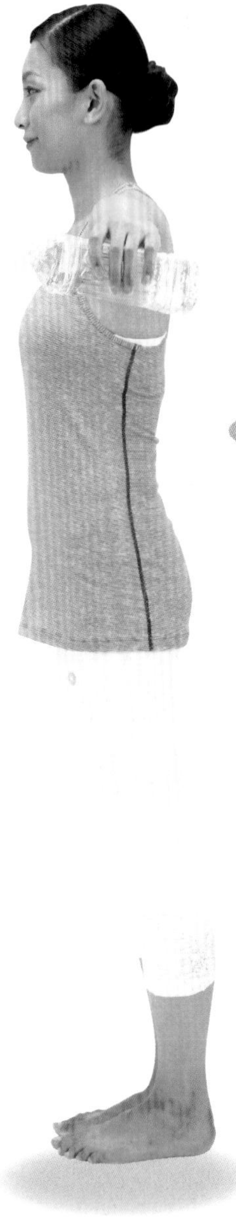

2

掌心朝下，雙手往兩旁舉起，與地面平行後再慢慢回到原位。做5～10次

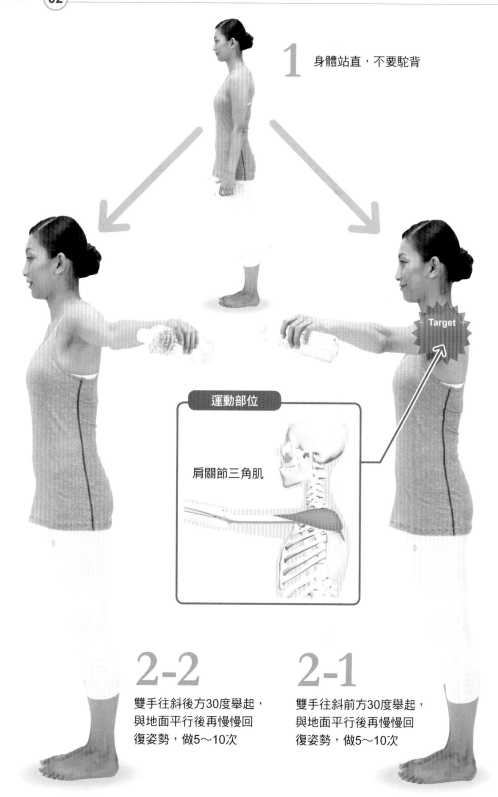

1 身體站直，不要駝背

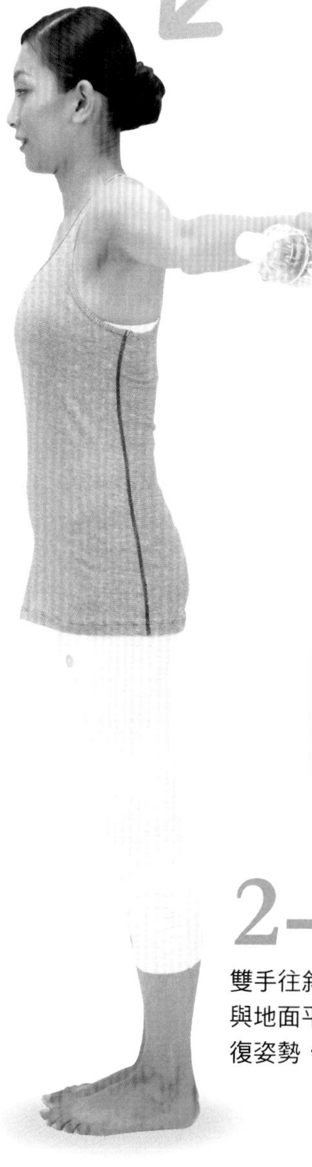

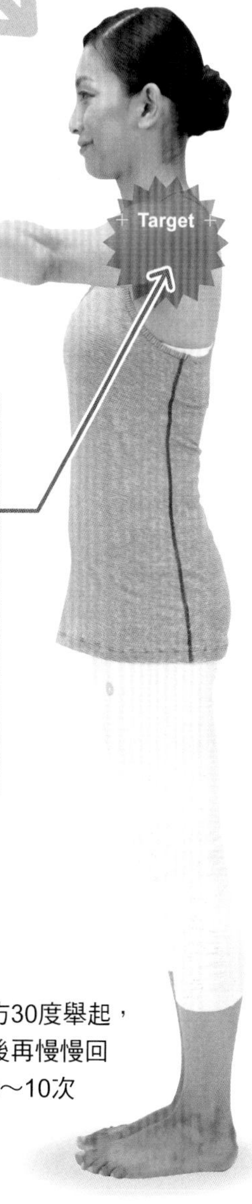

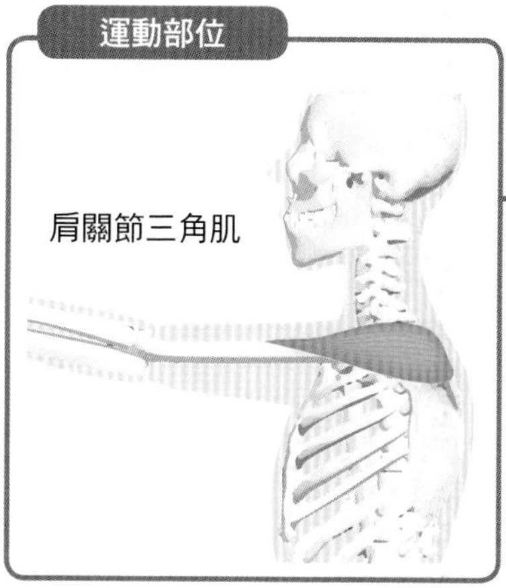

2-2

雙手往斜後方30度舉起，
與地面平行後再慢慢回
復姿勢，做5～10次

2-1

雙手往斜前方30度舉起，
與地面平行後再慢慢回
復姿勢，做5～10次

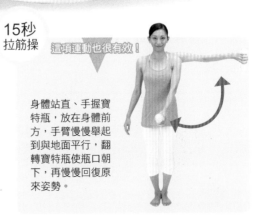

側躺轉肩操

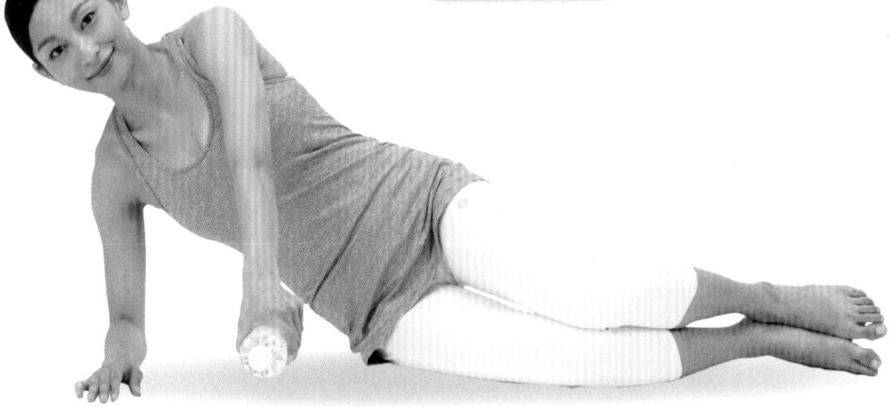

1 側躺後，用單手撐起上半身，另一手拿寶特瓶，放在身體前方

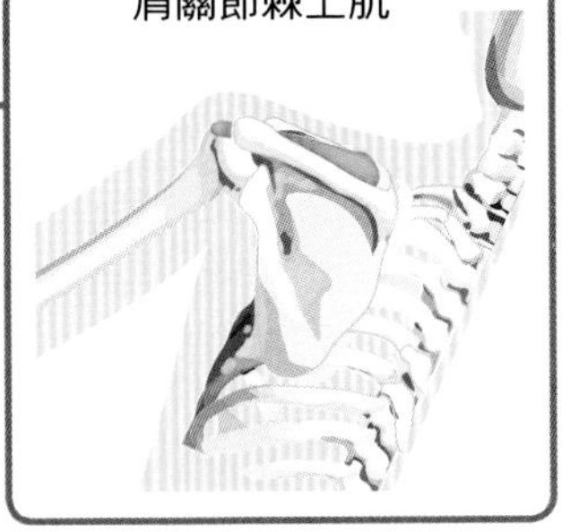
從後方看
運動部位
肩關節棘上肌

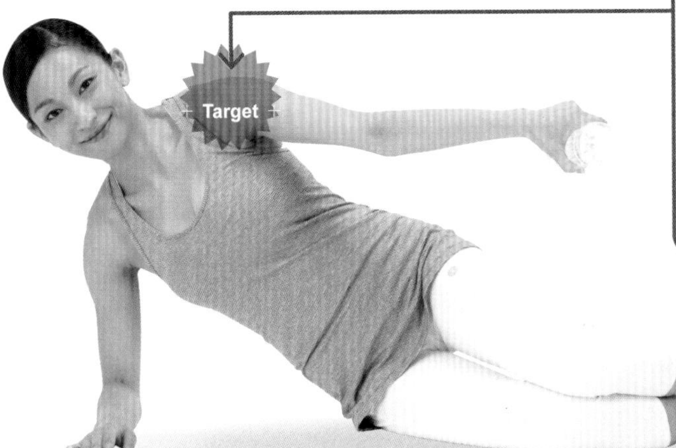
Target

2 拿寶特瓶的手掌心朝下，慢慢往旁邊舉起，與地面平行後停止動作，慢慢回到原位。做5～10次後換邊

15秒
拉筋操

這項運動也很有效！

身體站直、手握寶特瓶，放在身體前方，手臂慢慢舉起到與地面平行，翻轉寶特瓶使瓶口朝下，再慢慢回復原來姿勢。

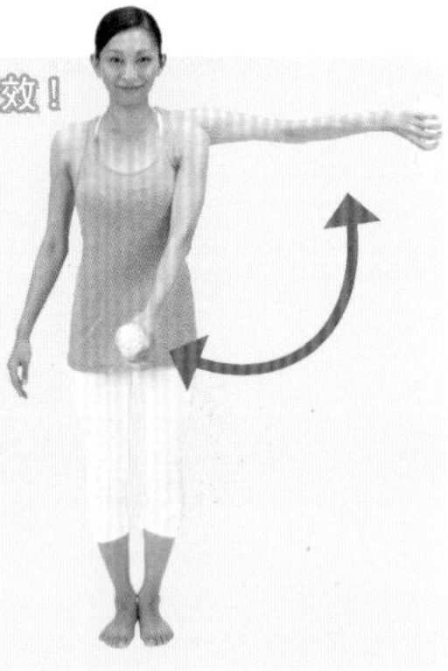

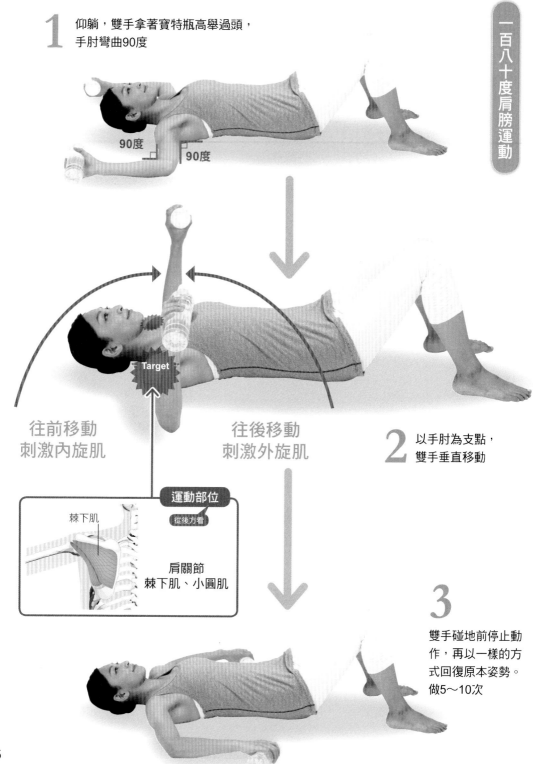

一百八十度肩膀運動

1 仰躺，雙手拿著寶特瓶高舉過頭，手肘彎曲90度

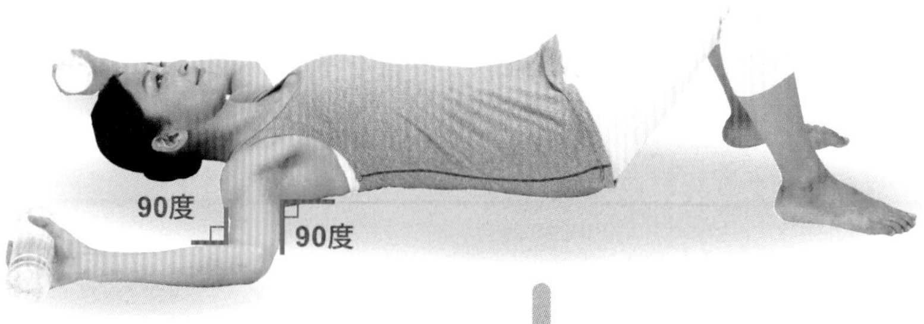
90度
90度

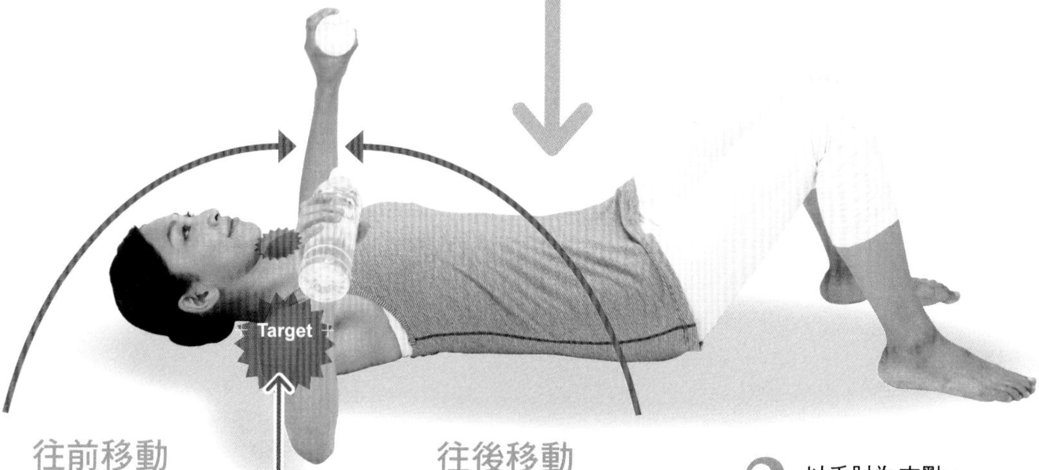
Target
往前移動
刺激內旋肌
往後移動
刺激外旋肌

2 以手肘為支點，雙手垂直移動

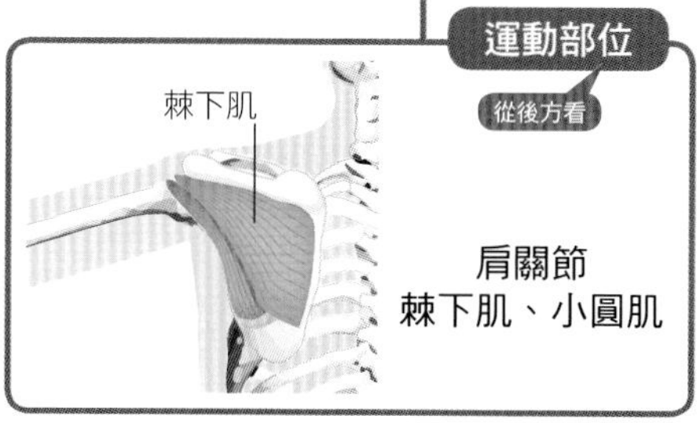
運動部位
從後方看
棘下肌
肩關節
棘下肌、小圓肌

3 雙手碰地前停止動作，再以一樣的方式回復原本姿勢。做5～10次

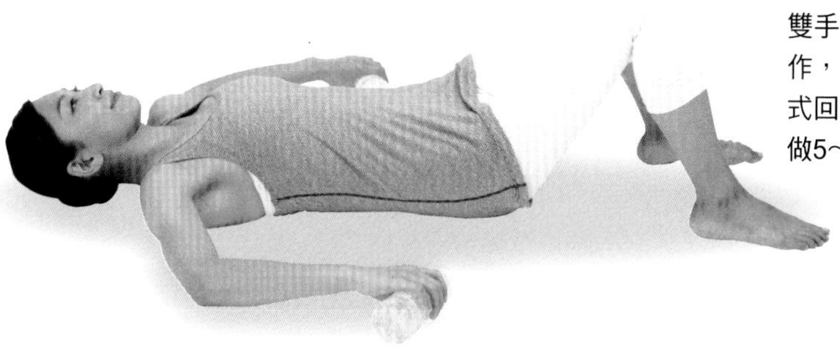

「膝蓋疼痛」

保養大腿肌肉與膝關節，預防症狀惡化

不適原因

因為疼痛不活動膝蓋
反而使關節退化、痛症更嚴重

膝蓋不伸屈、大腿肌力退化

膝蓋出現慢性疼痛症狀時，一般人都會盡量減少伸屈膝蓋的動作。這樣反而會讓大腿的肌肉功能衰退，造成膝關節極大負擔，進而縮減關節可動範圍並使疼痛加劇。

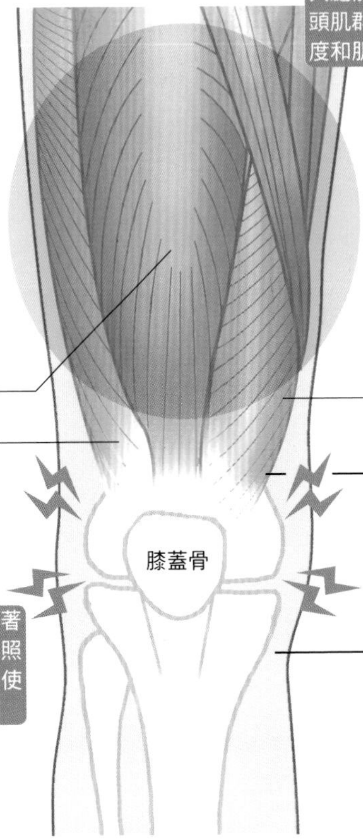
大腿前側股四頭肌群的柔軟度和肌力退化
股直肌
股外側肌
股內側肌
膝關節
肌腱與肌肉覆蓋著膝蓋骨四周（參照左頁），長期不使用就會僵硬疼痛

罹患骨科疾病引起慢性疼痛時，即使膝蓋構造沒有問題，有時也會因為膝蓋周邊肌肉與肌腱僵硬而引起疼痛。

一般人出現這類疼痛時，通常會為了保護膝蓋而減少伸屈膝蓋的頻率。這個行為反而導致大腿前側肌肉的肌力衰退，膝蓋四周其他的軟組織（＊關節囊等）變硬，讓關節越來越不方便活動，而且疼痛加劇，陷入惡性循環。

●這也是膝痛原因●

膝蓋疼痛大多起因於骨科疾病，例如類風濕性關節炎或退化性關節炎等。摩擦關節軟骨容易導致上述症狀加劇，因此膝蓋疼痛時，一定要即刻就醫接受專業治療，在醫生指示下運動。

＊**關節囊**是由分泌滑液之滑膜等構成的膜性囊，用來包覆與關節面周邊相鄰的骨面，使動作更順暢。

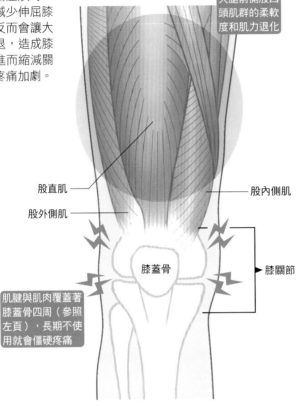

強化大腿肌力與柔軟度 減輕膝關節負擔，預防惡化

改善方法

刺激大腿前側肌肉

透過運動刺激功能低下的大腿前側肌肉，恢復肌肉的柔軟度。持續運動也有助於預防膝痛復發。藉由按摩伸展操放鬆膝蓋四周僵硬的肌腱與肌肉，可促進血液循環，紓緩並減輕疼痛。

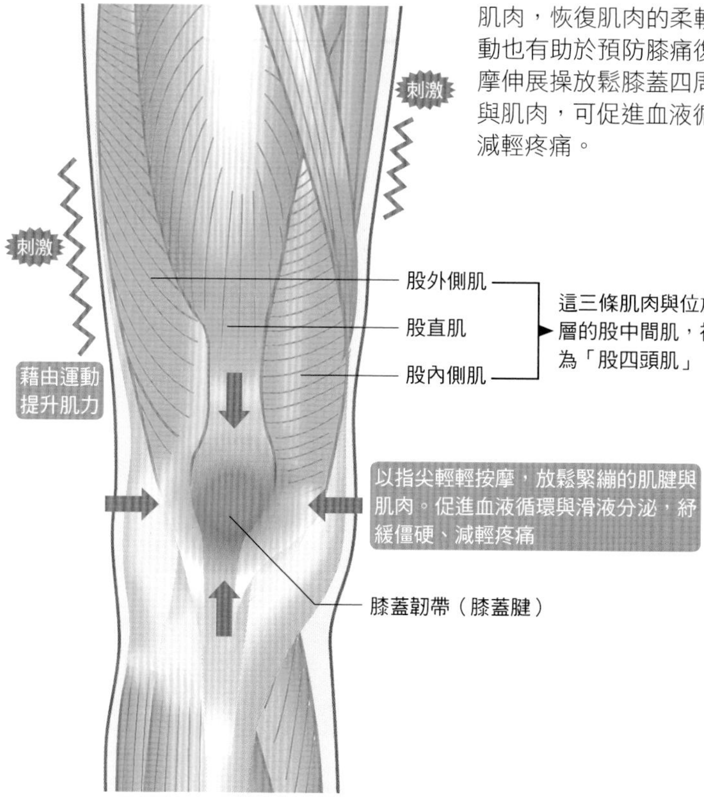
這三條肌肉與位於深層的股中間肌，被稱為「股四頭肌」

運動改善

●急性膝痛穩定下來後

●慢性膝痛

從事伸展操與運動

改善膝痛必須增加膝蓋周圍肌力，減輕關節負荷，並且緩和疼痛避免痛症惡化。可利用運動放鬆膝關節四周變硬的肌肉與肌腱，促進血液循環，活化患部。

因疼痛而不敢伸屈膝蓋時，大腿前側股四頭肌的肌力與柔軟度便會衰退。如此一來，膝關節也會因承受重力負荷而受損，縮小可動範圍，加劇疼痛症狀。若是遇到這樣的情形，就要勤做特殊運動刺激大腿前側肌肉，但不可活動疼痛的膝關節（▼參照39頁）。

此外，**按摩及伸展膝蓋骨四周柔軟僵硬的肌肉與肌腱，也可促進血液循環**（▼參照38頁）。按摩時請記住大腿施力固定膝蓋骨位置的感覺，你將發現大腿肌力與穩定膝蓋息息相關。

膝蓋止痛按摩

適度按摩

1 腳伸直，雙手大拇指從上下左右各個方向按壓膝蓋骨

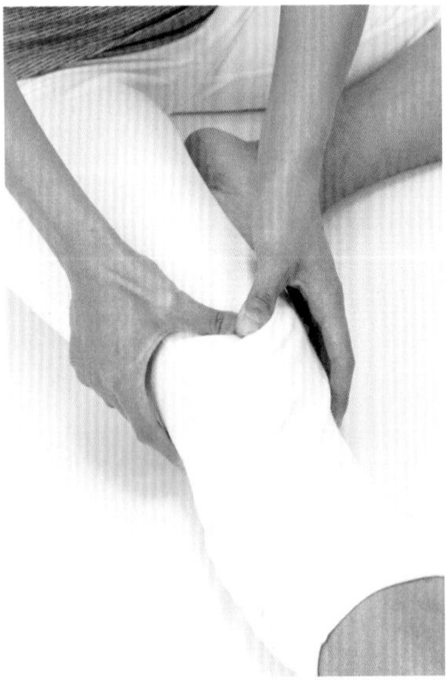

用指尖從每個方向按壓伸展膝蓋骨四周

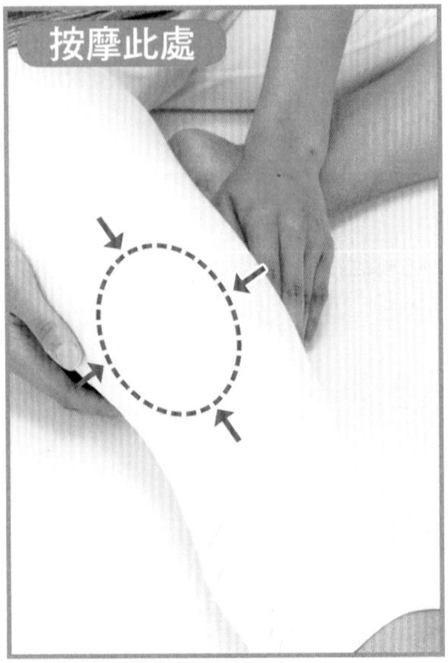

2 指尖按壓膝蓋四周，按摩時間適度即可

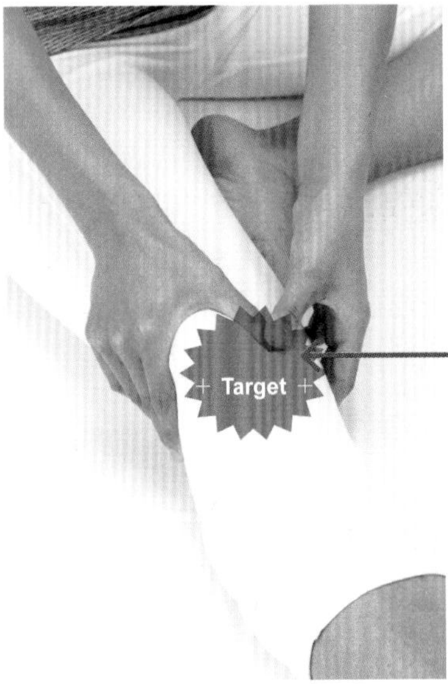

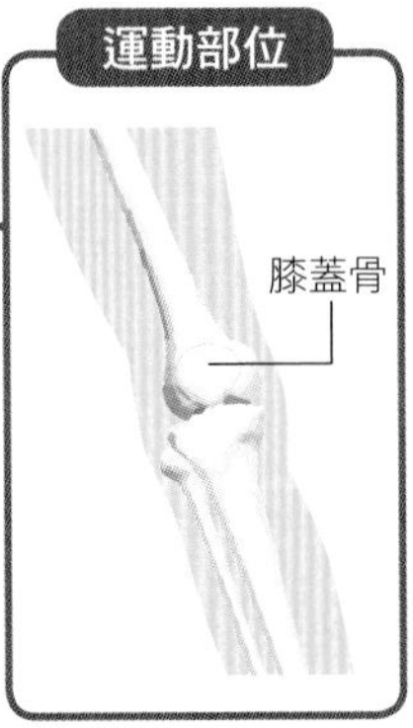

按摩時坐在地上，單腿伸直，放鬆腿部

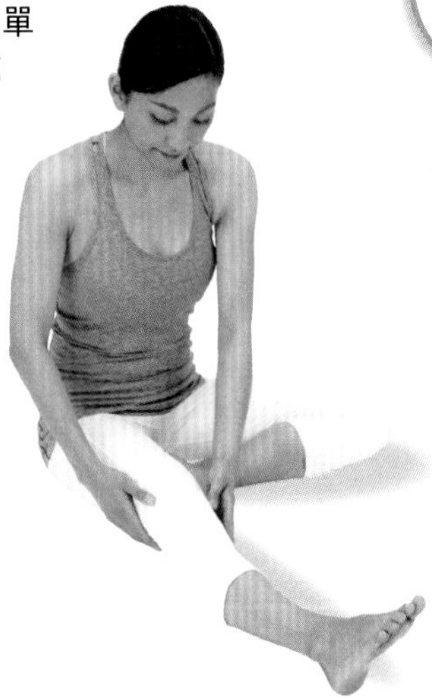

15秒拉筋操

這樣伸展也很有效！

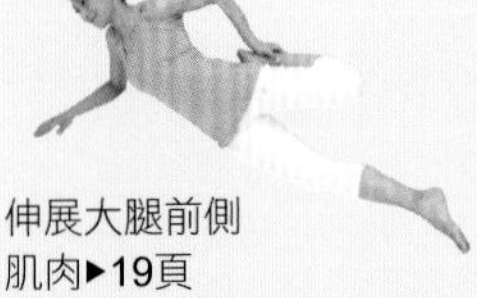

伸展大腿前側肌肉▸19頁

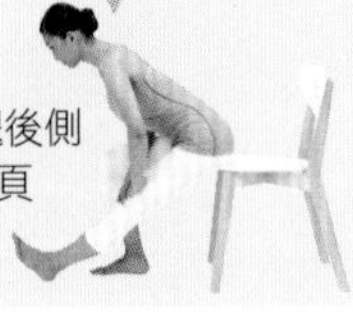

伸展大腿後側肌肉▸16頁

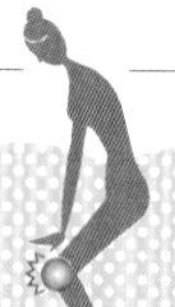

膝蓋疼痛
改善・預防
運動

膝蓋伸展紓緩操

伸展 15~30 秒

左右交替重複動作

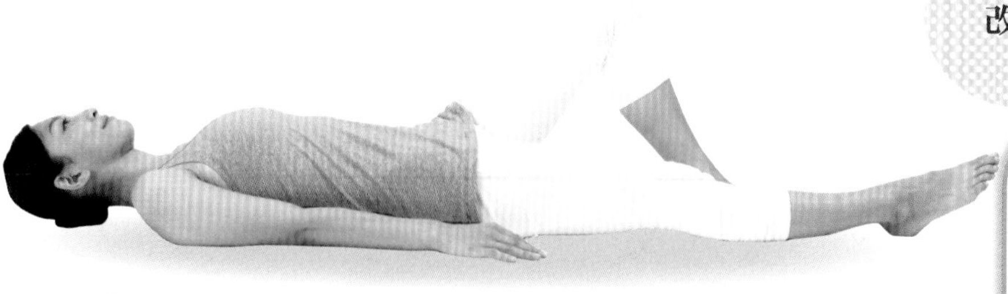

1 躺姿，單膝立起。雙手放在身體兩側，自然伸直

腳不必抬太高要強力收縮大腿前側肌肉

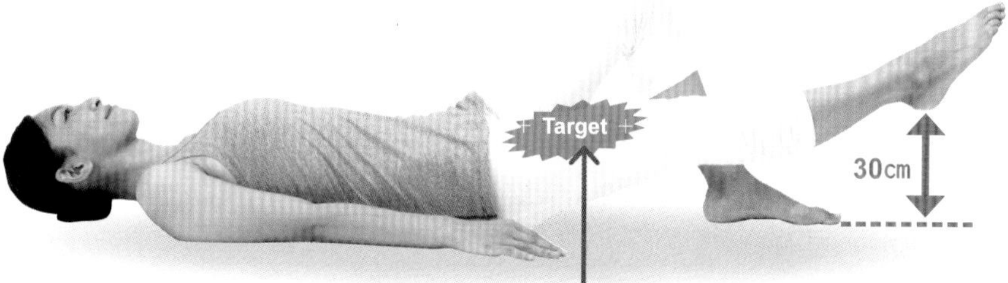

2 用力伸展伸直的腿，慢慢往上抬停留15秒，再回復原本姿勢

運動部位

大腿前側
股四頭肌

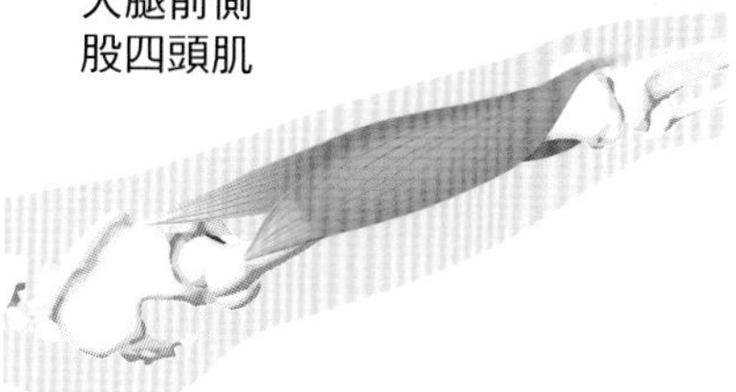

提升效果

椅子坐淺一點，一隻腳往上抬，伸直後維持姿勢15秒，再慢慢恢復原有姿勢。躺在地上做此動作刺激肌肉效果最好。

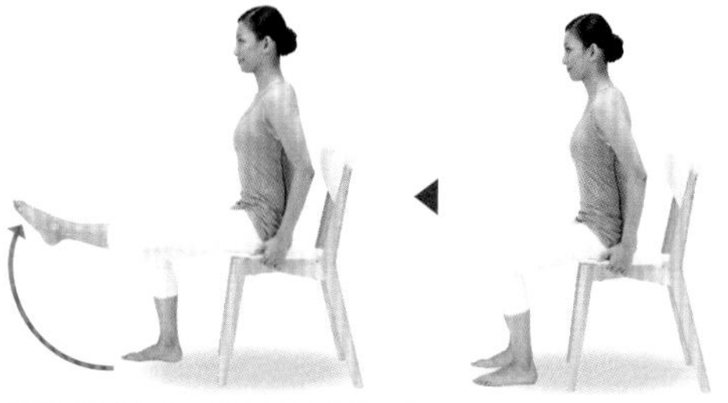

生理痛

運動促進血液循環、紓緩不適

不適原因

骨盆內部血液循環不良就會引起腰痛或下腹部鈍痛

一般來說，生理痛與經期開始前或月經來潮後，骨盆內部的血液循環不良會引起下腹部與腰部疼痛，以及腰部四周沉重悶痛。

生理痛的原因相當多，子宮頸管狹窄且欠缺柔軟性，也會導致生理痛，大多發生於子宮尚未成熟的年輕女性。

此處以骨盆內部血液循環不良，導致子宮肌鬱血不通，而引發生理痛的狀況為例，提供解決之道。

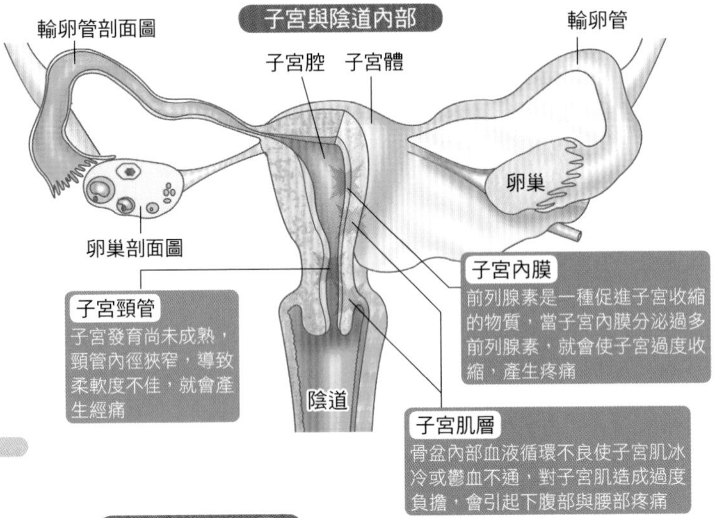
子宮與陰道內部
輸卵管剖面圖
輸卵管
子宮腔
子宮體
卵巢
卵巢剖面圖
陰道
子宮內膜
前列腺素是一種促進子宮收縮的物質，當子宮內膜分泌過多前列腺素，就會使子宮過度收縮，產生疼痛
子宮頸管
子宮發育尚未成熟，頸管內徑狹窄，導致柔軟度不佳，就會產生經痛
子宮肌層
骨盆內部血液循環不良使子宮肌冰冷或鬱血不通，對子宮肌造成過度負擔，會引起下腹部與腰部疼痛

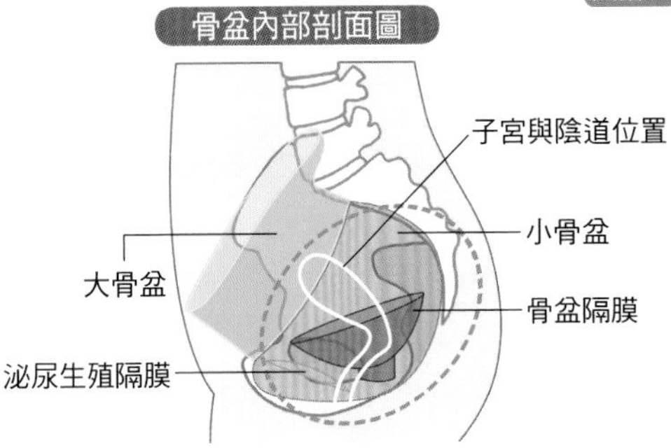
骨盆內部剖面圖
子宮與陰道位置
小骨盆
大骨盆
骨盆隔膜
泌尿生殖隔膜

骨盆內部血液循環不良引起子宮肌鬱血不通

骨盆內部的肌肉功能低下，引起血液循環不良，就會導致冰冷和鬱血不通，對子宮肌造成過度負擔，產生疼痛。

這也是經痛原因

子宮內膜異位（多發於20～40歲女性）、子宮肌瘤（30～39歲女性中3人有1人罹患）容易造成不孕症或早產等問題，也是生理痛的原因。女性經期感到疼痛不適，請盡早到婦產科就醫接受治療。

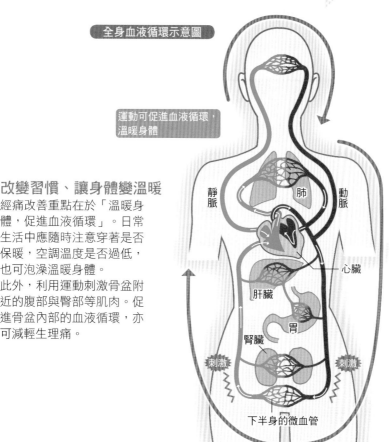

從事伸展操等輕度運動 可以溫暖身體，促進全身血液循環

改善方法

全身血液循環示意圖

運動可促進血液循環，溫暖身體

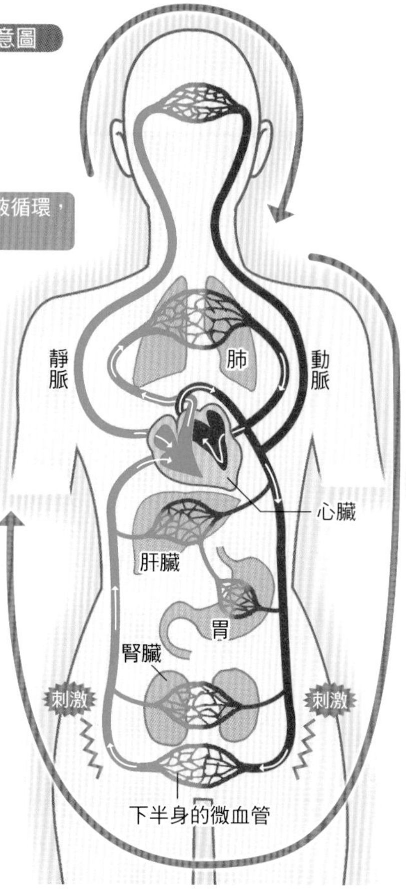
靜脈
動脈
肺
心臟
肝臟
胃
腎臟
刺激
刺激
下半身的微血管

改變習慣、讓身體變溫暖

經痛改善重點在於「溫暖身體，促進血液循環」。日常生活中應隨時注意穿著是否保暖，空調溫度是否過低，也可泡澡溫暖身體。

此外，利用運動刺激骨盆附近的腹部與臀部等肌肉。促進骨盆內部的血液循環，亦可減輕生理痛。

血液循環不良使生理痛症狀加劇時，一定要隨時注重保暖，促進血液循環（參照左邊專欄）。

從事輕度的運動提升血液循環後，體溫也會跟著上升，可以有效紓緩生理痛。本書介紹的拉筋操以腰部與下肢為主（▼參照42頁），伸展刺激骨盆附近的肌肉，就能促進骨盆內部的血液循環。不過，從促進血液循環這一點來看，多做和緩的全身運動，效果也跟局部伸展操一樣好。

醫生の健康建議

❶生理痛時，請穿著寬鬆保暖的服裝，不要束緊下腹部。特別注意腹部和腰部保暖，更能有效紓緩疼痛。

❷泡澡溫暖全身也能有效促進血液循環，改善骨盆內部的血流狀況，紓緩生理痛。

伸展因疲勞與手腳冰冷而僵硬的腰背肌肉、髖關節，放鬆骨盆附近的肌肉，促進血液循環。

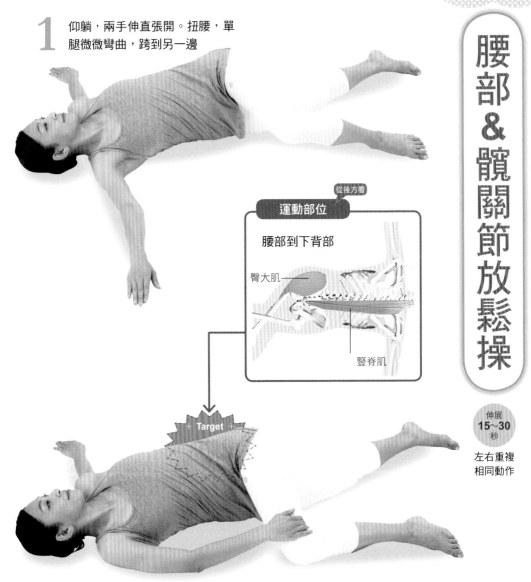

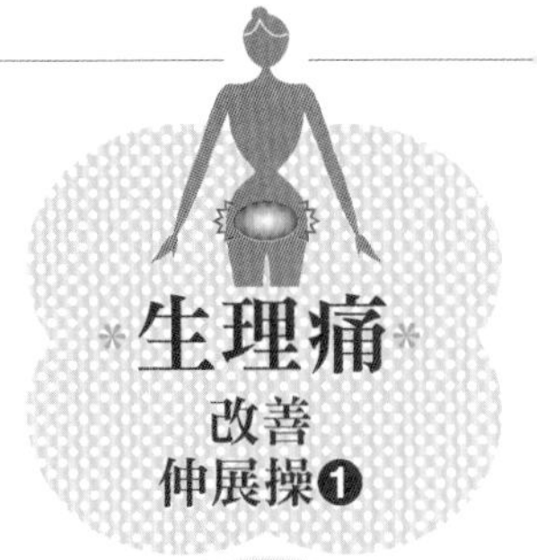

腰部&髖關節放鬆操

扭腰下背伸展

1 仰躺，兩手伸直張開。扭腰，單腿微微彎曲，跨到另一邊

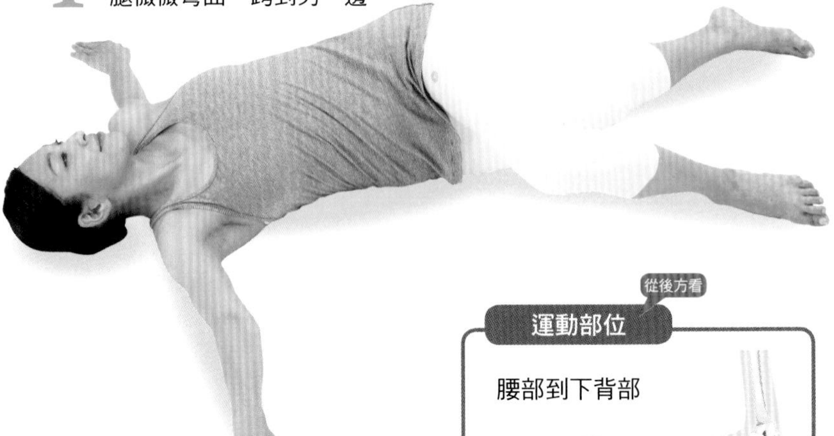

從後方看
運動部位

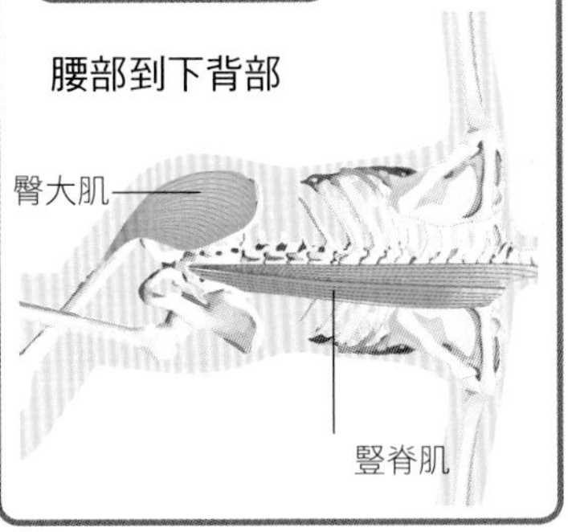

伸展 15～30 秒

左右重複相同動作

2 雙肩著地，單手輕輕壓著跨到另一腳的膝蓋，徹底伸展臀部、腰部與下背部15～30秒。換邊做同樣的動作

髖關節趴地運動

1 趴姿，單腿彎成直角。雙手往旁邊張開，彎曲手肘

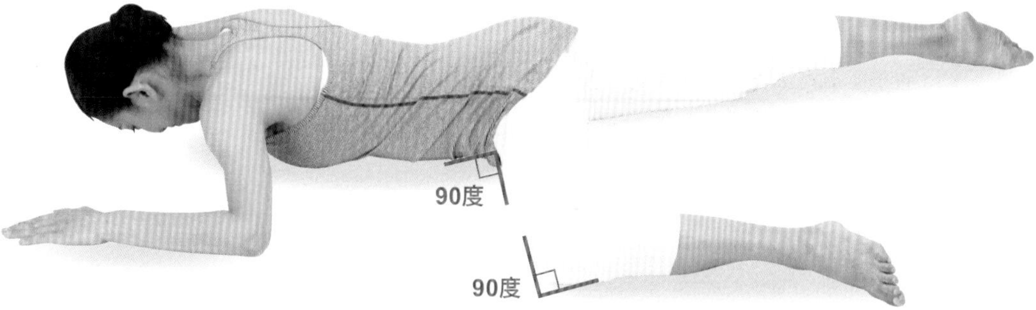

2 雙手撐地，慢慢抬起上半身，維持15～30秒後換腳

從下方看
運動部位

髖關節髂腰肌、髖關節內收肌群、腹直肌

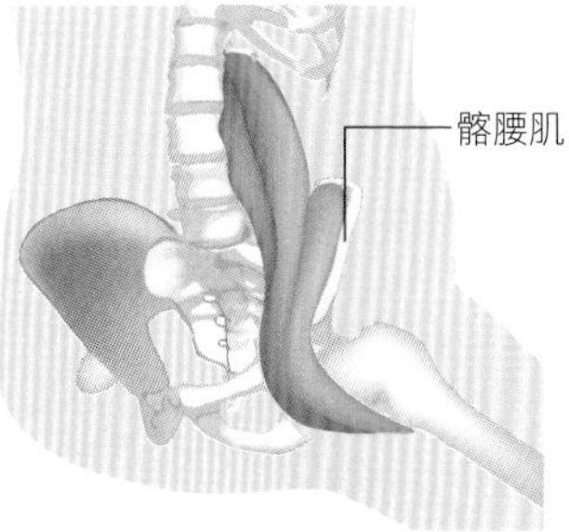

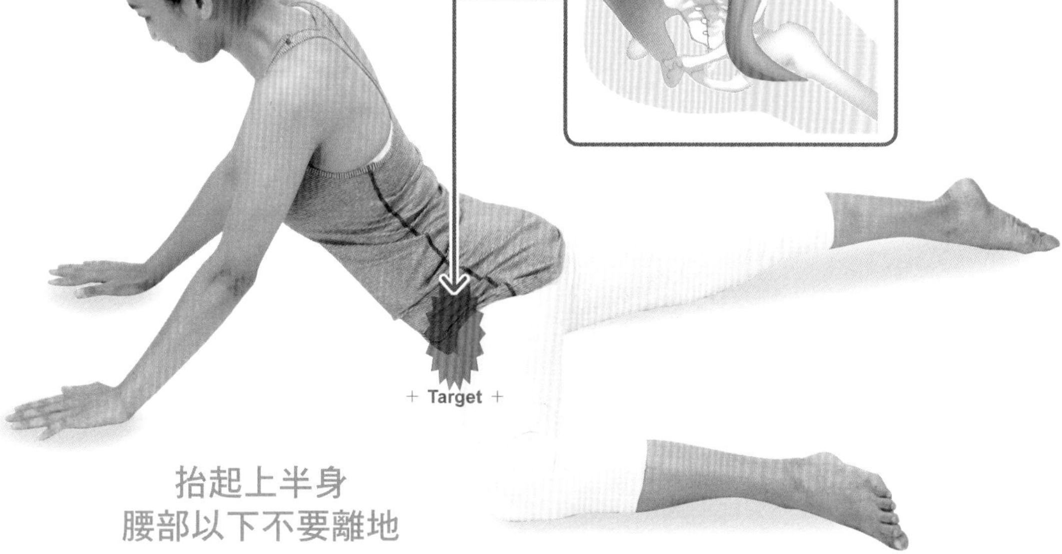

抬起上半身
腰部以下不要離地

＊撐起上半身的高度會影響刺激髖關節的程度，請依個人狀況調整。

生理痛 改善 伸展操❷

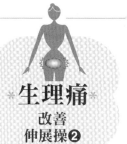

蜘蛛式大腿肌力操

伸展 15～30 秒

左右重複相同動作

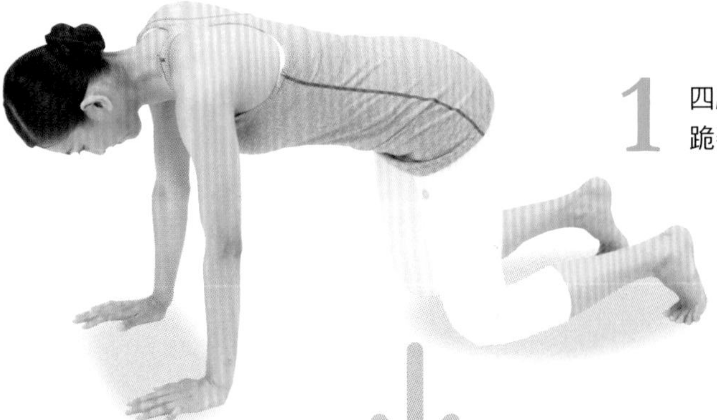

1 四肢著地，
跪姿預備

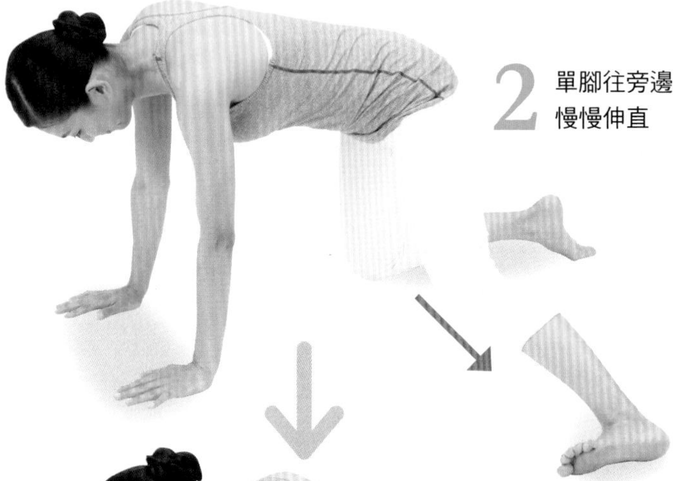

2 單腳往旁邊
慢慢伸直

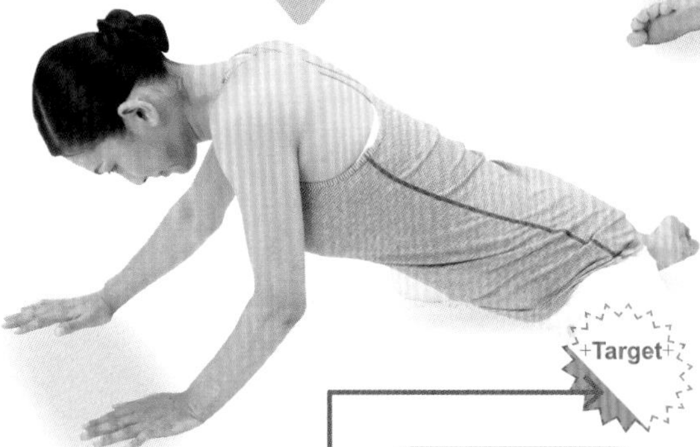

3 腰部往下壓，
膝蓋盡力延伸

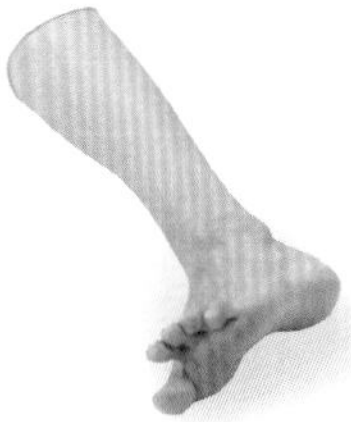

Target

運動部位

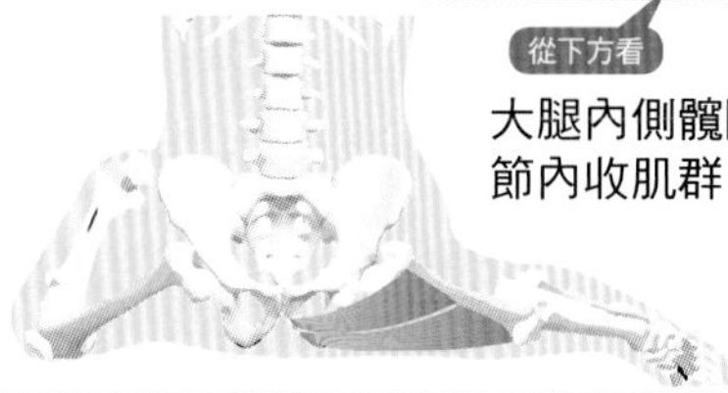

從下方看

大腿內側髖關
節內收肌群

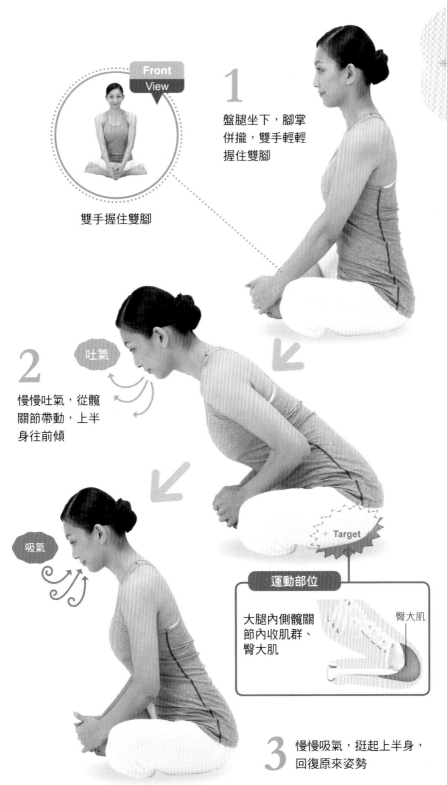

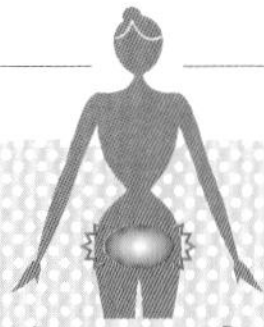

生理痛
改善
伸展操❸

盤腿下身緊實肌力操

伸展 15~30 秒

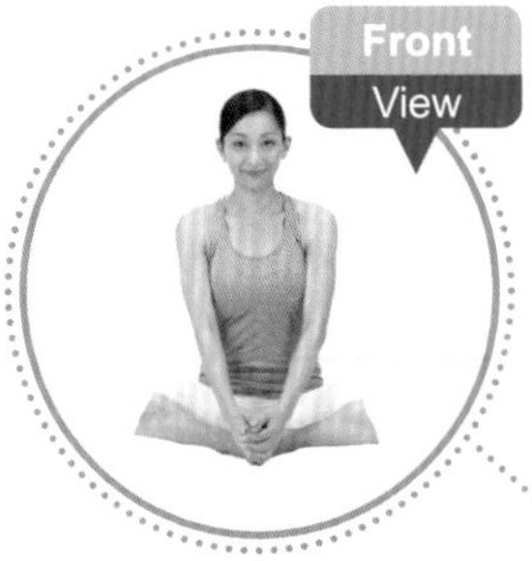

雙手握住雙腳

1 盤腿坐下，腳掌併攏，雙手輕輕握住雙腳

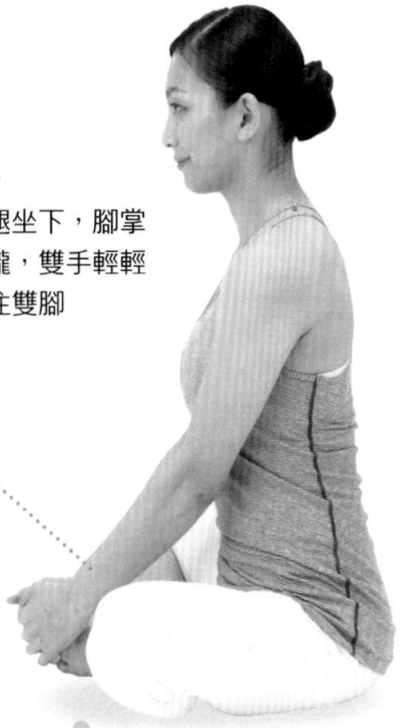

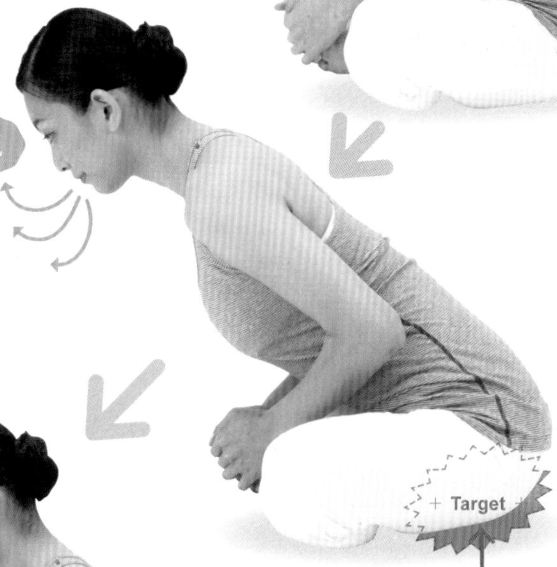

2 慢慢吐氣，從髖關節帶動，上半身往前傾

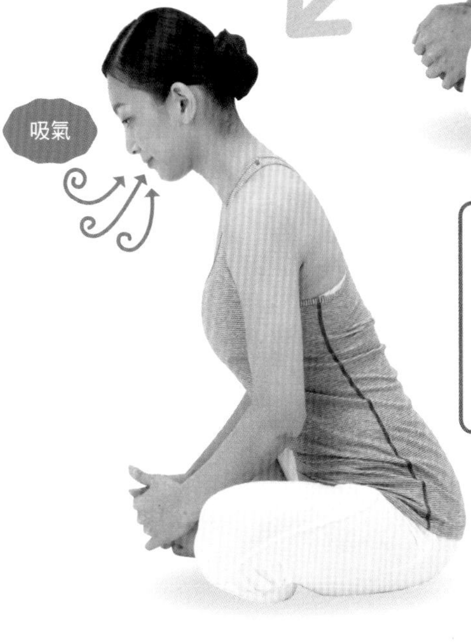

運動部位

大腿內側髖關節內收肌群、臀大肌

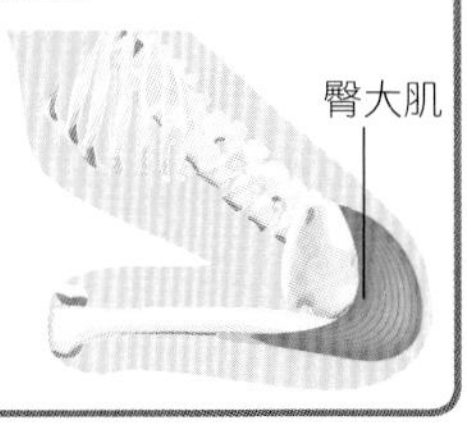

3 慢慢吸氣，挺起上半身，回復原來姿勢

痔瘡

維持肛門血流順暢，可有效預防便祕

不適原因

長時間坐著打電腦、辦公或便祕、腹瀉、生產而鬱血不通

肛門四周血液循環不良，引起鬱血不通、血管隆起

痔瘡可分成內痔與外痔。長時間維持相同姿勢，導致肛門血液循環不良，靜脈叢積血，出現豆子般隆起的痔瘡。

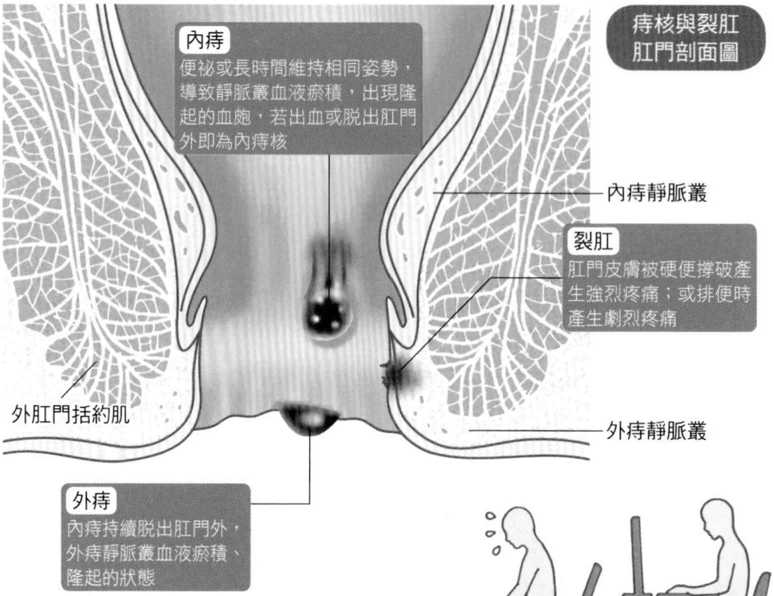

痔核與裂肛
肛門剖面圖
內痔
便祕或長時間維持相同姿勢，導致靜脈叢血液瘀積，出現隆起的血皰，若出血或脫出肛門外即為內痔核
內痔靜脈叢
裂肛
肛門皮膚被硬便撐破產生強烈疼痛；或排便時產生劇烈疼痛
外肛門括約肌
外痔靜脈叢
外痔
內痔持續脫出肛門外，外痔靜脈叢血液瘀積、隆起的狀態

長時間坐在辦公桌前工作，維持相同姿勢使血流遲滯、便祕時用力憋氣也會導致血液循環變差，生成痔瘡。

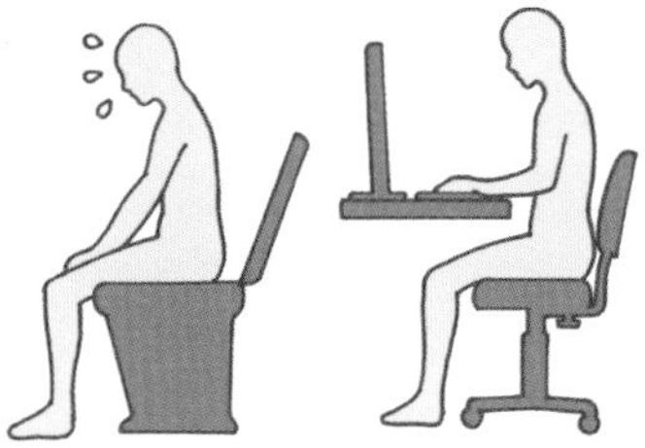

痔瘡型態分很多種，包括痔核（疣痔）、裂肛（裂痔）、痔瘻（穴痔）等。

痔核是指直腸與肛門部位的靜脈血液瘀積、膨脹，出現隆起的血皰，起因於久坐或久站、便祕用力憋氣等，導致血液遲滯。裂肛是肛門皮膚被硬便撐破，成因多為便祕或腹瀉，常見於有便祕體質的女性身上。

此外，**懷孕生產不只會讓女性便祕，也增加了罹患痔瘡的機率。**生理期前分泌的女性荷爾蒙（黃體激素）會抑制腸道作用，因此女性便祕惡化成痔瘡的風險比男性高。值得注意的是，有時候大腸癌容易誤判為痔瘡，若是重複發生出血症狀，請立刻就醫治療。

避免長時間維持相同坐姿 多運動促進肛門附近的血液循環

改善方法

輕度運動能預防便祕

不要長時間維持相同姿勢、從事輕度運動、勤走動，即可有效活化肛門附近的血液循環，亦可促進腸道蠕動並預防便祕。

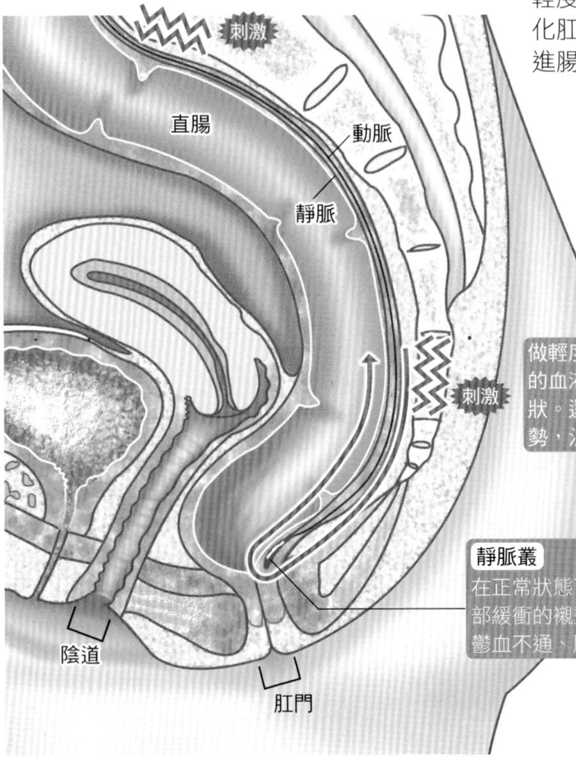

做輕度運動促進肛門附近的血液循環，即可改善症狀。還要記得經常變換姿勢，注意保暖

靜脈叢
在正常狀態下，靜脈叢可說是肛門內部緩衝的襯墊。若血液循環不良導致鬱血不通、膨脹，就會形成痔核

痔瘡最立即有效的預防方法是，不要長時間維持相同姿勢，坐著或站著工作時，趁空檔勤做伸展操，或站起來走動活絡身體。

保暖並促進血液循環是紓緩症狀的關鍵，輕度運動最能有效活化肛門的血流。

運動的刺激可強化腸道蠕動，預防便祕。不過，若疼痛與出血情況嚴重，請暫停運動。好好靜養，保暖身體才是最佳休養之道。

醫生の健康建議

飲食方面
飲食不正常容易引起痔瘡，平時應避免暴飲暴食、飲酒或攝取過多辛辣食物。

生活習慣
經常忍便會造成便祕，產生便意時請立刻上廁所，避免陷入便祕和痔瘡的惡性循環。

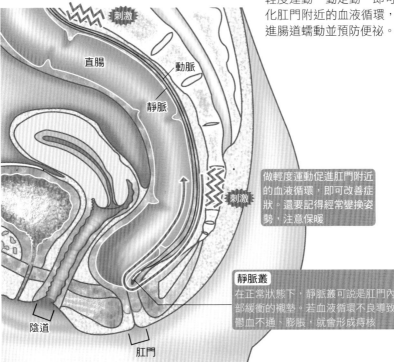

肌活縮臀運動

運動
10～15
次

運動部位

收縮肛門的外肛門
括約肌、臀大肌等

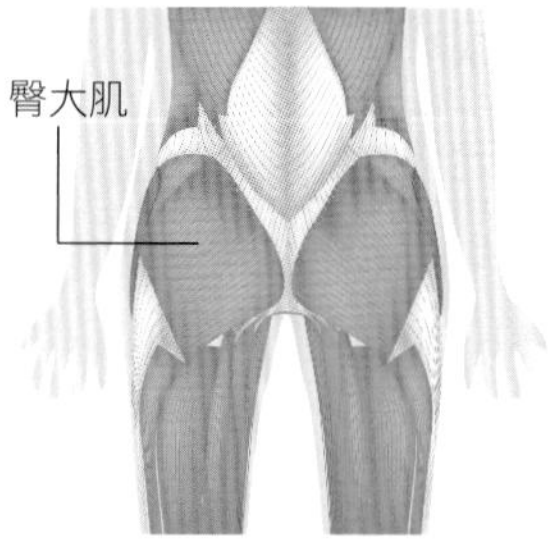
臀大肌

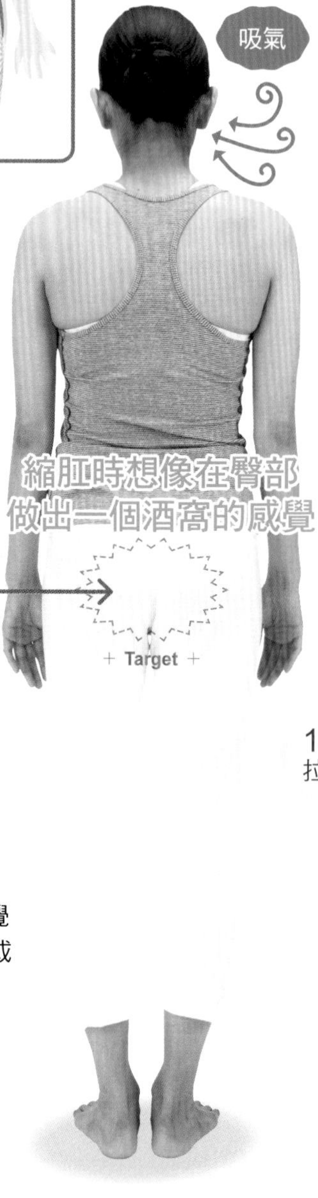
吸氣
縮肛時想像在臀部
做出一個酒窩的感覺
Target

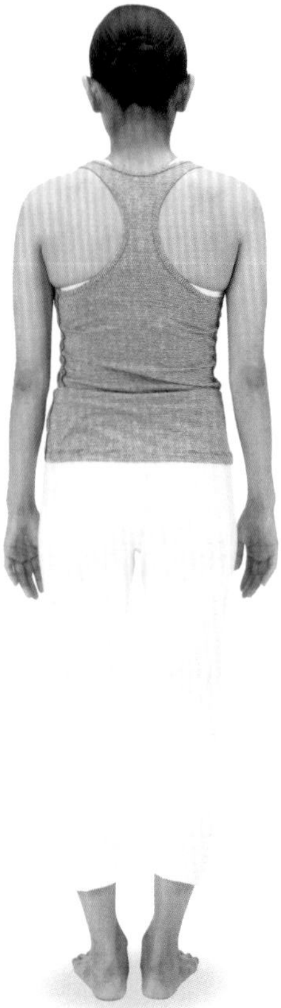

1 臀部不施力的
站立狀態

2

吸氣，收縮肛門，感覺
臀部縮小。維持10秒或
快速縮肛10次

15秒
拉筋操

這樣運動也很有效！

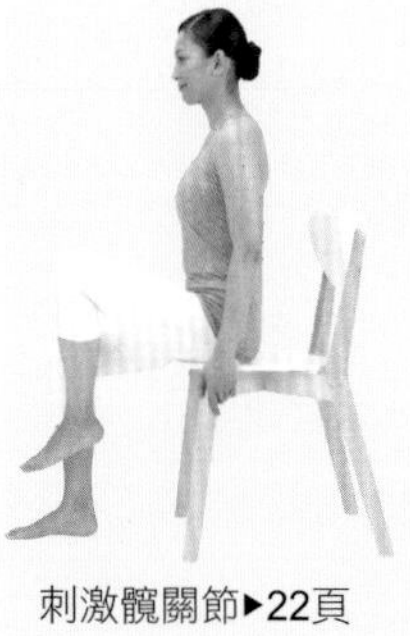

刺激髖關節▸22頁

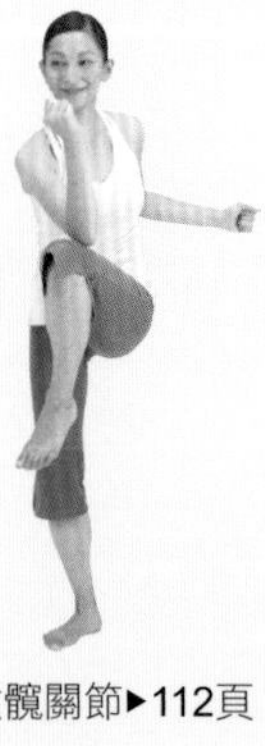

刺激髖關節▸112頁

痔瘡
預防・改善
運動❷

內外轉腳關節操

運動 **10~15** 次

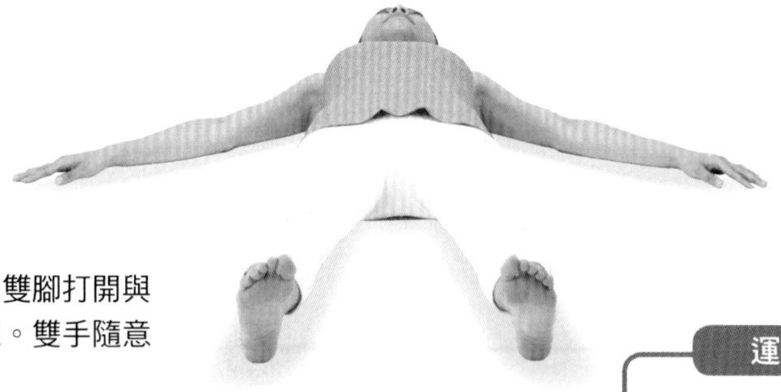

1

仰躺、雙腳打開與腰同寬。雙手隨意擺放

2

雙腳用力往外扭轉

從後方看

運動部位

髖關節深處的六條外旋肌、臀大肌等

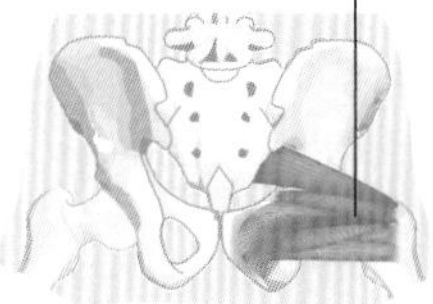

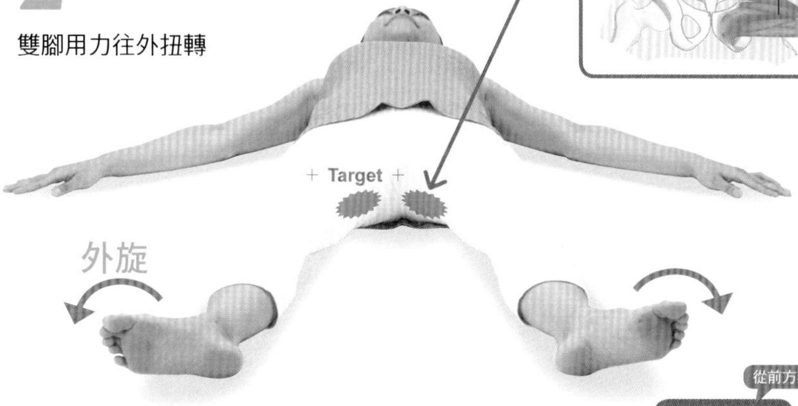

從前方看

運動部位

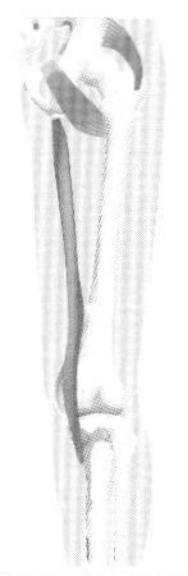

大腿內側

髖關節內收肌群

3

雙腳用力往內扭轉。有節奏地用力重複步驟 2 ~ 3 的動作

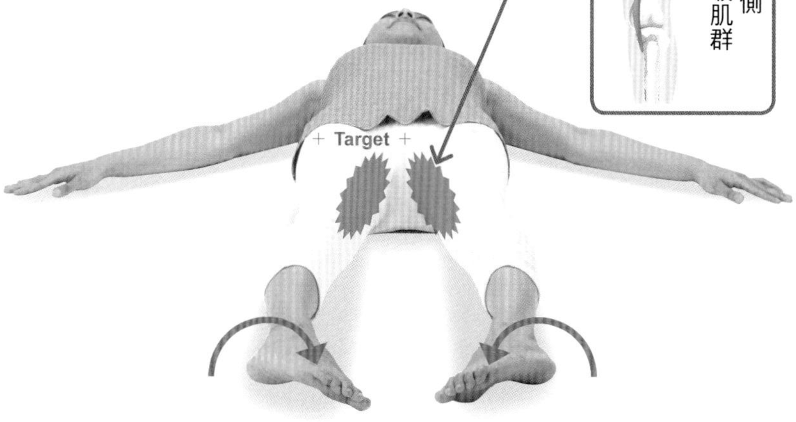

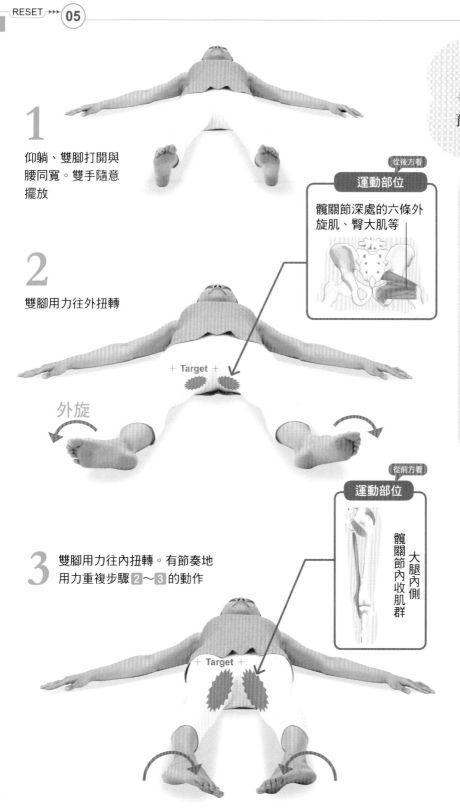

髖關節痛

疼痛紓緩後，持續活動周邊肌肉

不適原因

髖部骨骼相互摩擦、周邊肌肉負重而緊繃疼痛

髖關節肌肉疼痛或軟骨受損

因故導致軟骨受損，骨骼與骨骼相互摩擦，關節就會變形，引起疼痛。

髖關節放大剖面圖

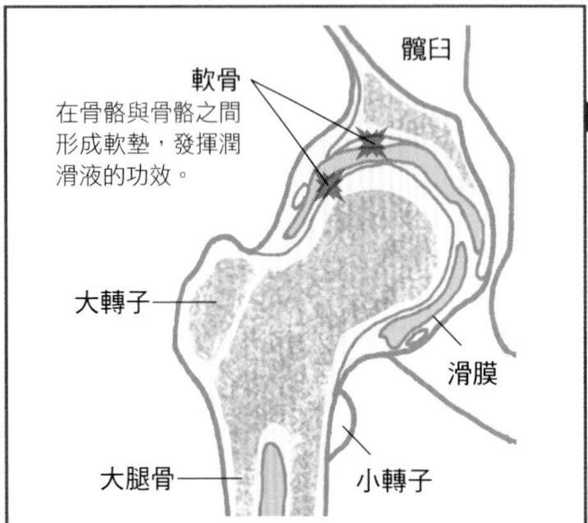
髖臼
軟骨
在骨骼與骨骼之間形成軟墊，發揮潤滑液的功效。
大轉子
滑膜
大腿骨
小轉子

軟骨受損產生疼痛時，一般人會減少活動，縮小關節的可動範圍。久而久之便會使周邊肌肉萎縮或柔軟度下降。

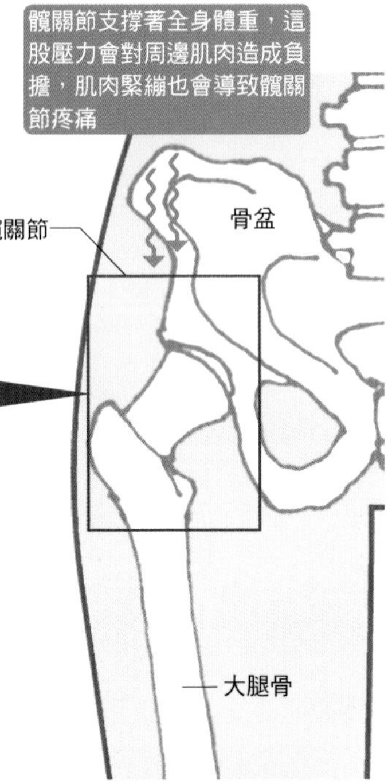
髖關節支撐著全身體重，這股壓力會對周邊肌肉造成負擔，肌肉緊繃也會導致髖關節疼痛
髖關節
骨盆
大腿骨

髖關節構造

髖關節是支撐全身體重的部位，承受著極大的壓力，同時也是活動自由度最高的關節之一。其周邊部位受到韌帶與肌肉支撐，穩定性相當高。

髖關節痛常起因於髖關節骨骼摩擦（參照左方專欄），或是周邊肌肉疼痛。後者會讓人因為疼痛而減少活動髖關節，導致肌肉萎縮或柔軟度低下，陷入惡性循環。

髖部痛主要原因

所有關節的骨骼接合處都有軟骨，用來避免骨骼摩擦。一旦軟骨磨損，骨骼與骨骼之間直接摩擦，就會導致關節變形疼痛。若感到劇烈疼痛，請即刻就醫治療。

積極活動髖部肌肉 擴大髖關節的可動範圍

改善方法

增加關節活動、提升肌力

在醫生允許的情況下，從事運動增加髖關節的可動範圍。盡可能大幅度且緩慢地往內外旋轉或彎屈伸展髖關節，刺激關節與周邊肌肉。

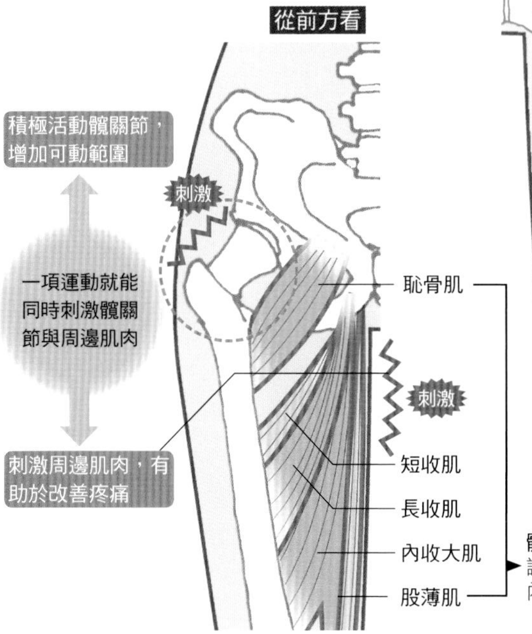

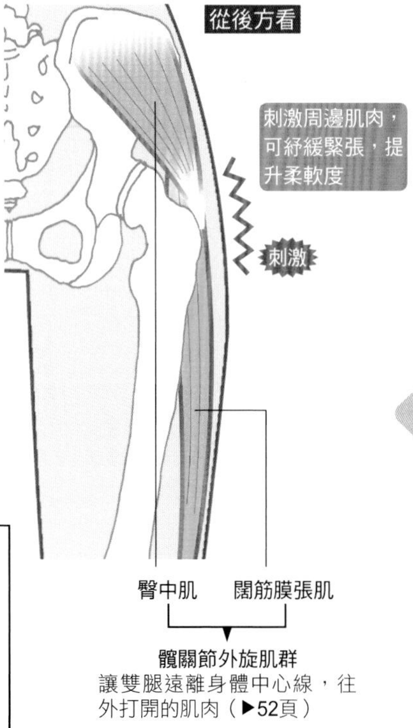

從後方看
刺激周邊肌肉，可紓緩緊張，提升柔軟度
刺激
臀中肌
闊筋膜張肌
髖關節外旋肌群
讓雙腿遠離身體中心線，往外打開的肌肉（▶52頁）

髖關節疼痛加劇時請立刻就醫治療，這是最基本的原則。遵照醫生指示，先穩定疼痛症狀，等到可積極活動關節、刺激肌肉時，再從事相關運動。

慢慢做髖部內轉與外轉、內旋與外旋（▼參照52頁）、屈曲與伸展（▼參照22頁）等運動，在自己做得到的範圍內大幅度完成動作，避免髖關節可動範圍持續變小，有效刺激周邊肌肉。肌肉功能恢復，就能減少關節的負荷，展開疼痛減輕的良性循環。

身體冰冷會影響關節的活動能力，請穿著保暖衣物，注意空調溫度維持體溫。從這一點來考量，泡澡時或泡澡後非常適合做拉筋操。此外，在水中比較容易增加關節的可動範圍，泡澡水又可以溫暖身體，因此泡澡可說是做操的最佳時機。

髖關節痛
預防・改善
運動❶

雙腳橫抬肌力訓練

運動 10~15 次

左右重複相同動作

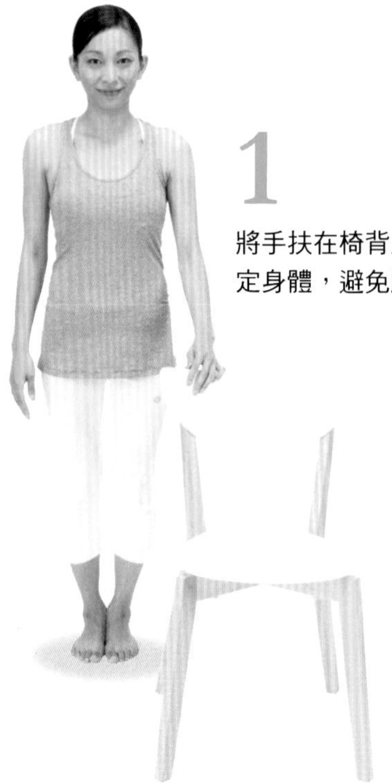

1 將手扶在椅背上穩定身體，避免跌倒

從上方看

運動部位

臀部與大腿外側
臀中肌、闊筋膜張肌

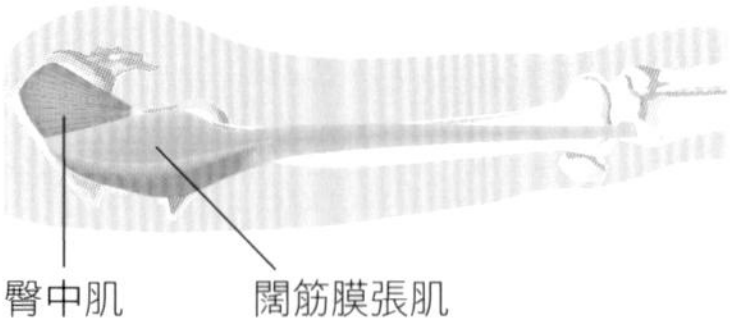

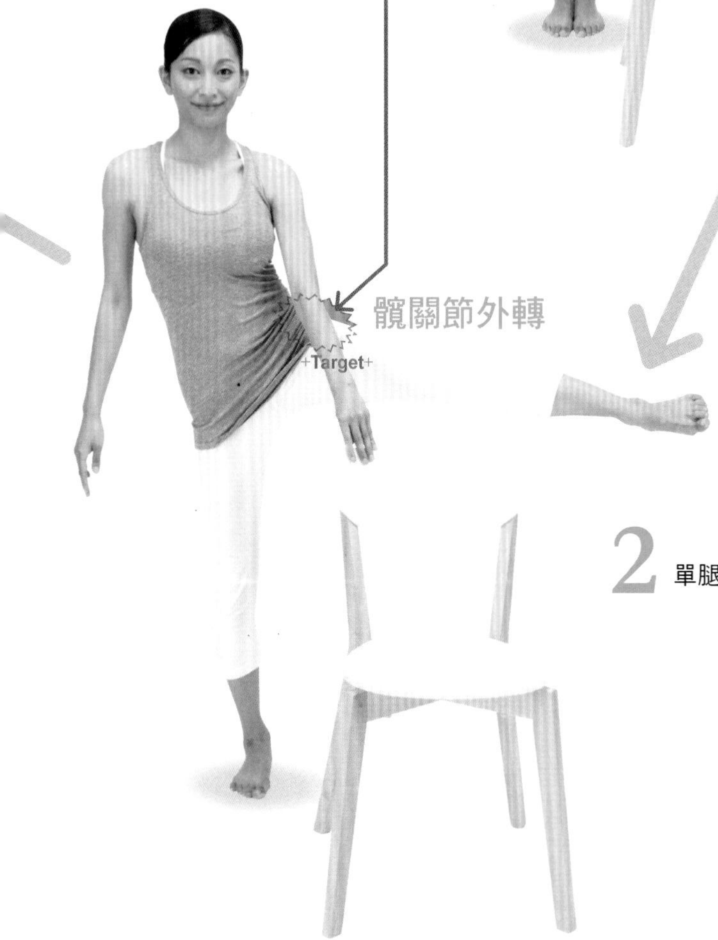

2 單腿往旁邊抬起

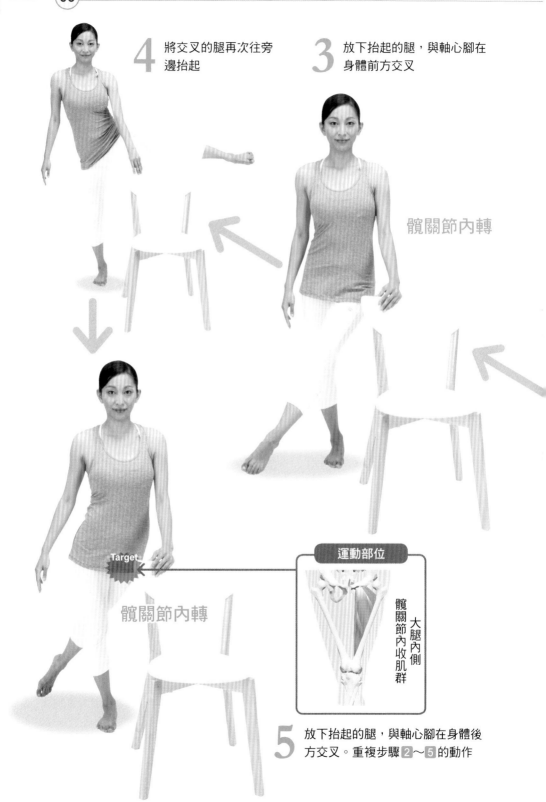

3 放下抬起的腿，與軸心腳在身體前方交叉

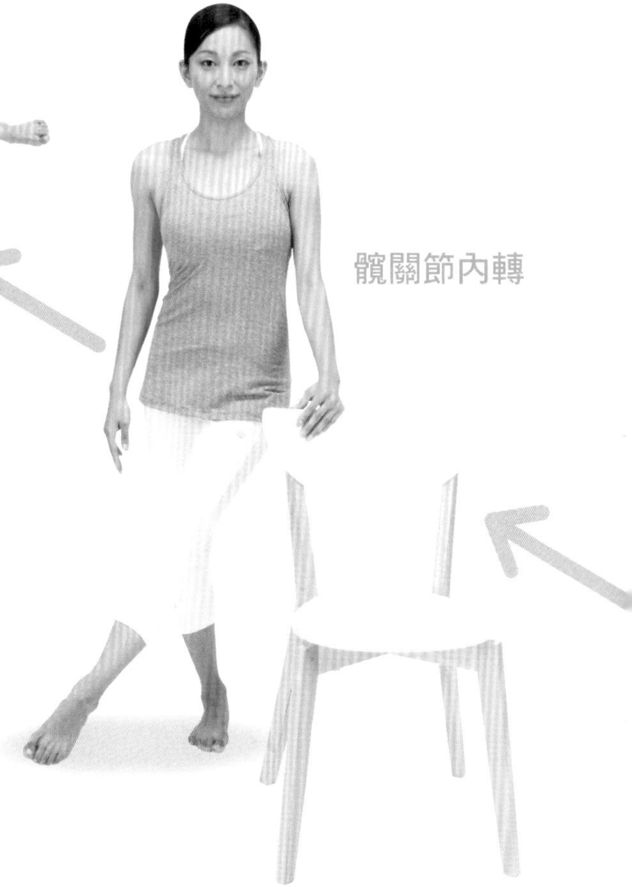

4 將交叉的腿再次往旁邊抬起

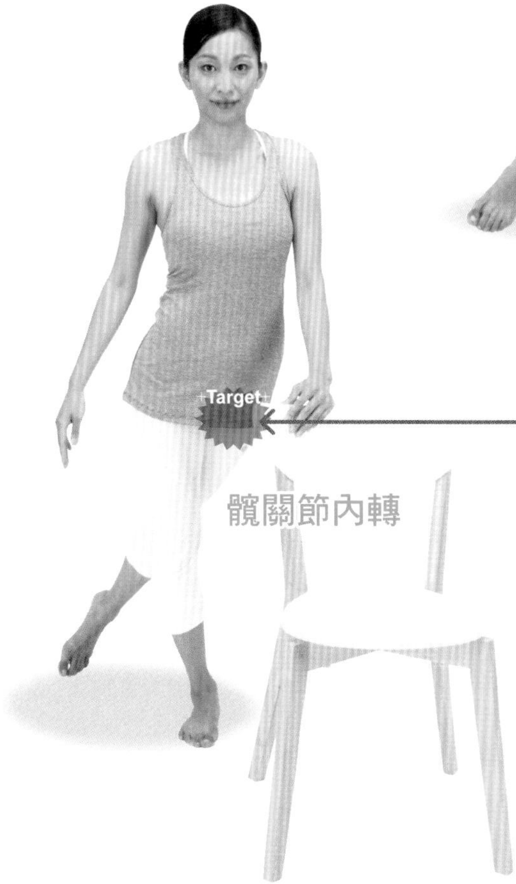

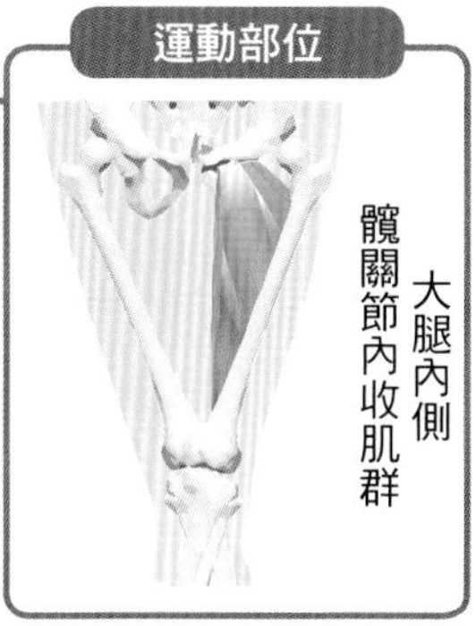

5 放下抬起的腿，與軸心腳在身體後方交叉。重複步驟2～5的動作

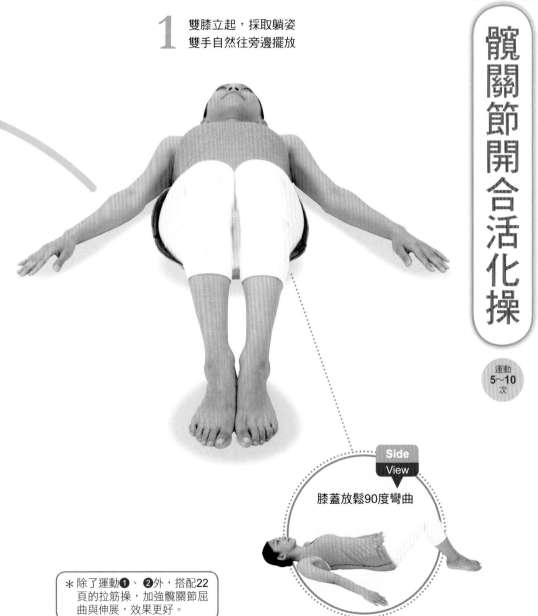

髖關節開合活化操

運動
5~10
次

身體仰躺，進行髖關節外旋扭轉的運動。可增加關節的可動範圍和柔軟度，放鬆緊繃的大腿內側肌肉。

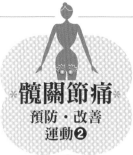

1 雙膝立起，採取躺姿
雙手自然往旁邊擺放

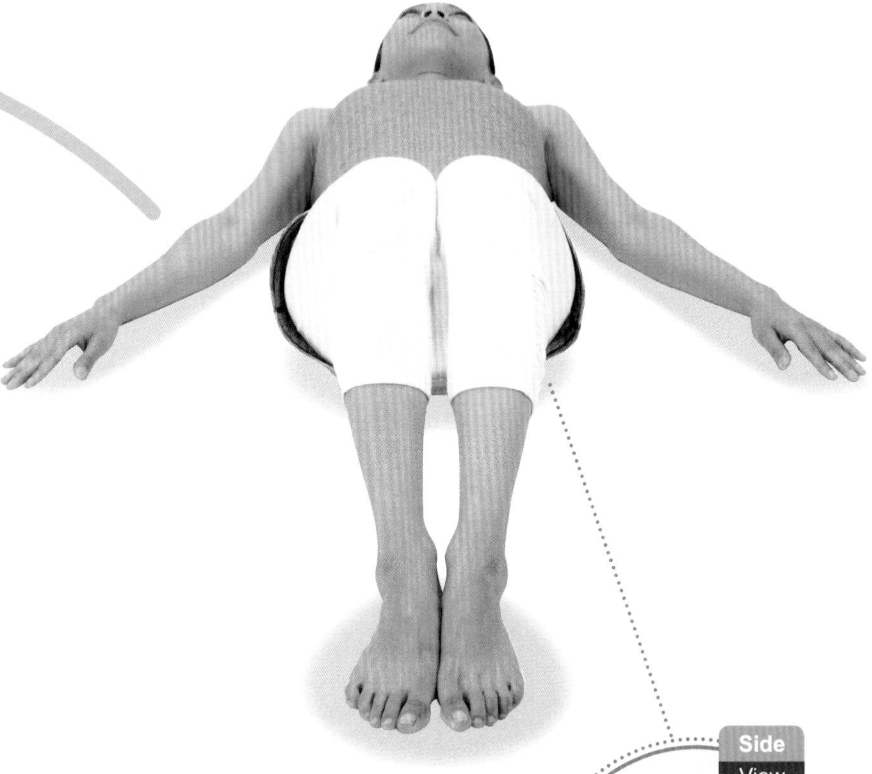

＊除了運動❶、❷外，搭配22頁的拉筋操，加強髖關節屈曲與伸展，效果更好。

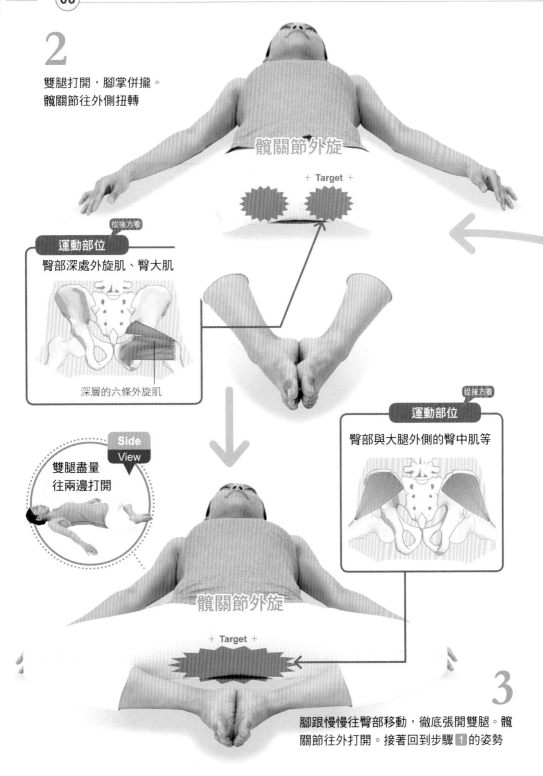

2

雙腿打開，腳掌併攏。
髖關節往外側扭轉

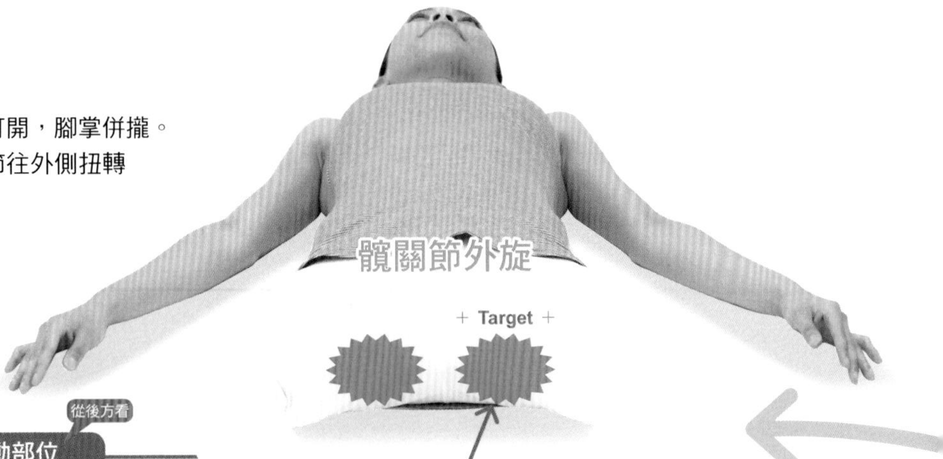
髖關節外旋
Target

從後方看
運動部位

臀部深處外旋肌、臀大肌

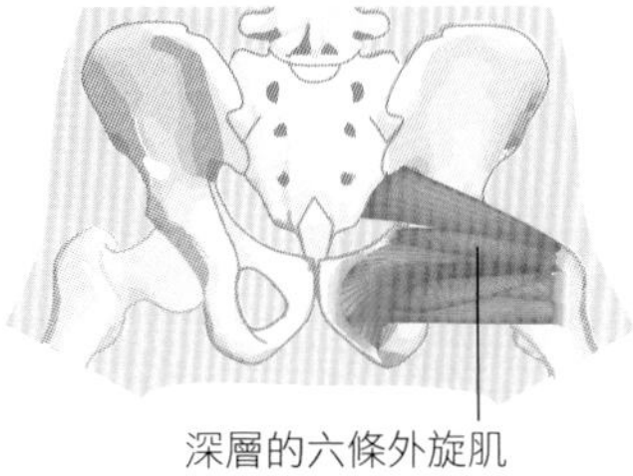
深層的六條外旋肌

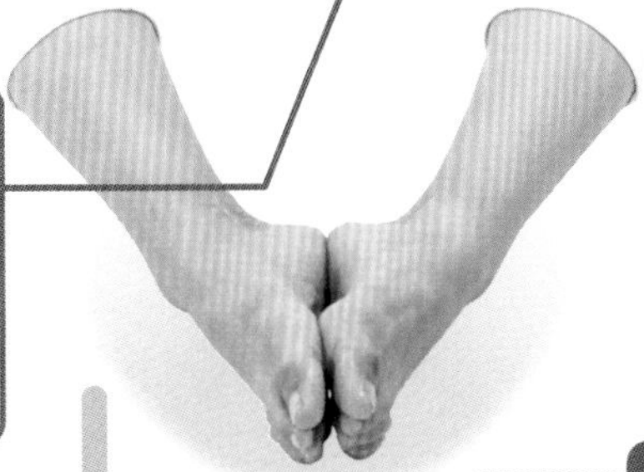

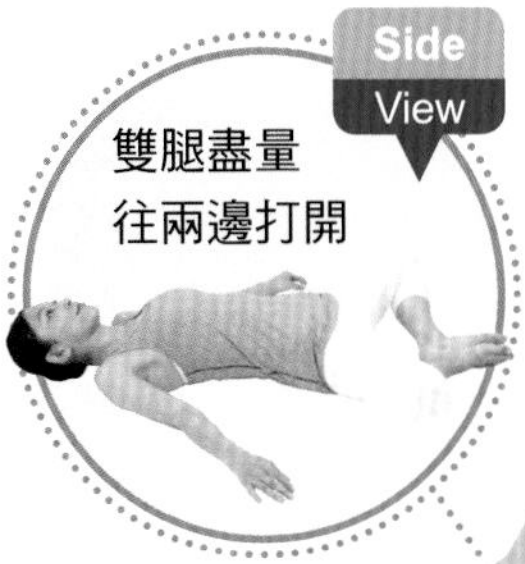
Side View
雙腿盡量
往兩邊打開

從後方看
運動部位

臀部與大腿外側的臀中肌等

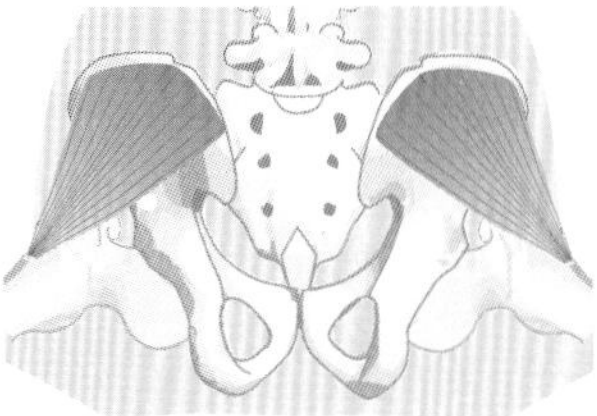

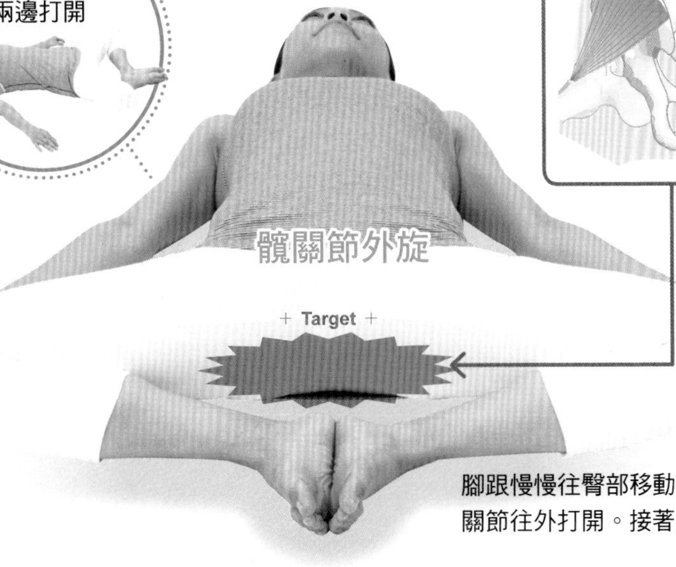
髖關節外旋
Target

3

腳跟慢慢往臀部移動，徹底張開雙腿。髖關節往外打開。接著回到步驟 1 的姿勢

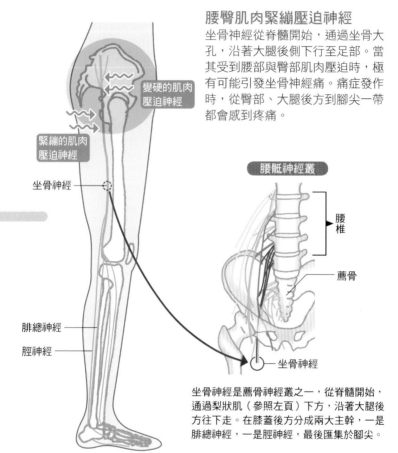

坐骨神經痛

保持患部溫度，放鬆肌肉

不適原因

原因至今仍未釐清 但壓迫神經會導致疼痛

腰臀肌肉緊繃壓迫神經

坐骨神經從脊髓開始，通過坐骨大孔，沿著大腿後側下行至足部。當其受到腰部與臀部肌肉壓迫時，極有可能引發坐骨神經痛。痛症發作時，從臀部、大腿後方到腳尖一帶都會感到疼痛。

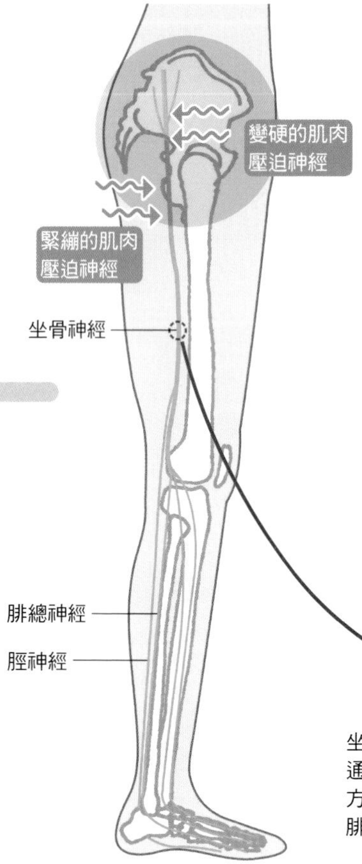
變硬的肌肉
壓迫神經
緊繃的肌肉
壓迫神經
坐骨神經
腓總神經
脛神經

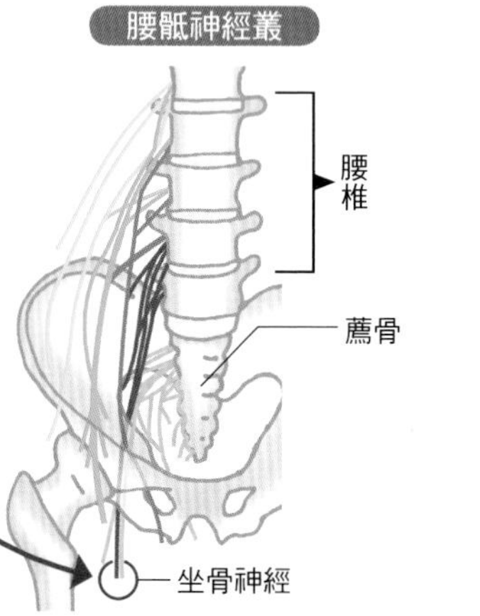
腰骶神經叢
腰椎
薦骨
坐骨神經

坐骨神經是薦骨神經叢之一，從脊髓開始，通過梨狀肌（參照左頁）下方，沿著大腿後方往下走。在膝蓋後方分成兩大主幹，一是腓總神經，一是脛神經，最後匯集於腳尖。

一般常見的神經痛包括三叉神經痛、肋間神經痛與坐骨神經痛，這三種神經痛都很難找到特定成因。由於神經痛本身不是疾病，而是一種症狀，所以一定要就醫找出背後真正的疾病。

坐骨神經是人體直徑最大、長度最長的末梢神經，集結了第四、第五腰椎的神經，以及第一到第三薦骨神經，再往下半身神經分流出去。可說是神經的大動脈，具有重要地位。

腰部和背部肌肉緊繃，壓迫坐骨神經，是坐骨神經痛發作的原因之一。從臀部到大腿後方都會產生劇烈疼痛，若症狀加劇，雙腿的麻痺感還會從大腿向下蔓延，連腳尖也無法倖免。

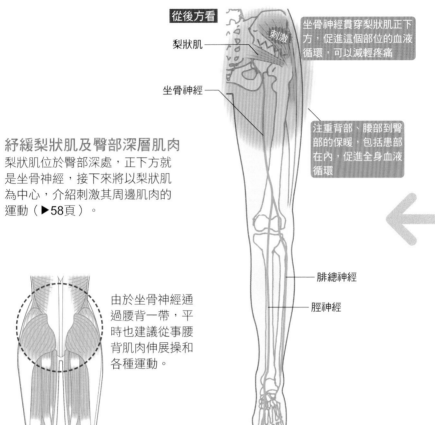

紓緩腰部與背部緊繃的肌肉 避免壓迫坐骨神經

改善方法

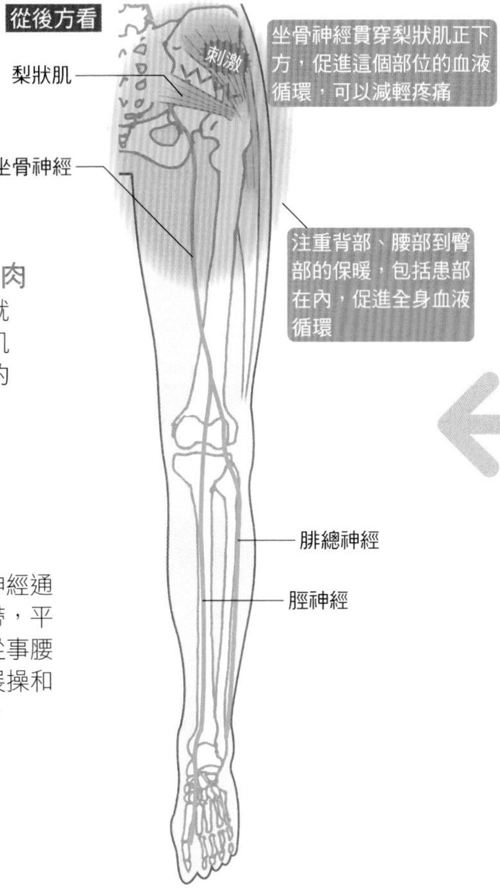
從後方看
刺激
梨狀肌
坐骨神經
坐骨神經貫穿梨狀肌正下方，促進這個部位的血液循環，可以減輕疼痛
注重背部、腰部到臀部的保暖，包括患部在內，促進全身血液循環
腓總神經
脛神經

紓緩梨狀肌及臀部深層肌肉

梨狀肌位於臀部深處，正下方就是坐骨神經，接下來將以梨狀肌為中心，介紹刺激其周邊肌肉的運動（▶58頁）。

運動改善
●急性疼痛穩定後…從事伸展操
●慢性症狀…初期從事伸展操，再依照症狀搭配運動

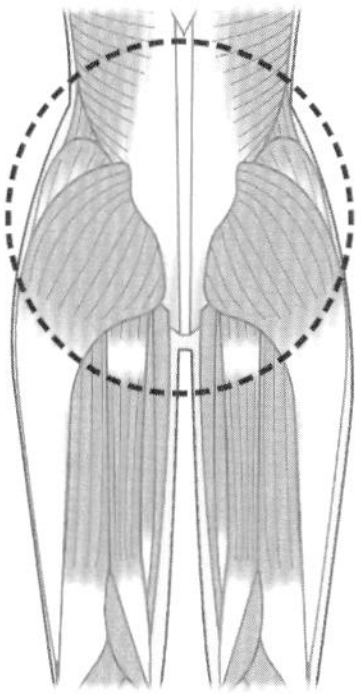

由於坐骨神經通過腰背一帶，平時也建議從事腰背肌肉伸展操和各種運動。

急性劇痛紓緩、進入慢性疼痛階段後，即可透過運動改善坐骨神經痛。急性疼痛時絕對要安心靜養，嚴禁運動。

慢性疼痛期，可運動預防坐骨神經周邊肌肉萎縮，並提升肌肉柔軟度。積極鍛鍊腰背部肌肉，包括仰臥起坐、背肌運動、腰部伸展操，在水中走路等對肌肉負擔較小的運動也很適合。

本書介紹的拉筋操皆以鍛鍊梨狀肌為主。下半身血液循環不良，容易導致梨狀肌柔軟度變差，僵硬肌肉壓迫坐骨神經便會引發疼痛。除了積極運動之外，注意穿著與空調溫度，避免患部冰冷、注重保暖也很重要。

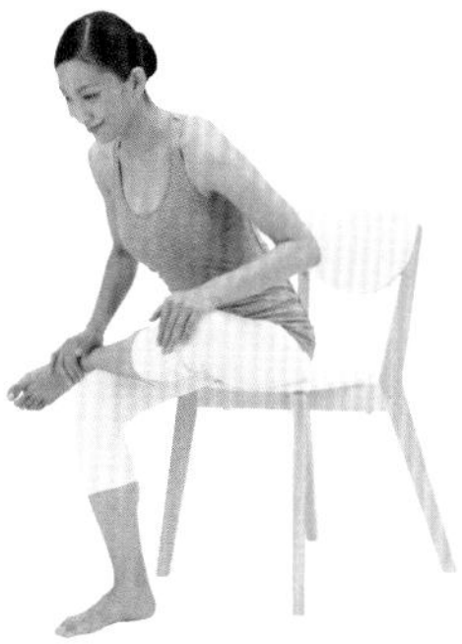

臀部深層肌力操

伸展
15～30
秒

1 坐在墊上，雙手放在後方支撐身體，雙腿打開

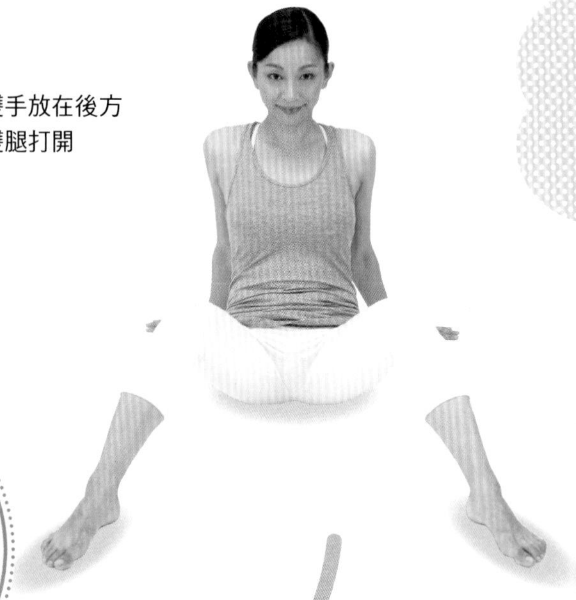

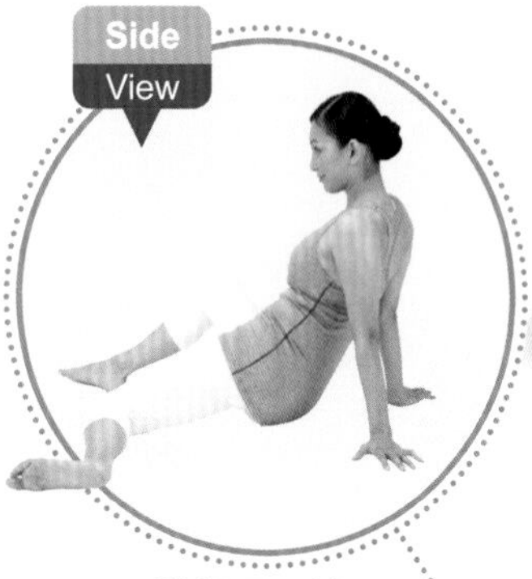

臀部不可離地

錯誤姿勢

腰部扭轉，臀部離地無法發揮運動效果

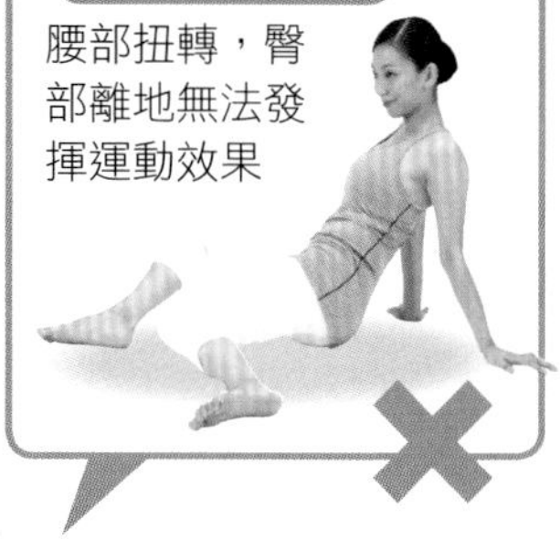

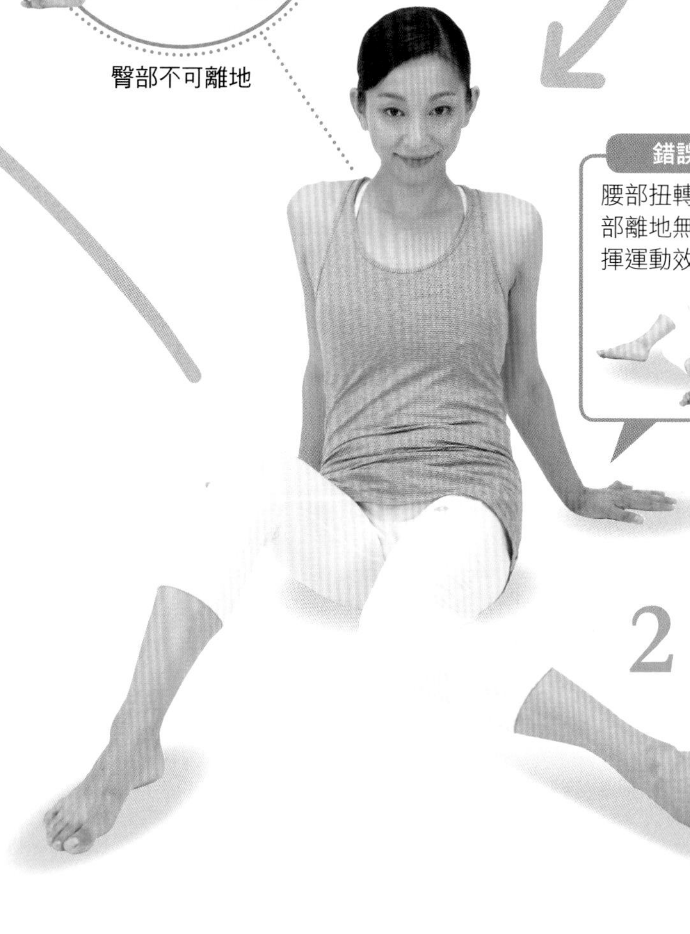

2 一邊膝蓋往內倒，停留10～15秒

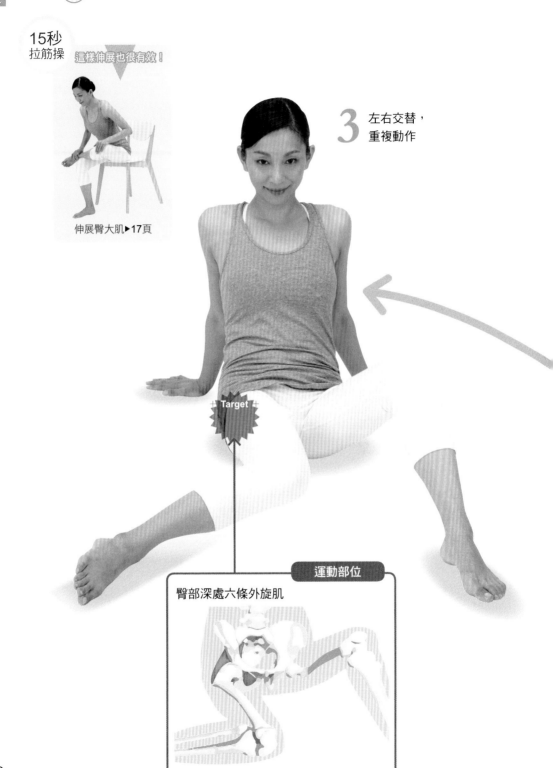

15秒
拉筋操

這樣伸展也很有效！

伸展臀大肌▶17頁

3 左右交替，
重複動作

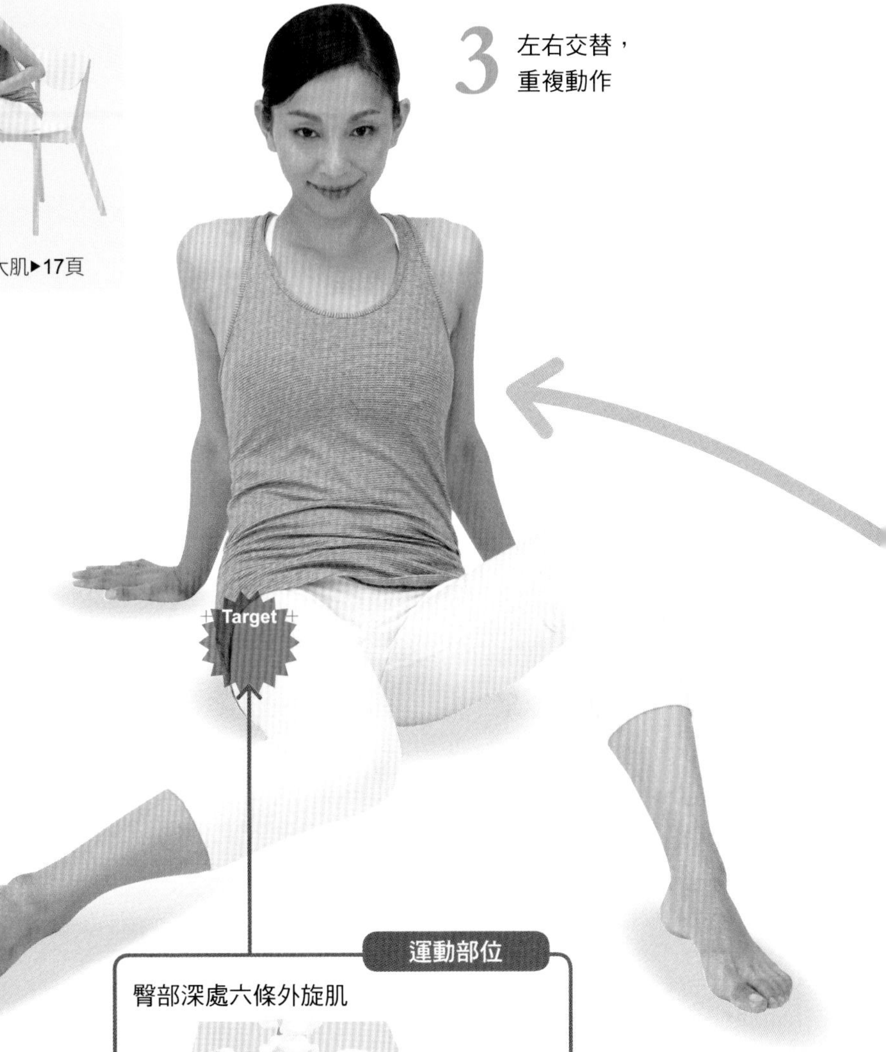

運動部位

臀部深處六條外旋肌

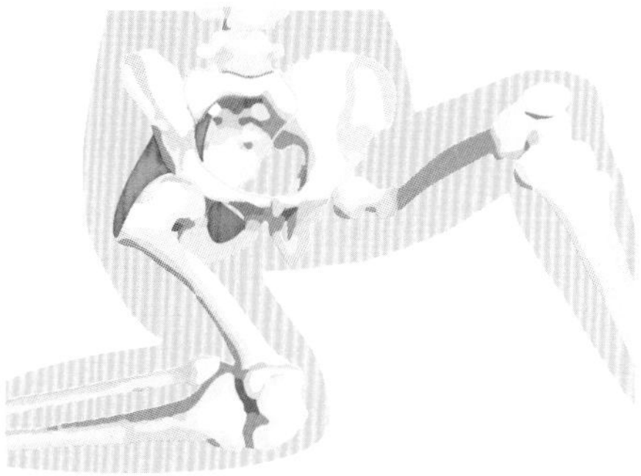

側臥提臀抬膝操

運動 **5～10** 次

左右重複相同動作

上半身保持不動
勿隨膝蓋動作搖晃

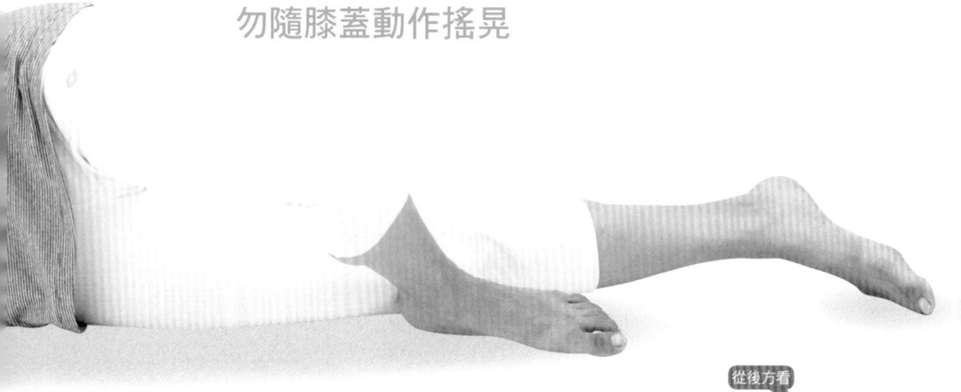

從後方看

運動部位

臀部深處的六條外旋肌、臀大肌等

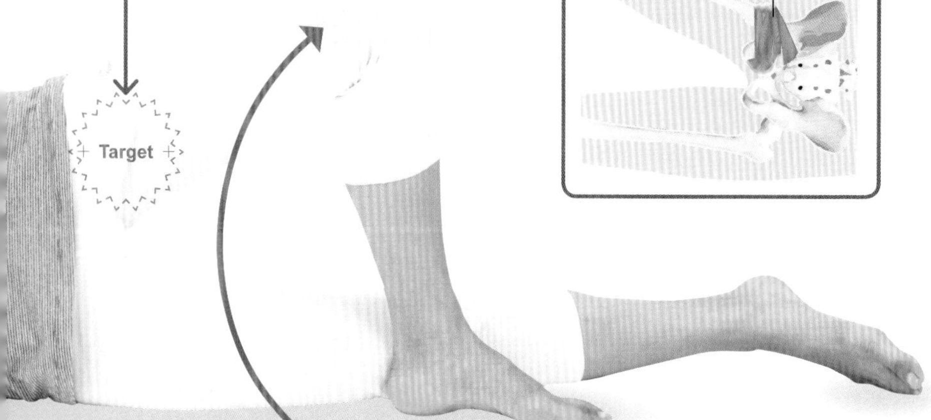

如汽車雨刷般反覆來回
臀部中心摸起來要硬硬的

下方的手枕著頭
另一隻手往前伸直

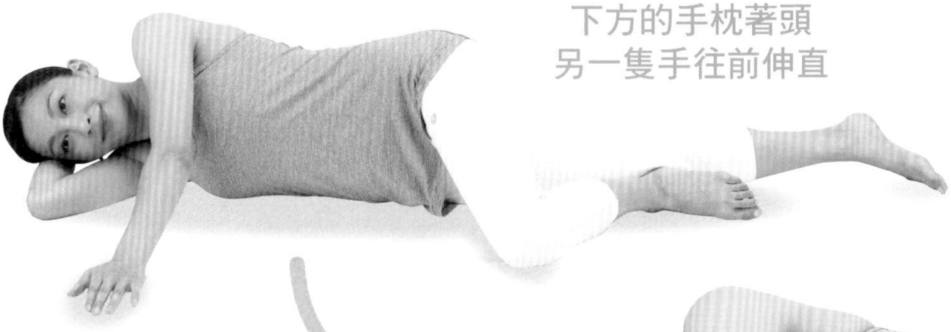

1 側躺在墊上，上方膝蓋彎曲，往前靠在地上

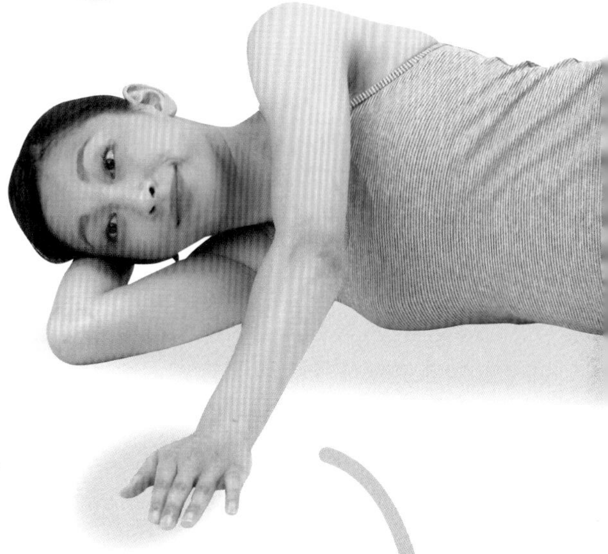

2 往前跨出的膝蓋慢慢向上抬，腳底貼地

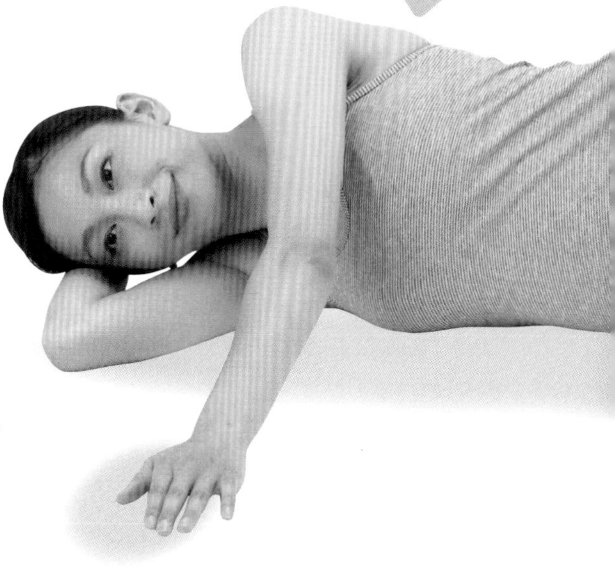

3 膝蓋完全打開後停留15秒，再慢慢回復原來姿勢

肌肉「缺氧」是疼痛來源！

肌肉的收縮與弛緩放鬆是由運動神經發出命令，在正常情形下，收縮後會順利放鬆。不過，一旦某部位出現疼痛或疲勞症狀，運動神經便無法鎮靜，持續對肌肉發出收縮命令。肌肉便會不斷收縮變硬，壓迫周圍血管，使血液循環越來越差。

血液循環不良，透過血液運送至肌肉的氧氣和營養素便會不足，也會阻礙肌肉放鬆。久而久之便會陷入肌肉僵硬、氧氣不足的惡性循環。

當肌肉長期缺氧，最後就會出現局部傷害，生成發痛物質（緩激肽）。發痛物質刺激神經便引起肌肉疼痛，發生腰痛與肩膀痠痛等症狀。不僅如此，這些疼痛症狀還會強烈刺激肌肉，讓運動神經更加興奮，肌肉越來越難放鬆，疼痛更難改善。

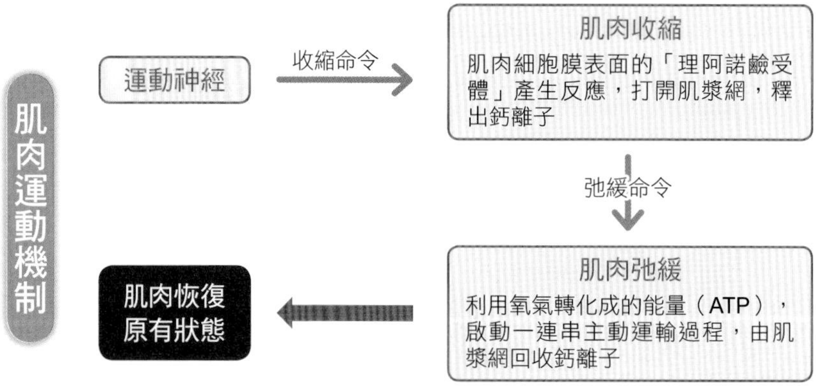
肌肉運動機制
運動神經
收縮命令
肌肉收縮
肌肉細胞膜表面的「理阿諾鹼受體」產生反應，打開肌漿網，釋出鈣離子
弛緩命令
肌肉弛緩
利用氧氣轉化成的能量（ATP），啟動一連串主動運輸過程，由肌漿網回收鈣離子
肌肉恢復原有狀態

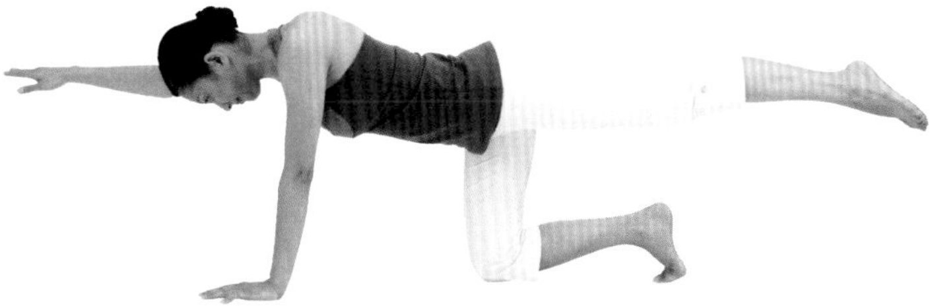

第2章

現代文明病

五種不適症狀紓緩操

消除惱人症狀，重整身體健康

肩膀痠痛

手腳冰冷

便祕

失眠

眼睛疲勞

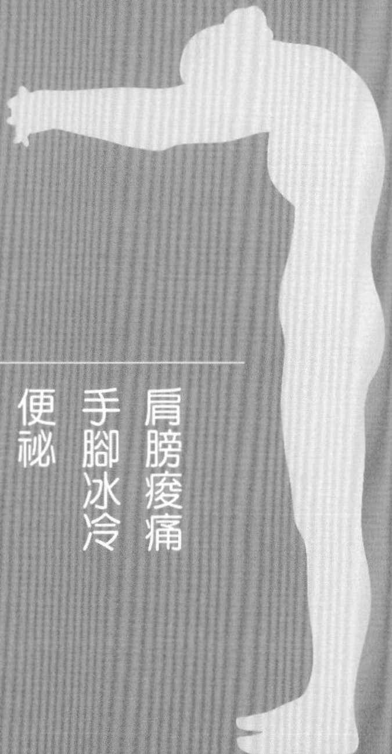

肩膀痠痛

放鬆、鍛鍊肩頸肌力，紓緩僵硬不適

不適原因

頸部和手臂的各種動作導致頸部到肩膀肌肉僵硬

支撐頭部、手臂而肌肉緊繃

肩膀長期支撐沉重的頭部與手臂，使得周邊肌肉過度緊繃，引起僵硬、血液循環惡化等症狀，進而產生肩膀痠痛。

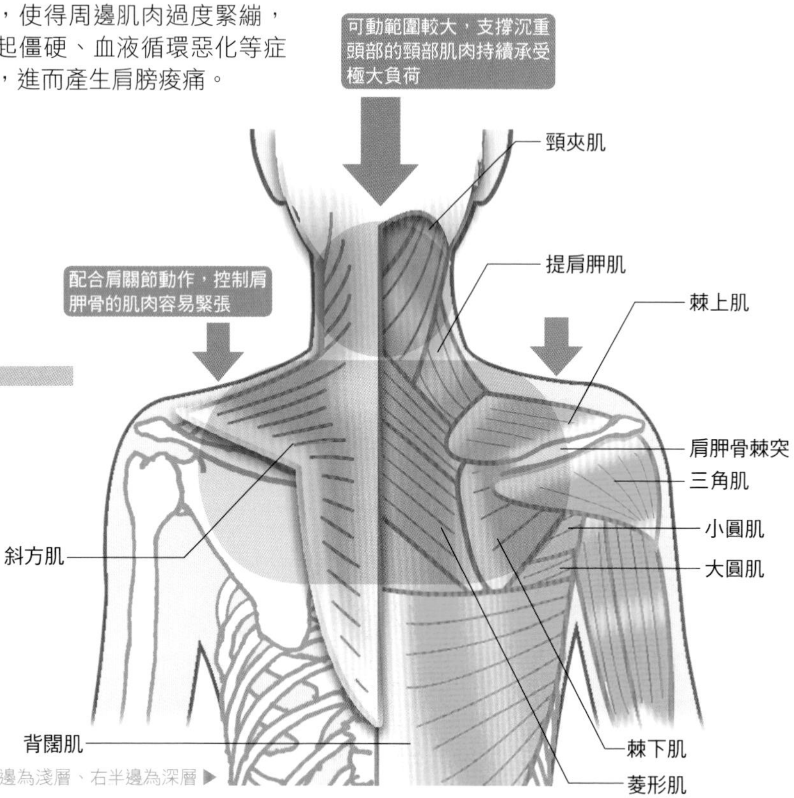

可動範圍較大，支撐沉重頭部的頸部肌肉持續承受極大負荷
配合肩關節動作，控制肩胛骨的肌肉容易緊張
頸夾肌
提肩胛肌
棘上肌
肩胛骨棘突
三角肌
小圓肌
大圓肌
斜方肌
背闊肌
棘下肌
菱形肌

左半邊為淺層、右半邊為深層▶

肩膀痠痛是指從頸部後方到肩膀大範圍的肌肉緊繃、不適與鈍痛等各種反應。起因為後頸部（頸夾肌）一直延伸到頸部、肩膀與肩胛骨的大型肌肉（斜方肌），受到某種原因影響而處於緊繃狀態。

頸部的可動範圍相當大，可以往前後左右傾斜，也能來回轉動。加上長期支撐沉重的頭部，使得頸部周邊肌肉承受極大負擔。此外，肩膀與肩胛骨周邊的斜方肌、菱形肌、棘上肌等肌肉，不僅要配合肩關節大幅活動，還要支撐活動最頻繁的沉重手臂。基於這個緣故，這些肌肉常處於過度緊繃狀態，形成肩膀痠痛。

「改善、預防」雙管齊下 紓緩並強化頸部和肩膀肌力

改善方法

運動改善肩頸血液循環和柔軟度

勤做伸展操，紓緩因緊張導致肌肉僵硬、血液循環惡化的頸部和肩膀四周。之後再利用高強度運動刺激頸部和肩膀的肌肉，即可預防再次復發。

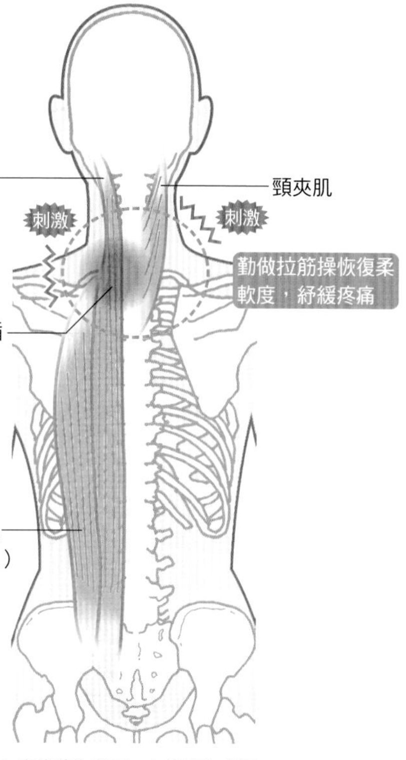
最長肌
（豎脊肌）
頸夾肌
刺激
刺激
勤做拉筋操恢復柔軟度，紓緩疼痛
運動促進血液循環，溫暖患部
髂肋肌
（豎脊肌）

▲左半邊為淺層、右半邊為表層

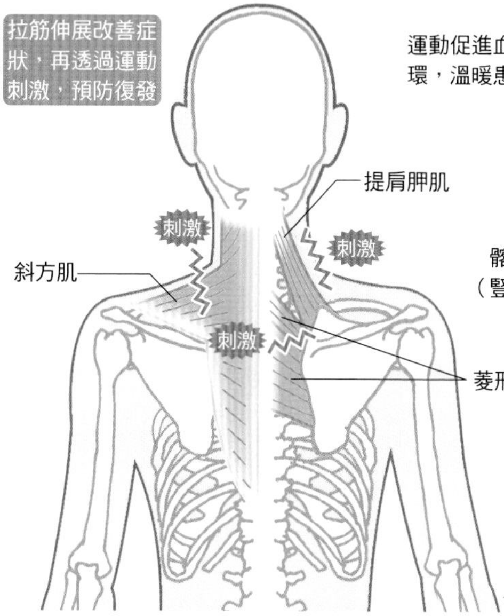
拉筋伸展改善症狀，再透過運動刺激，預防復發
提肩胛肌
刺激
刺激
斜方肌
刺激
菱形肌

◀左半邊為表層、右半邊為深層

運動改善

●急性肩痛穩定後…從事伸展操❶❷❸

●慢性肩痛…初期從事伸展操❶❷❸，再依照症狀與效果，搭配運動❶❷

分兩階段運動減輕肩膀痠痛，最能有效改善症狀：

一、紓緩痠痛。

二、預防復發。

第一階段要做的是，利用拉筋操恢復肌肉柔軟度，減輕緊繃與疼痛感，徹底紓緩肌肉緊張。這項方法亦可促進血液循環、溫暖患部，改善痠痛症狀。此外，溫暖患部本身即可減輕痛症，沐浴時或沐浴後從事伸展操也很有幫助。

進入第二階段後，應透過運動維持並提升肌肉功能，積極刺激頸夾肌、斜方肌與肩胛骨周邊肌肉預防疼痛。

大幅轉動肩膀也有助於刺激周邊肌肉，像是投球、模擬游泳的手臂滑水動作、手指放在肩上、用手肘在空中寫字（▼參照31頁）等動作都很有效。

肩頸快活伸展操

抱樹前拉運動

伸展 15～30 秒

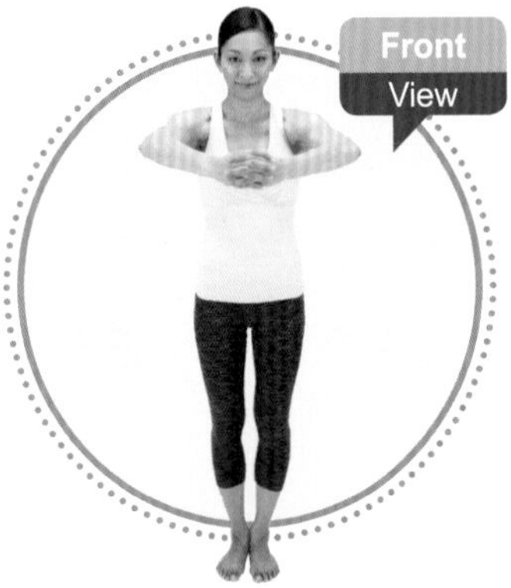
Front
View

雙手在前方交握
圍成圓形

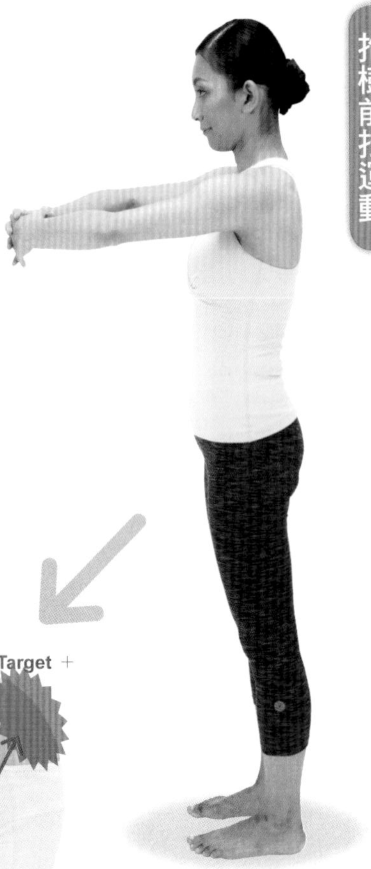

1 雙手交握，做出環抱大樹的姿勢

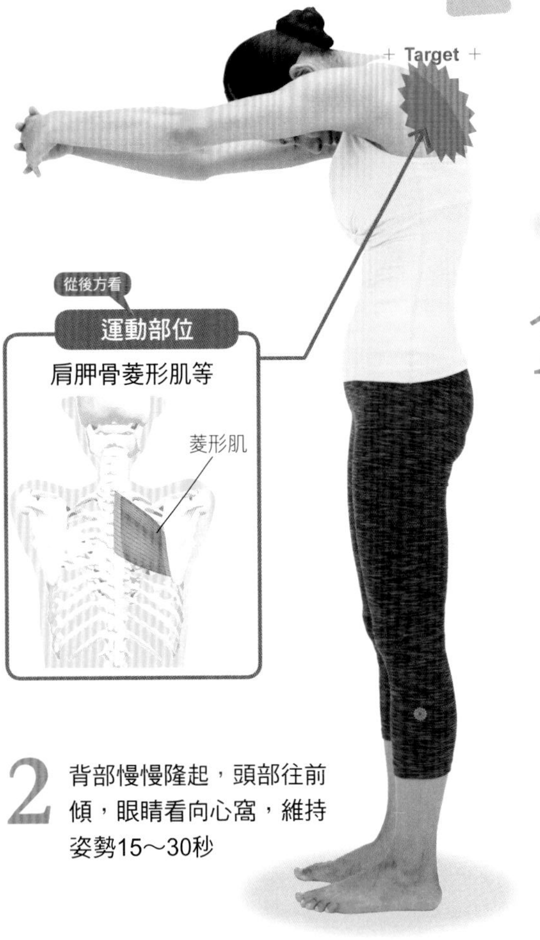
Target

從後方看

運動部位

肩胛骨菱形肌等

菱形肌

2 背部慢慢隆起，頭部往前傾，眼睛看向心窩，維持姿勢15～30秒

15秒 拉筋操

這樣伸展也很有效！

腳掌前壓、手掌往後拉
腳跟同時往反方向用力

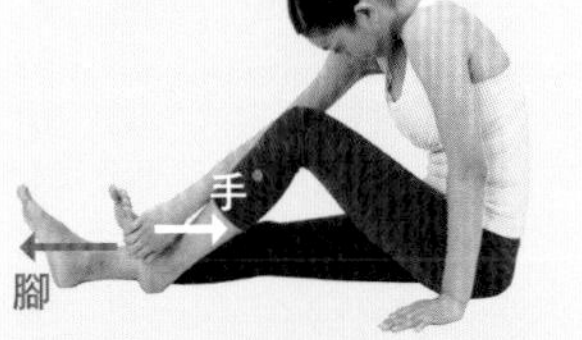
手
腳

單腳立起膝蓋，以另一隻手從外側握住腳掌。腳掌前壓、手掌往後拉，伸展背部。

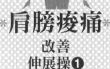

壓頭鬆頸操

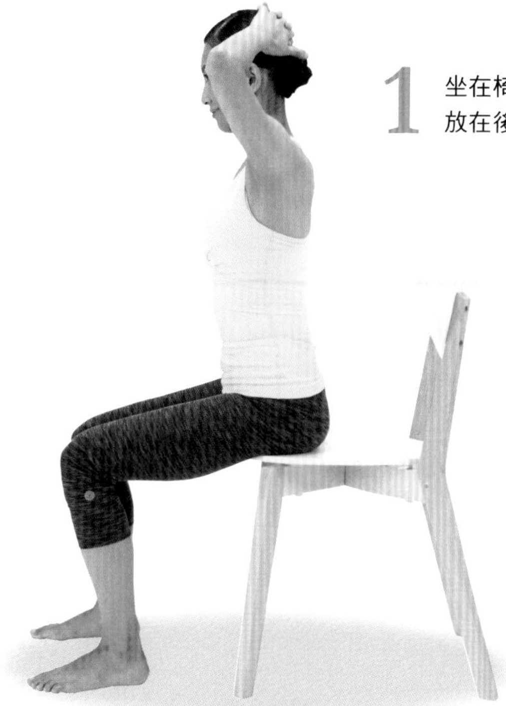

1 坐在椅子上，雙手放在後腦勺

運動部位

頸夾肌等

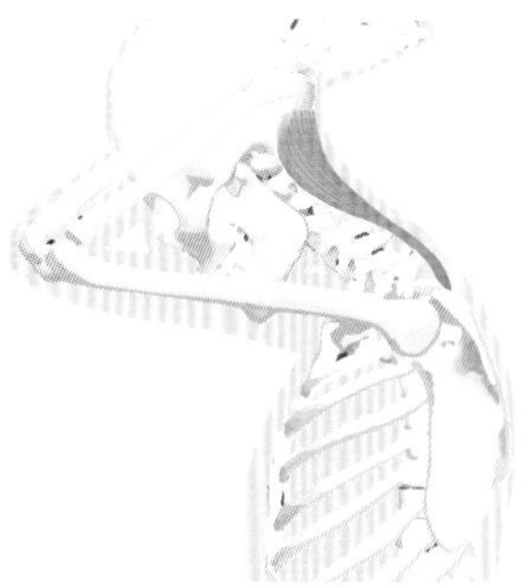

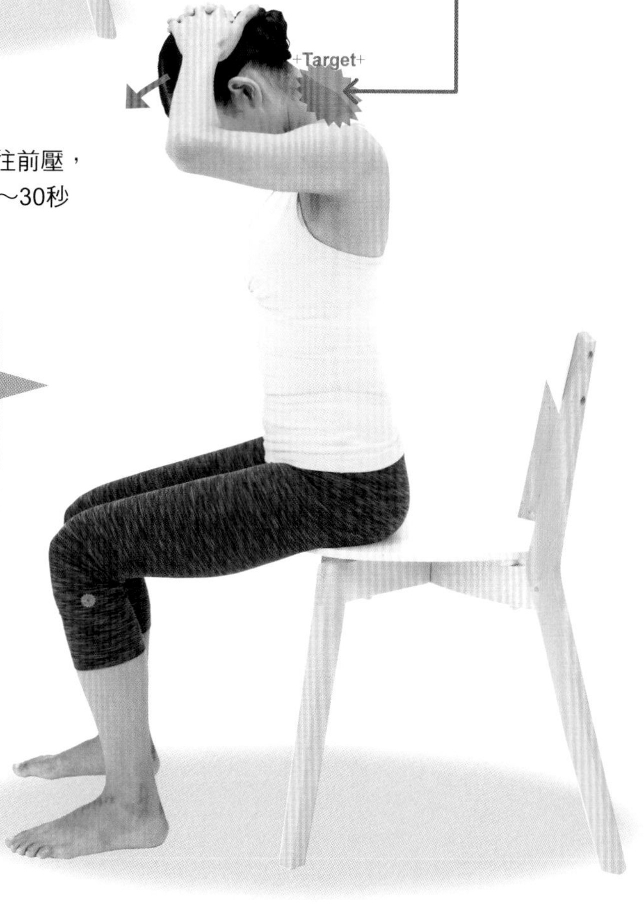

2 雙手慢慢將頸部往前壓，伸展頸部後方15～30秒

錯誤姿勢

特別注意！背部不可隆起

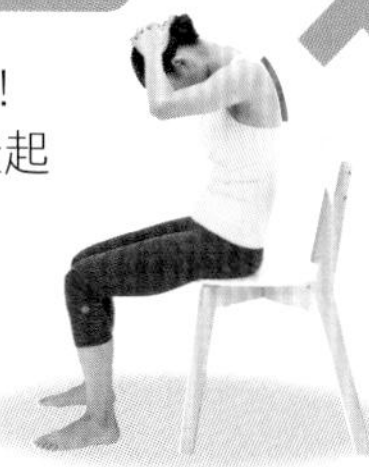

提升效果

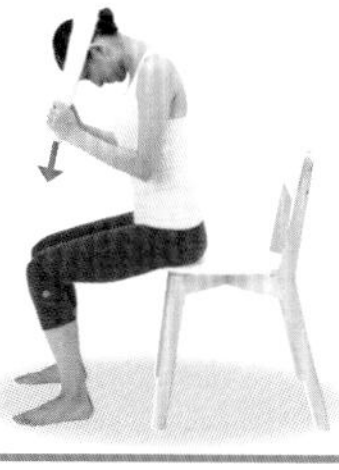

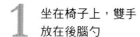

毛巾放在後腦勺，用雙手重量彎曲頸部

肩膀痠痛
改善
伸展操❷

美脖瘦背提神操

伸展
15～30
秒

左右交替
重複動作

頸部側壓拉筋

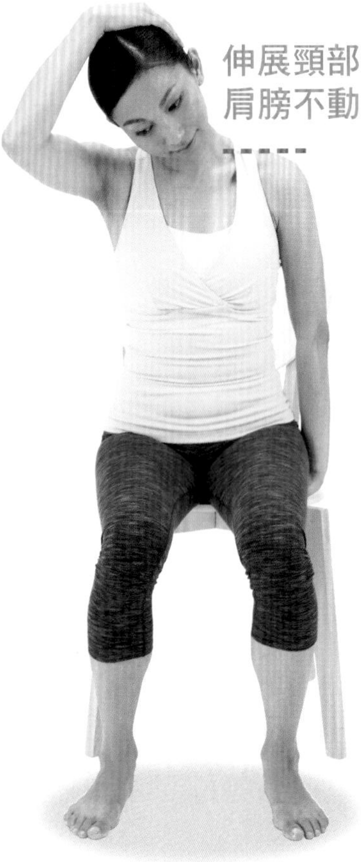

伸展頸部後方
肩膀不動

1 左手手背朝上夾在臀部下方，右手放在頭部側邊，將頭慢慢往斜前方壓15～30秒

從後方看

運動部位

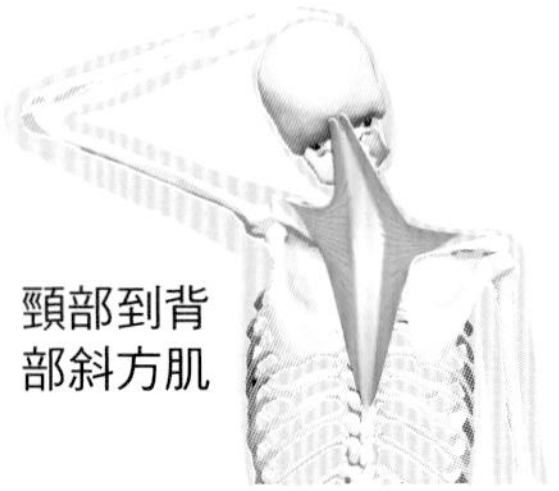

頸部到背部斜方肌

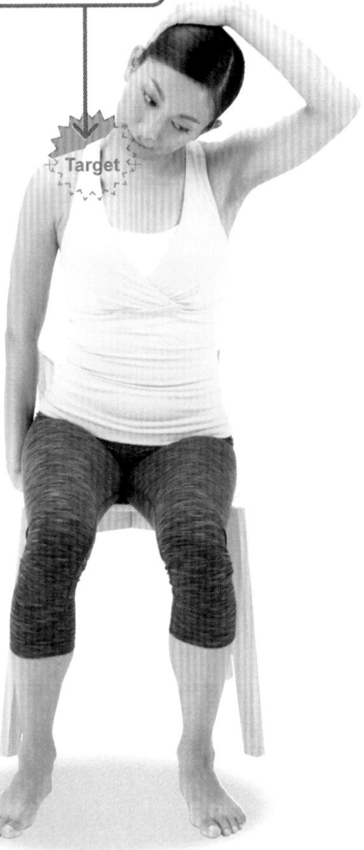

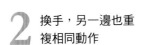

2 換手，另一邊也重複相同動作

錯誤姿勢

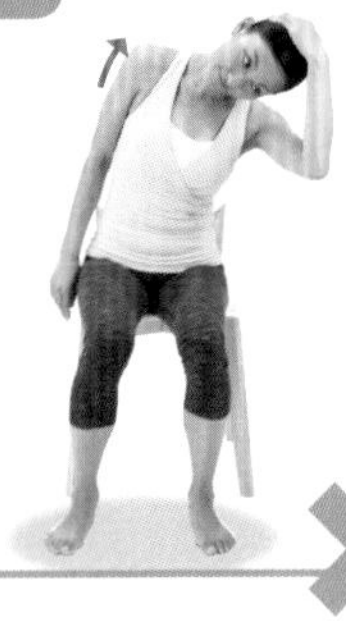

肩膀往上抬無法伸展頸部與肩膀。因此壓頭時要將另一隻手手夾在臀部下方固定

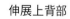

轉體拉肩操

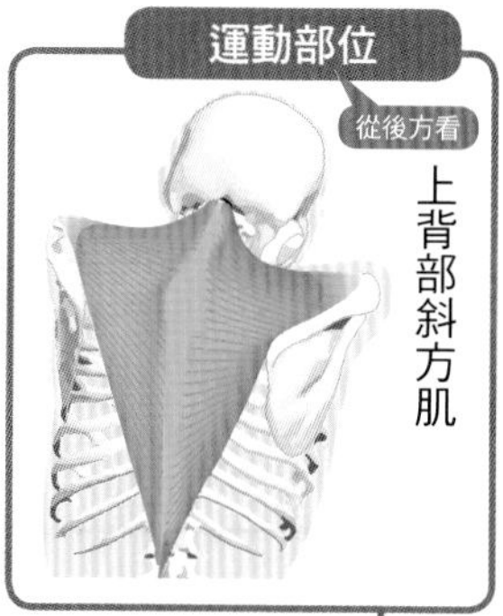
運動部位
從後方看
上背部斜方肌

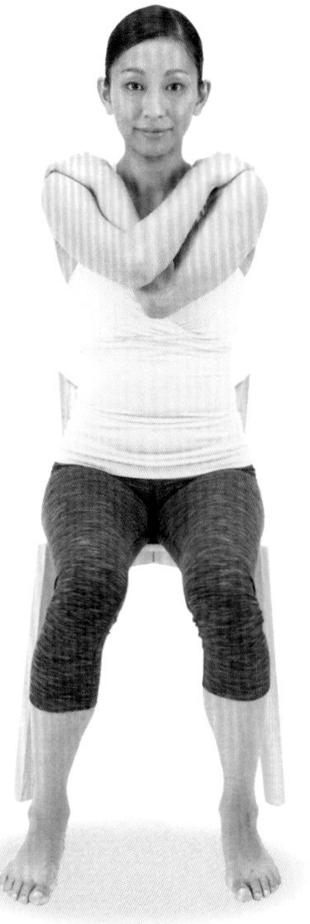

1 坐在椅子上，右手在上雙手交叉放在肩膀

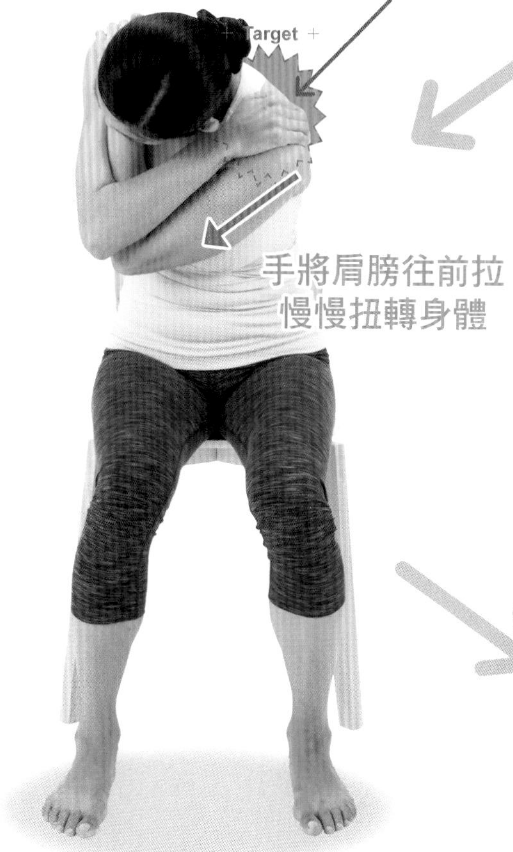
Target
手將肩膀往前拉
慢慢扭轉身體

2 彎曲背部並往扭轉上半身，右手將肩膀往前拉15～30秒

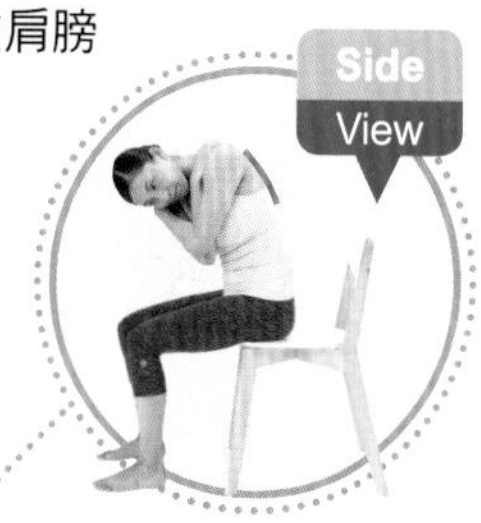
Side View

伸展上背部

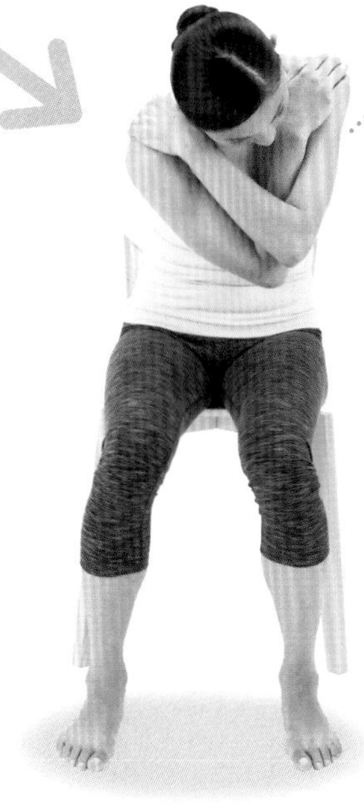

3 換邊重複相同動作

矯正駝背拉筋運動

長期頸部與肩膀前凸，會使肩胛骨外擴，肩膀往前偏移。這個不良姿勢就是導致肩膀痠痛與駝背的原因，伸展胸椎（脊骨）即可矯正肩膀位置並改善駝背。

伸展
15～30
秒

挺胸後拉伸展

胸部大幅往前挺
充分伸展胸椎

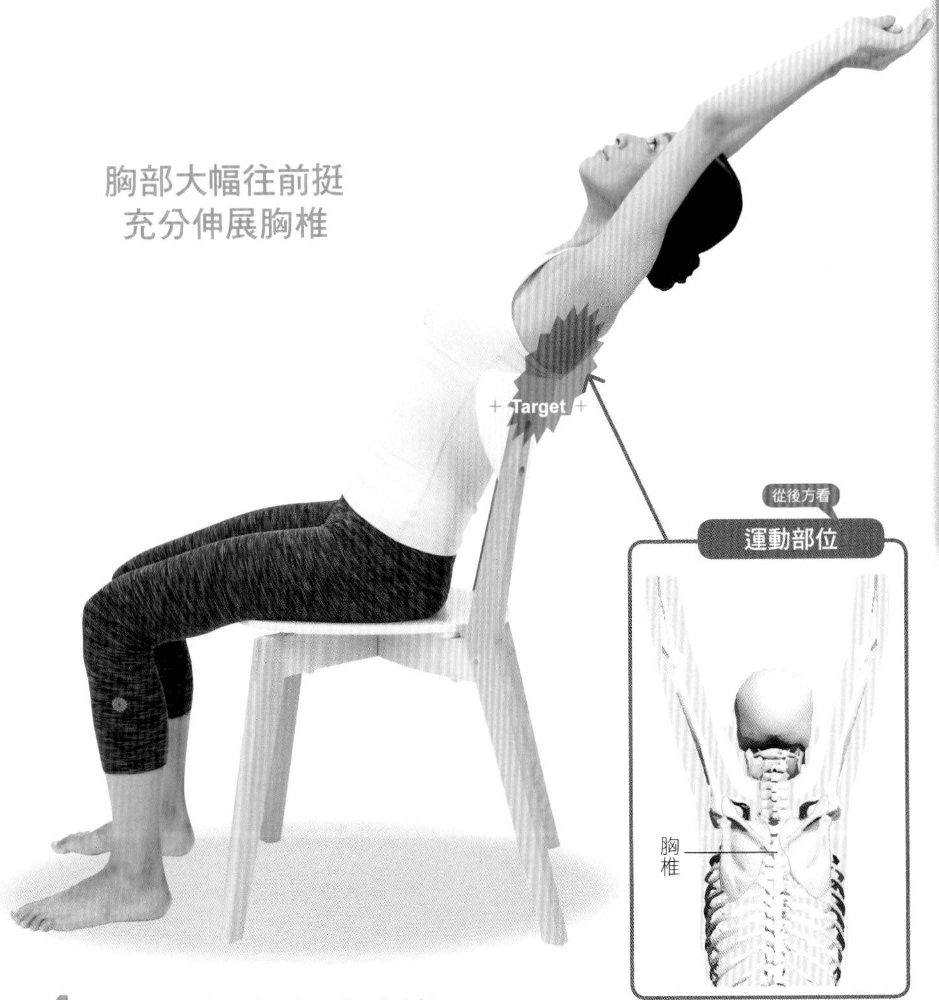

從後方看
運動部位

胸
椎

1 坐在椅子上，雙腳打開與肩同寬。雙手慢慢抬起，胸部往前挺，背部靠在椅背上，伸展15～30秒

貓式伸展壓背操

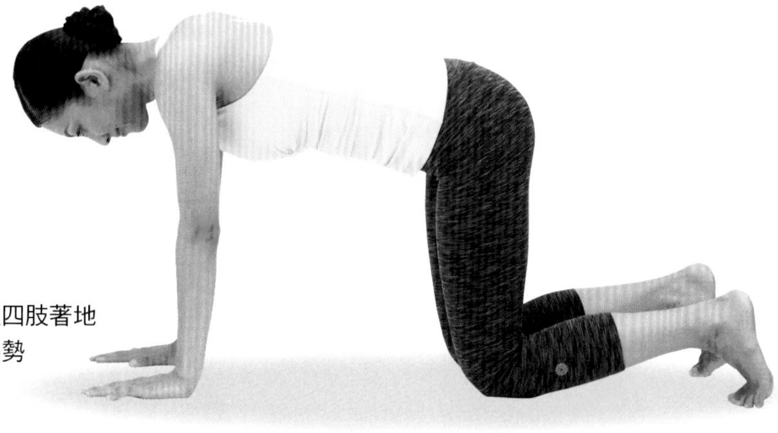

1 採取四肢著地的姿勢

從上方看

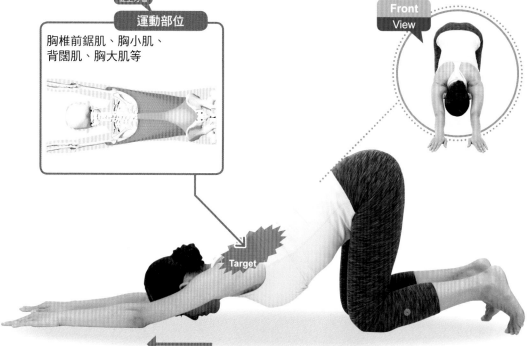

運動部位

胸椎前鋸肌、胸小肌、背闊肌、胸大肌等

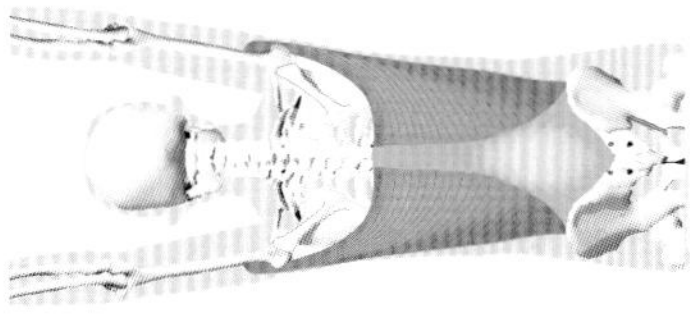

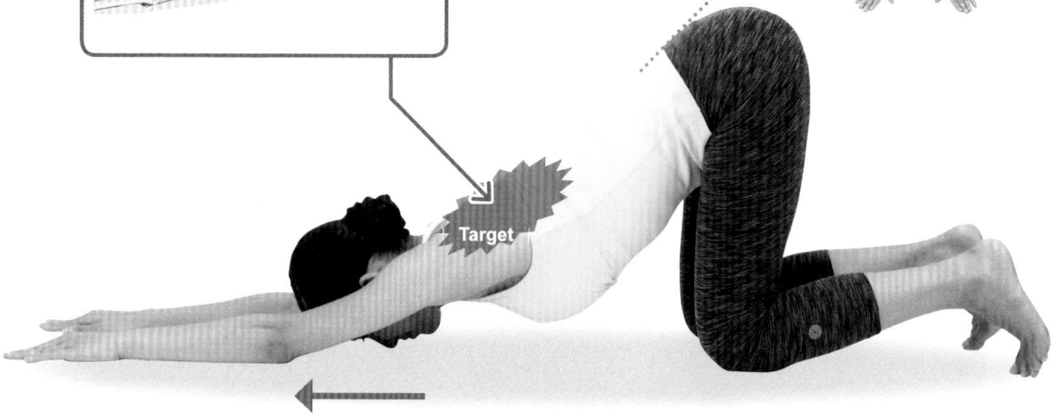

腳尖可不立起

2 雙手慢慢往前滑動，胸部下壓，伸展背部15～30秒

肩膀痠痛
預防・改善
運動❶

頸肌美姿毛巾操

運動
5~10
次

運動部位

頸夾肌等

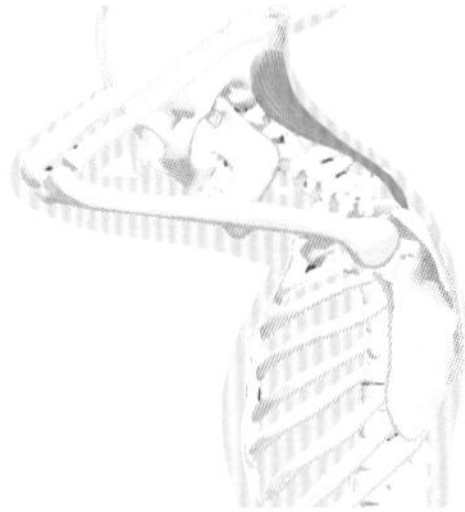

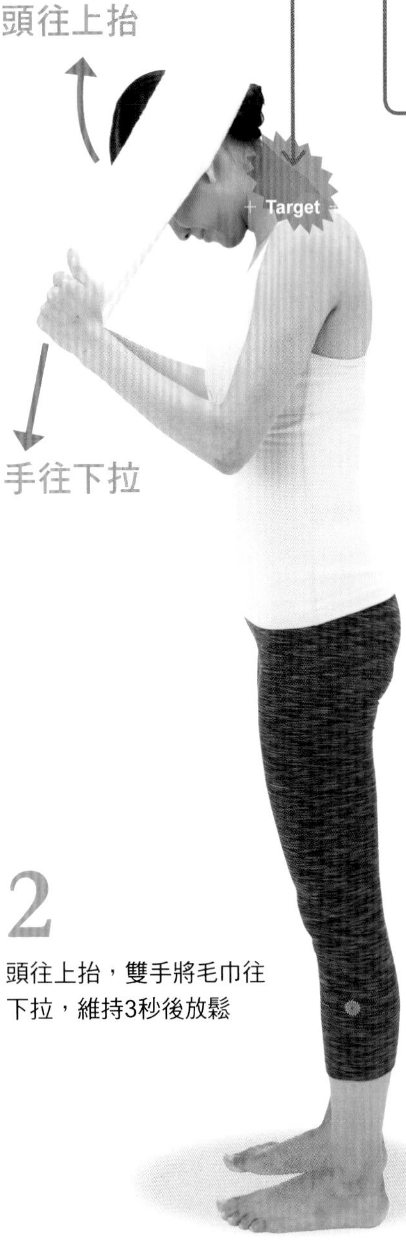

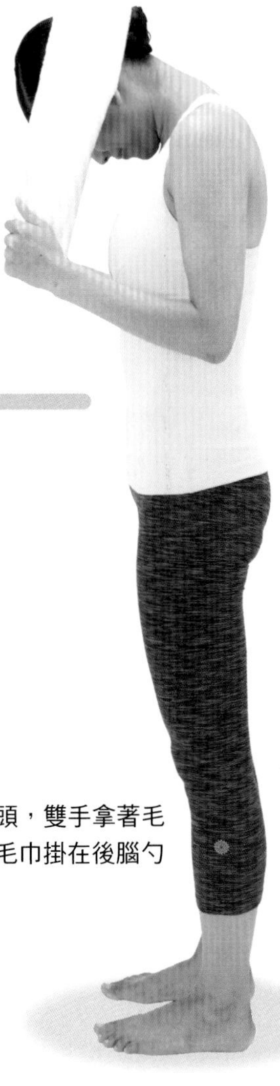

1

往前低頭，雙手拿著毛巾，將毛巾掛在後腦勺

2

頭往上抬，雙手將毛巾往下拉，維持3秒後放鬆

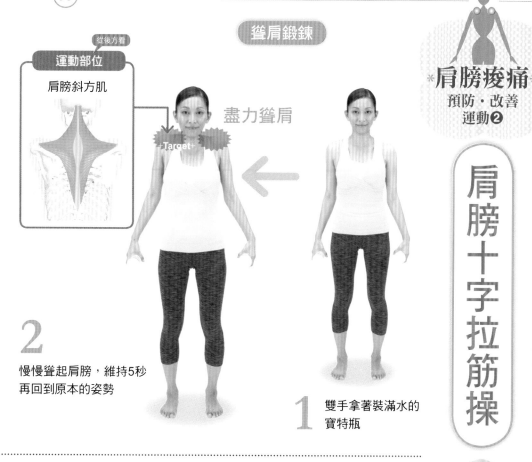

肩膀痠痛
預防・改善
運動❷

肩膀十字拉筋操

聳肩鍛鍊

從後方看
運動部位

肩膀斜方肌

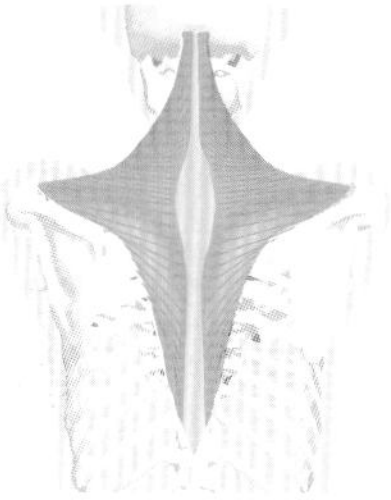

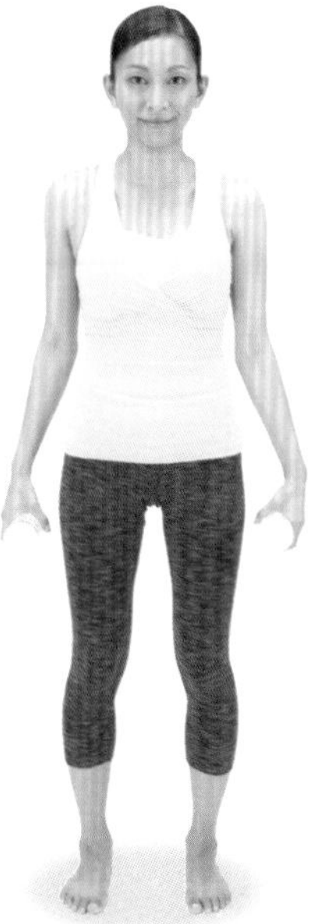

2

慢慢聳起肩膀，維持5秒
再回到原本的姿勢

1

雙手拿著裝滿水的
寶特瓶

運動
5~10
次

展翅運動

2

吸氣，往兩旁慢慢張開雙手。手腕
平舉至頭部位置，維持姿勢5秒。
吐氣，回到原來姿勢

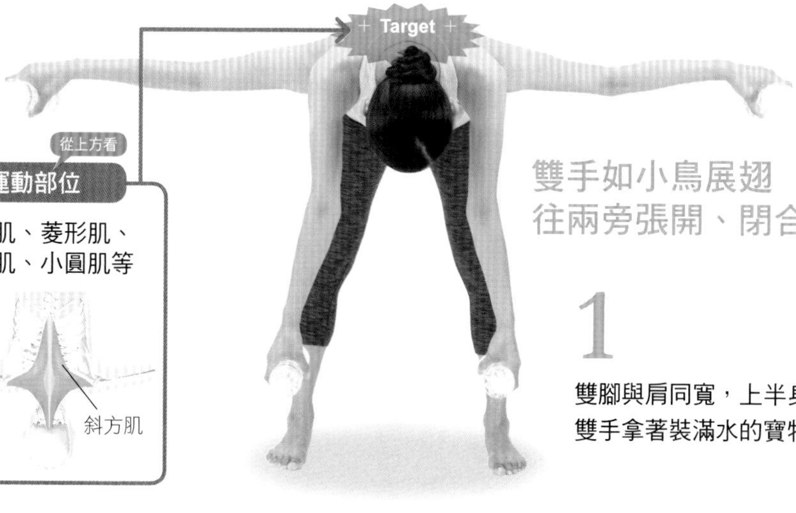

雙手如小鳥展翅
往兩旁張開、閉合

從上方看
運動部位

斜方肌、菱形肌、
棘下肌、小圓肌等

斜方肌

1

雙腳與肩同寬，上半身往前彎，
雙手拿著裝滿水的寶特瓶

「手腳冰冷」

「保溫＋運動」提高體溫、促進血液循環

造成手腳冰冷最常見的原因是肢體末梢血液循環障礙。由於血管擴張收縮，控制血液循環的自律神經無法發揮功能，導致血液循環不良，手腳的肢體末梢體溫下降、感覺冰冷，而**壓力就是引發自律神經紊亂的原因**。

此外，**女性荷爾蒙失調引發自律神經失衡**，也是更年期症候群手腳冰冷的原因。

與男性相較，**女性的全身肌肉量較少，透過肌肉收縮運送血液的＊幫浦作用較弱**，容易血液循環不良，造成手腳冰冷。

＊肌肉幫浦作用與心臟幫浦作用一樣，肌肉重複收縮與鬆弛動作，促進全身血液循環（▼參照123頁）

不適原因　控制血液循環的自律神經失調

原因 1 壓力引起自律神經失調

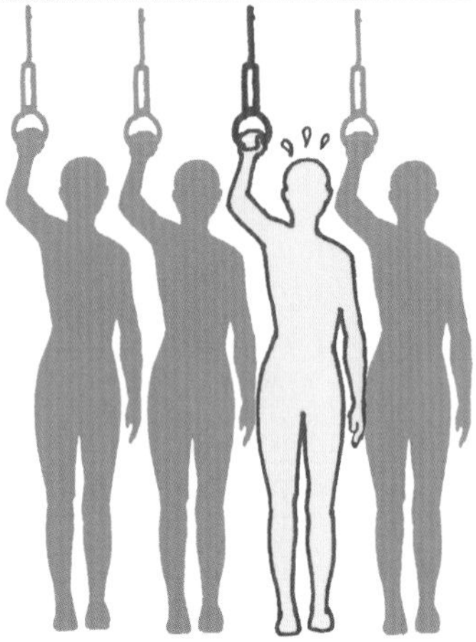

每天坐車通勤、工作壓力等。

原因 2 長時間維持相同姿勢

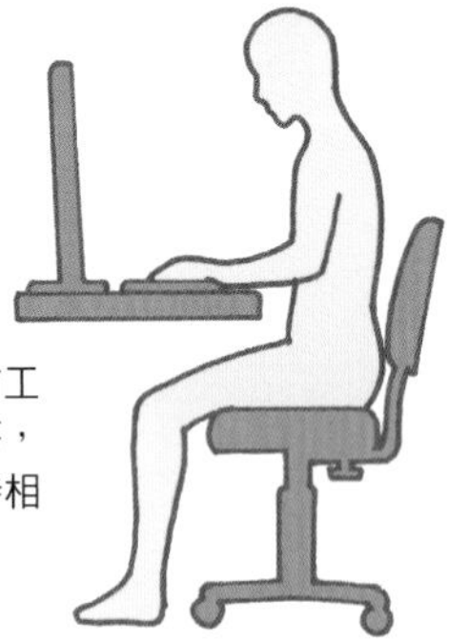

坐在電腦前工作、久站等，長時間維持相同姿勢。

原因 3 女性荷爾蒙失調

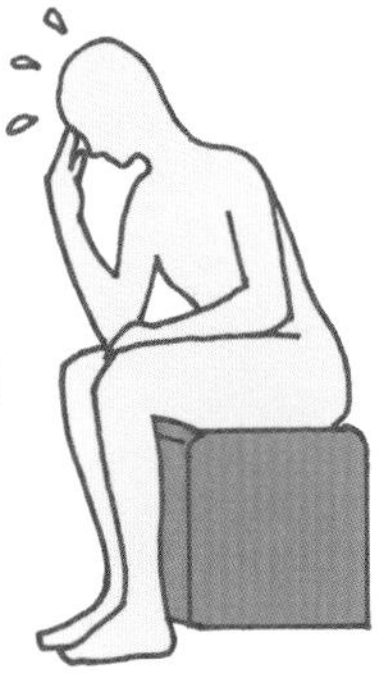

更年期症候群引起女性荷爾蒙失調。

自律神經紊亂、血液循環不良

壓力或女性荷爾蒙失調，引發交感神經（自律神經）長時間緊張，導致血管收縮，使手腳冰冷。

注意保暖、維持體溫 勤做運動促進血液循環

改善方法

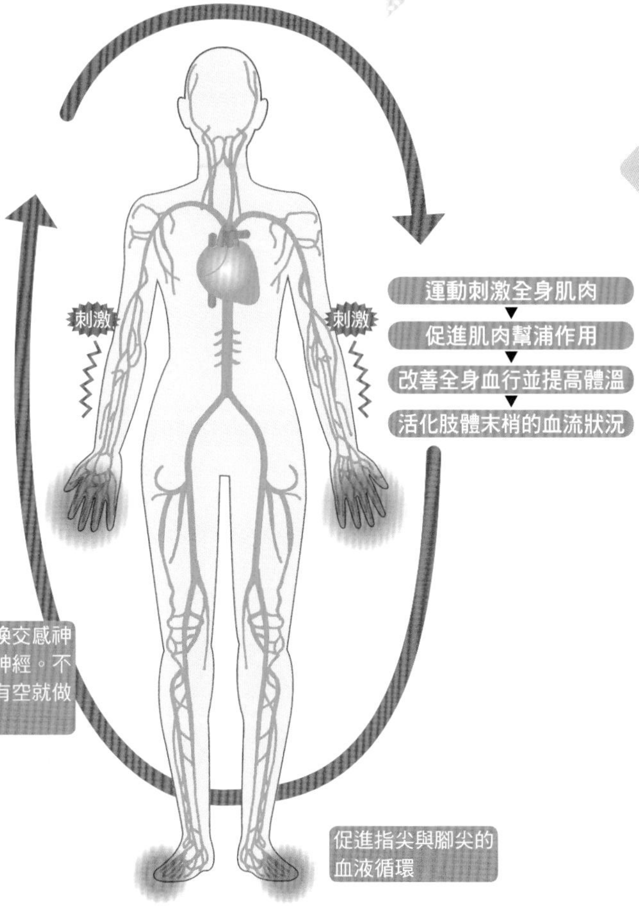
利用運動切換交感神經與副交感神經。不久坐久站，有空就做全身體操

強化自律神經功能

只要促進血液循環、提高體溫，就可確實改善手腳冰冷。勤做全身運動刺激肌肉，能強化肌肉幫浦作用，改善血流狀況。

運動改善

●無論手腳冰冷症狀輕重
從事伸展運動

消除手腳冰冷的最大目標是改善全身血液循環，除了勤做運動，也可利用衣服和空調維持體溫。冬天時頸部、手腕和腳踝做好保暖，避免體溫下降。

拉筋伸展刺激骨骼肌，提升肌肉幫浦作用，改善指尖和腳尖的血流狀況，有助於提升體溫。運動還能幫助切換交感神經與副交感神經模式，維持人體正常運作。

醫生の健康建議

飲食方面

添加生薑、辣椒與辛香料的料理有助於提高體溫，應積極攝取這類食物，打造健康的飲食生活。

生活習慣

在攝氏37～39度的溫水中泡20～30分鐘半身浴，心臟以下部位泡在溫水裡，可促進下半身血液循環，改善手腳冰冷。

提升代謝浴室輕體操

泡澡可溫暖身體、促進血液循環，此時搭配簡單的運動就可充分發揮溫熱效果。

泡澡猜拳運動

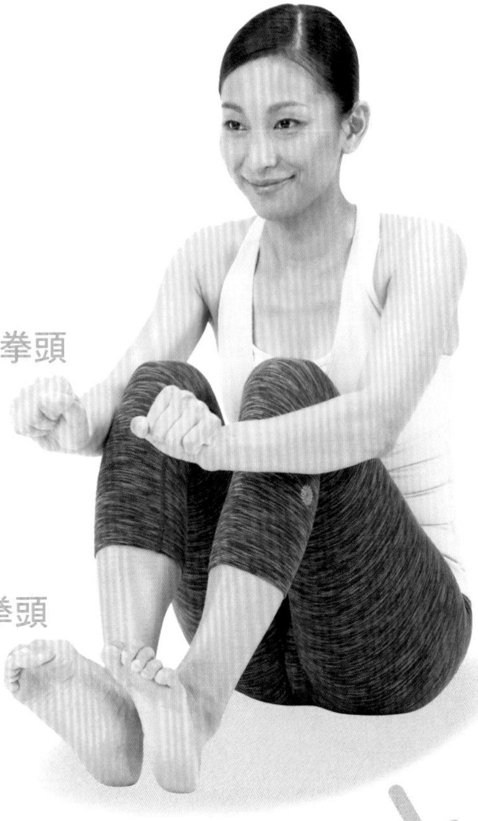

1

心臟以下部位泡在溫水裡，手指與腳趾往內緊縮

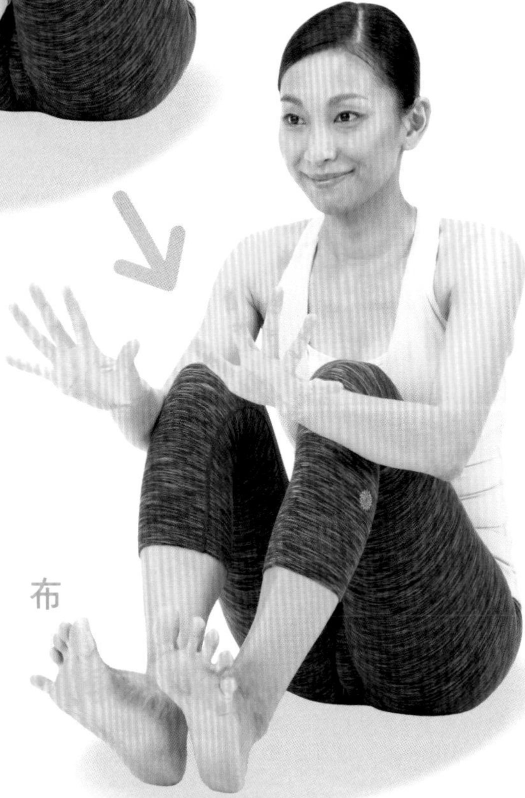

2

張開手指與腳趾。重複步驟1～2 10～20次

當成運動多做幾次，可幫助血液流回心臟、活化血液循環。

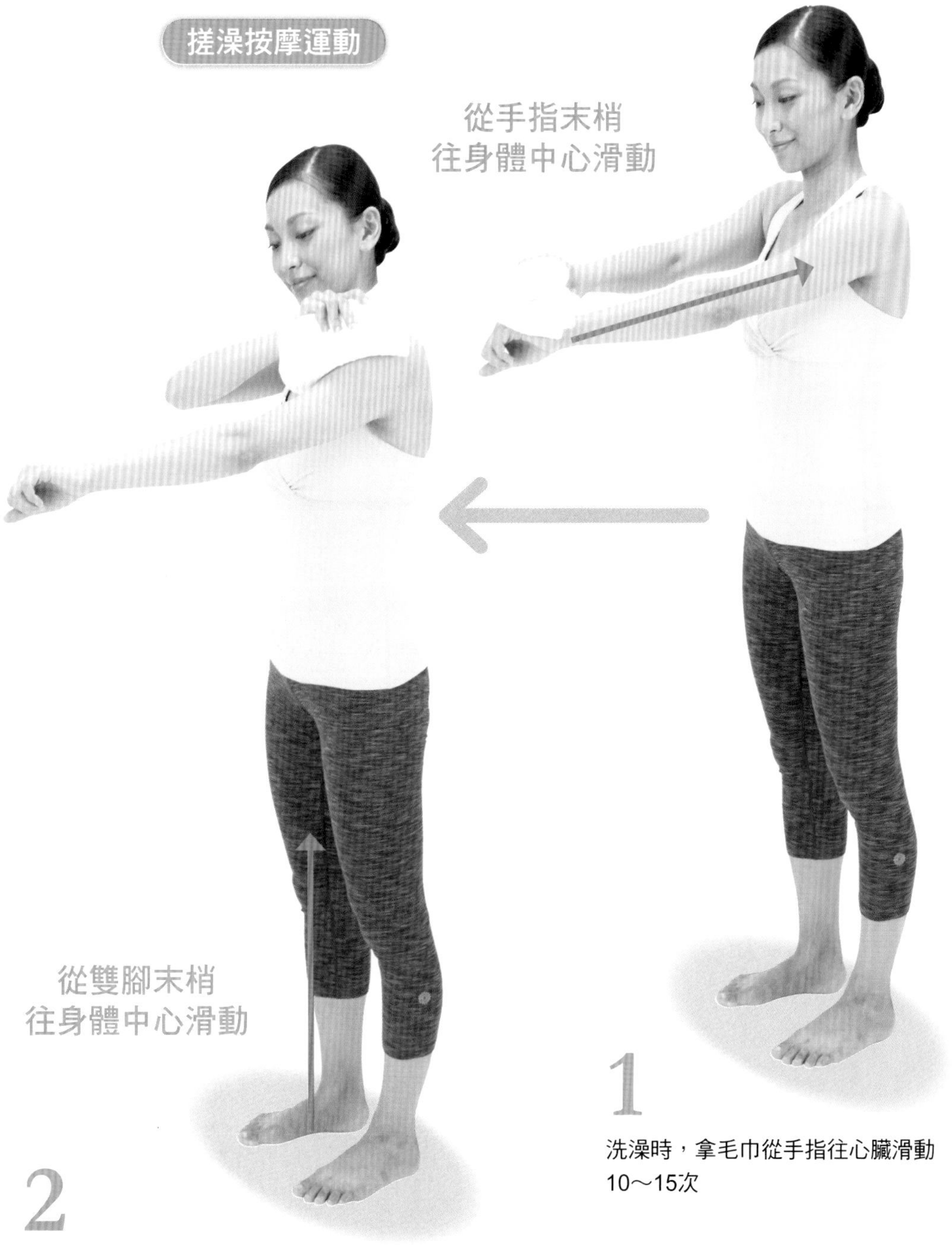
搓澡按摩運動
從手指末梢
往身體中心滑動
從雙腳末梢
往身體中心滑動
1
2

1 洗澡時，拿毛巾從手指往心臟滑動10～15次

2 毛巾從腳趾往心臟滑動10～15次

便祕

建立規律的生活習慣&運動，調整自律神經

不適原因

壓力與生活不規律導致腹部肌力不足

壓力大或是經常忍受便意

壓力和不規律的生活使副交感神經難以發揮作用，大腸蠕動便無法順利運作，因而引起便祕。

原因 1 不規律的生活與壓力

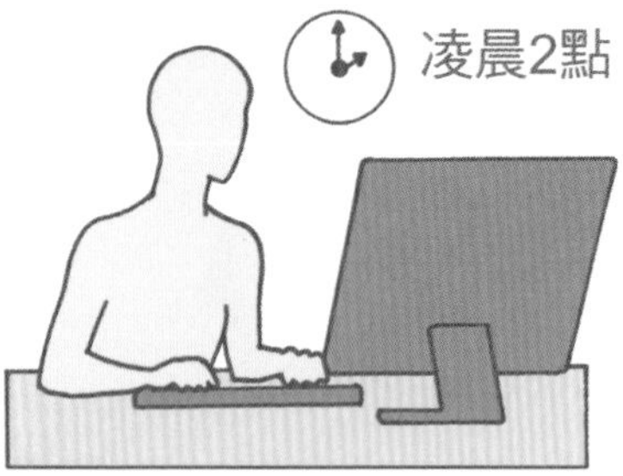

長期熬夜會使身體無法放鬆，副交感神經難以發揮作用。此時大腸蠕動變遲緩，容易形成便祕。

原因 2 忍受便意

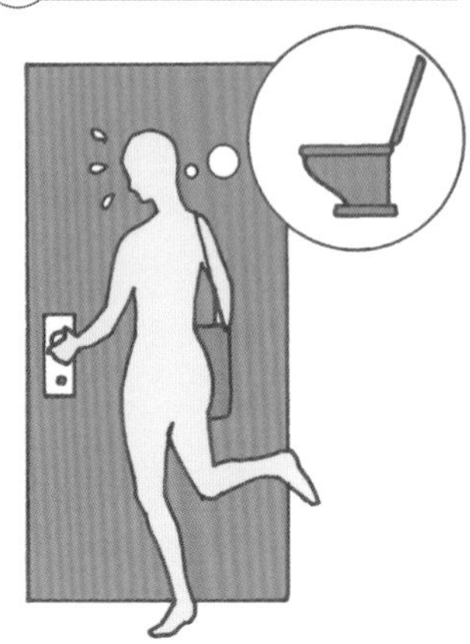

很多人感受到便意時，會因沒有時間而忍便，長期下來形成便祕。

原因 3 腹部無法用力加壓

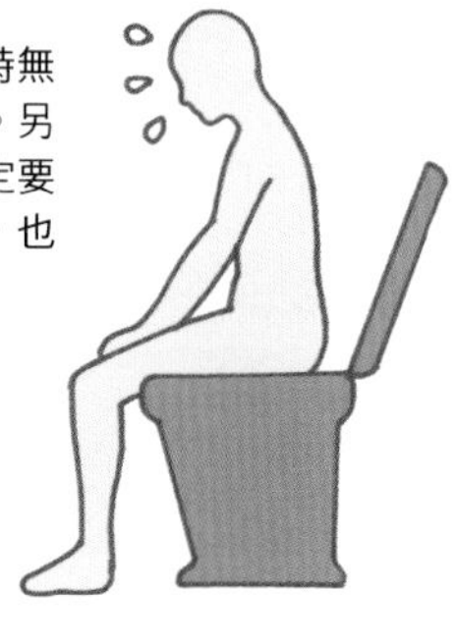

腹肌力量較小，排便時無法用力加壓就會便祕。另外，強迫自己每天一定要排便，因而服用瀉藥，也是導致便祕的原因。

女性便祕大多起因於生活不規律與壓力，副交感神經失調（自律神經紊亂）。副交感神經會促進＊大腸蠕動、促進排便，如果無法發揮作用，很容易形成便祕。而且女性天生腹肌力量較弱，有些人排便時腹部無法用力加壓，也是導致便祕的原因。

此外，很多人飯後感覺到身體發出「排便」訊號（排便反射）時，因為忙碌忽略便意而忍便，這樣的情形也會誘發便祕。還要注意，若為了「每天一定要排便」的造成壓力，服用瀉藥強迫排便，將導致大腸運動功能遲緩，加速便祕症狀形成，陷入惡性循環。

＊**蠕動運動**是腸道重複收縮的動作，可將糞便往肛門外推出。

打造規律生活
勤做運動調整自律神經平衡

改善方法

調整生活習慣

右方簡圖是食物在體內消化的過程。規律的生活和運動，能使副交感神經發揮作用，恢復正常的大腸消化功能。

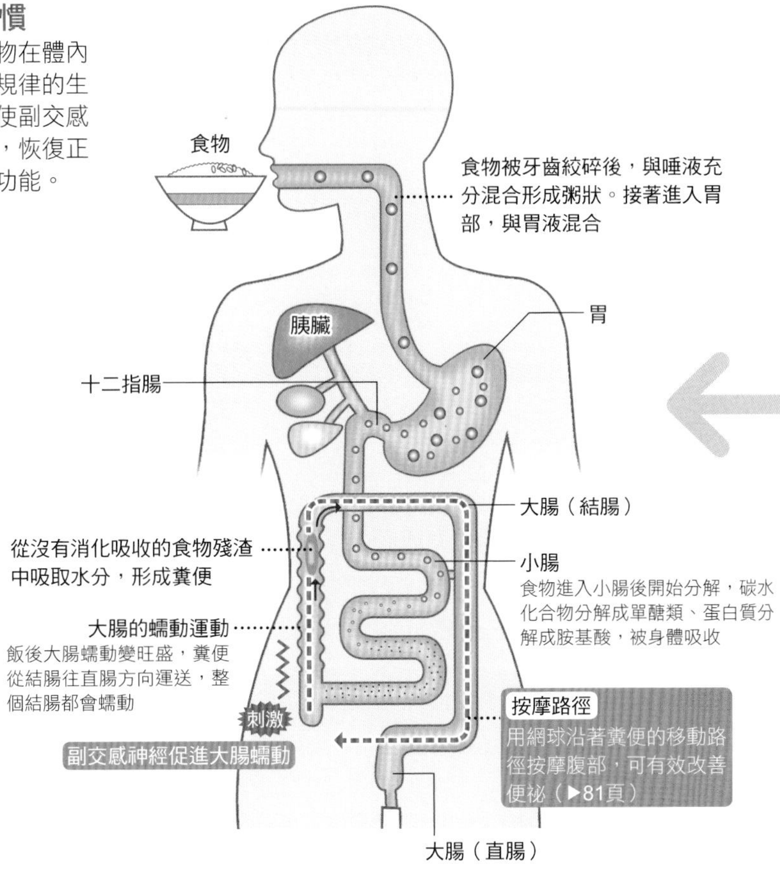
食物
食物被牙齒絞碎後，與唾液充分混合形成粥狀。接著進入胃部，與胃液混合
胰臟
胃
十二指腸
大腸（結腸）
從沒有消化吸收的食物殘渣中吸取水分，形成糞便
小腸
食物進入小腸後開始分解，碳水化合物分解成單醣類、蛋白質分解成胺基酸，被身體吸收
大腸的蠕動運動
飯後大腸蠕動變旺盛，糞便從結腸往直腸方向運送，整個結腸都會蠕動
刺激
副交感神經促進大腸蠕動
按摩路徑
用網球沿著糞便的移動路徑按摩腹部，可有效改善便秘（▶81頁）
大腸（直腸）

消除便秘最好從改善生活習慣開始：作息規律、不累積壓力。在生活中營造可以放鬆的環境，促進「副交感神經活躍」是不可或缺的關鍵。擁有精彩豐富的生活，可以順利切換交感神經和副交感神經。

此外，除了改善生活習慣，還要**多運動強化腹部肌力、增加腸道刺激，改善便秘的效果更好。**運動有調整自律神經的功用，不必限定運動形式，平時多活動身體即可。

醫生の健康建議

飲食方面

充分攝取海藻、滑菇、納豆等水溶性纖維，起床後立刻喝水，並養成吃早餐的習慣。

生活習慣

維持規律的生活節奏，保持自律神經平衡。不要強迫自己每天都要排便。

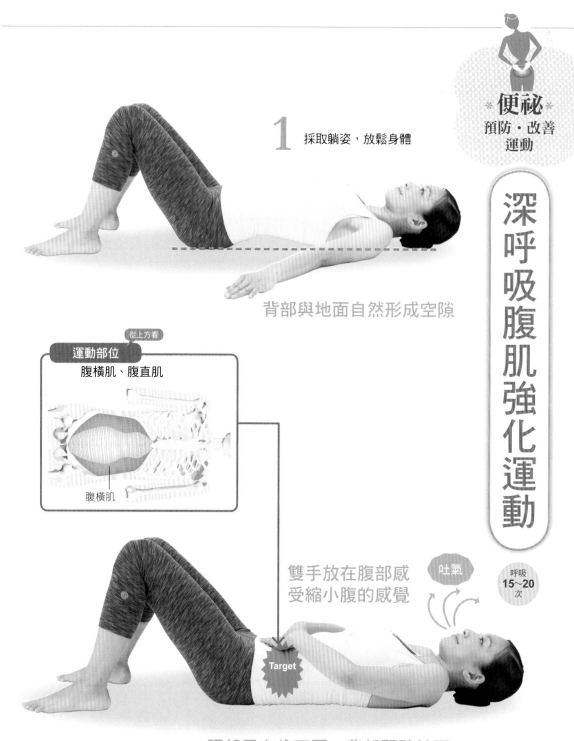

深呼吸腹肌強化運動

1 採取躺姿，放鬆身體

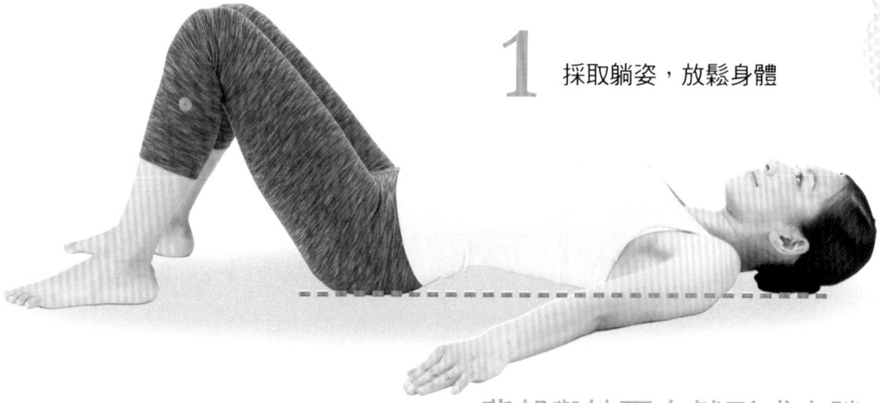

背部與地面自然形成空隙

運動部位（從上方看）

腹橫肌、腹直肌

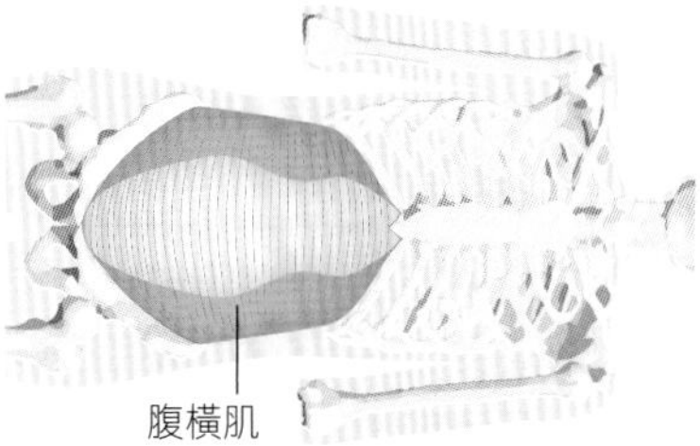

雙手放在腹部感受縮小腹的感覺

呼吸 15~20 次

腰部用力往下壓、背部緊貼地面

2 用力吐氣縮小腹，維持姿勢5秒。接著再吸氣，恢復原本姿勢

便祕
預防・改善
按摩

腸道暢快小球按摩法

按摩
1~2
分鐘

1 轉動網球刺激腸道，從右下腹開始

Side View

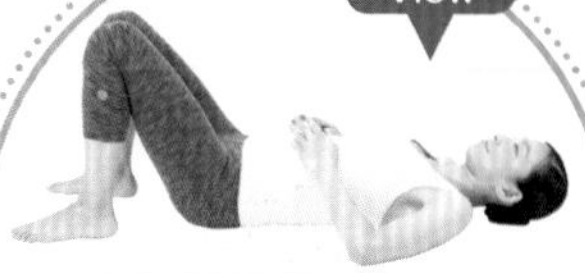

在放鬆狀態下按摩，
可以刺激副交感神經，
發揮相乘效果

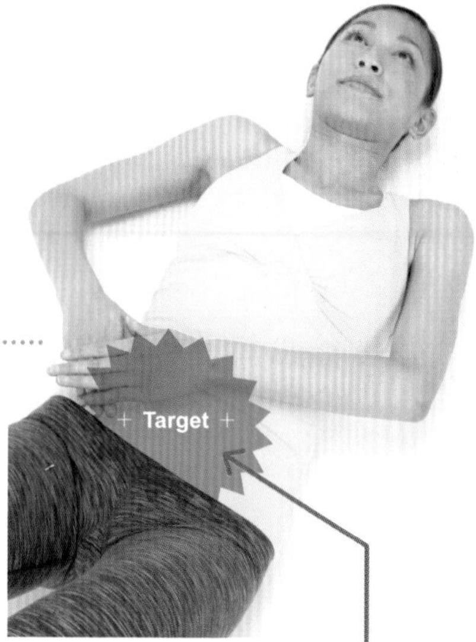

運動部位

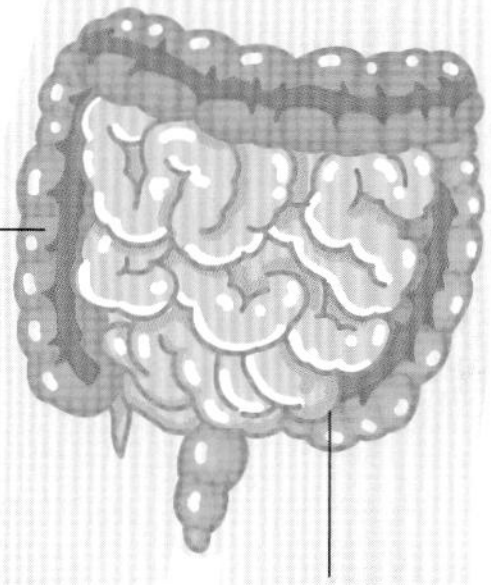

2 沿著糞便的移動路線按摩，刺激副交感神經，促進排便

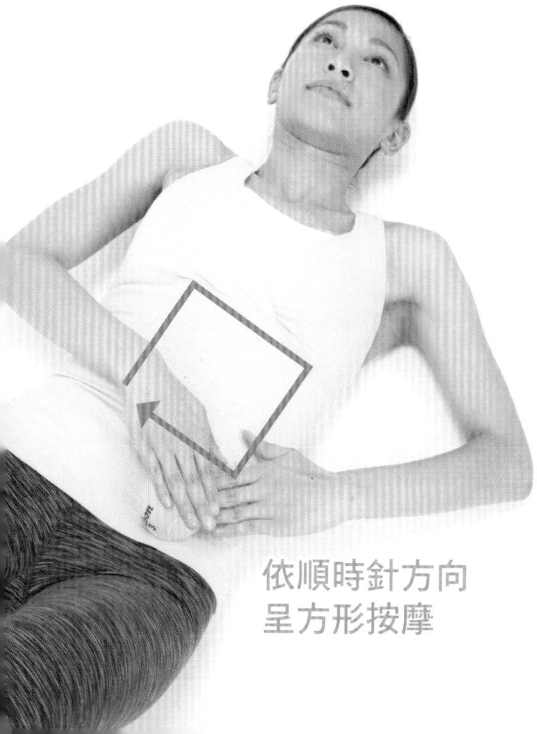

依順時針方向
呈方形按摩

這樣伸展也很有效！

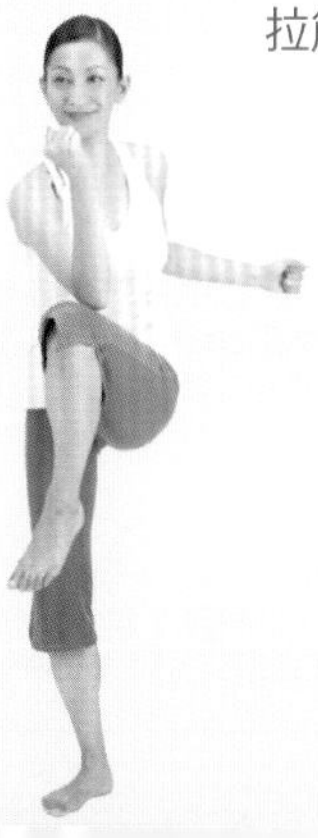

15秒
拉筋操

扭轉上半身，抬起大腿的抬腿扭腰操
▸112頁

「失眠」

早上曬太陽、多運動，重新啟動生理時鐘

不適原因

生活習慣、壓力、飲酒等都會造成失眠

環境、生活習慣、心理因素等

失眠的原因相當多，包括時差與環境變化、身體疼痛和頻尿等身體因素、作息不規律、飲酒和吸菸等生活習慣。

原因 1 環境

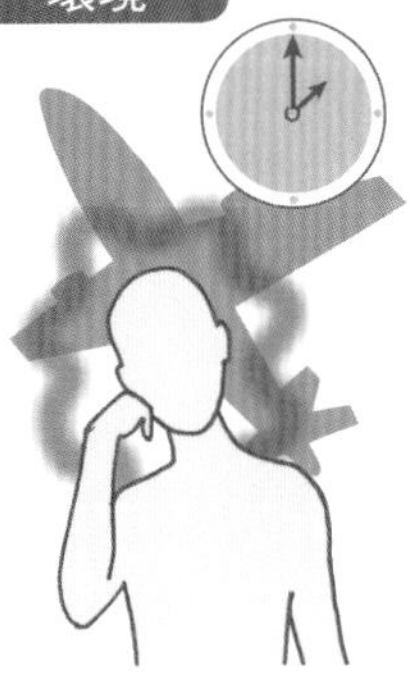

出差、旅行的時差，以及換枕頭等環境變化，或是氣候炎熱、噪音干擾。

原因 2 生活習慣

飲酒、吸菸、喝咖啡、熬夜等，以及不規律的生活作息、藥物副作用與運動不足。

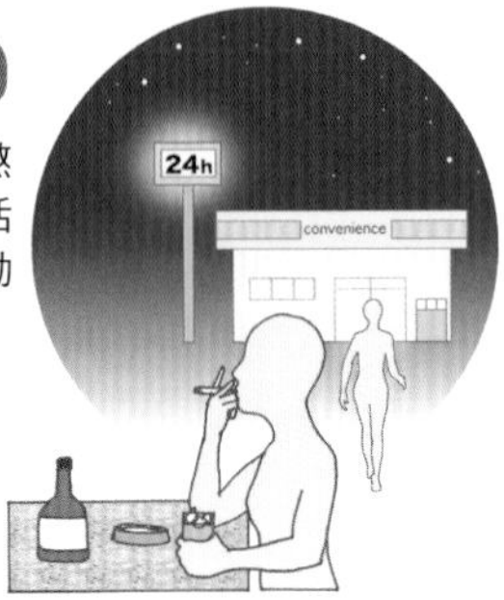

原因 3 身體、心理因素

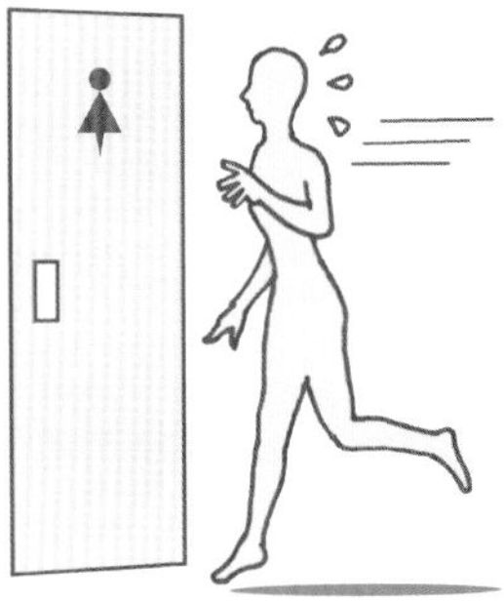

疼痛、頻尿、搔癢、年齡等身體變化，或是煩惱、壓力、過度在意睡眠時間等心理因素。

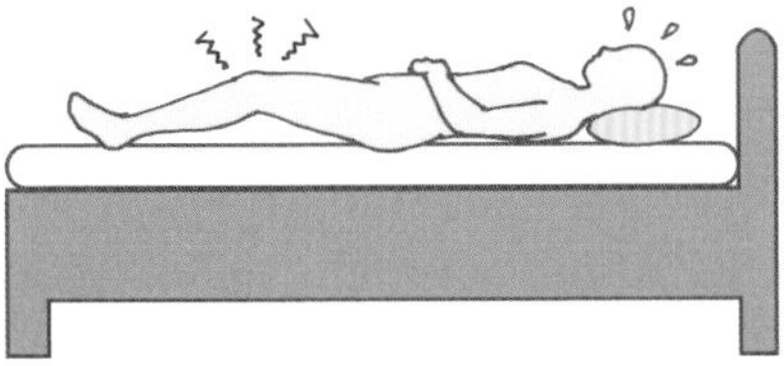

長期「難以入睡、半夜醒來好幾次、早上爬不起來、睡不飽」，久而久之便會出現「前一天的疲勞無法消除，影響白天生活」的失眠症狀。根據日本衛生署的調查，日本每五人就有一人有失眠困擾。（編註：台灣睡眠醫學學會調查指出，台灣也是每五人就有一人失眠，失眠人口比例極高。）

失眠的原因相當多，不規律的生活習慣、壓力、飲酒和抽菸等都是常見的原因。

此外，強迫自己「每天都要睡滿八小時」也會形成壓力，導致失眠。睡眠不足會使糖尿病與高血壓的症狀加劇，一定要慎防！

每天早上起床曬太陽 調整不規律的作息、重設生理時鐘

改善方法

運動、聽音樂切換自律神經

睡前打造放鬆身心的舒適環境，是改善失眠的重要關鍵。可借助運動、音樂與薰香的力量，活化副交感神經。

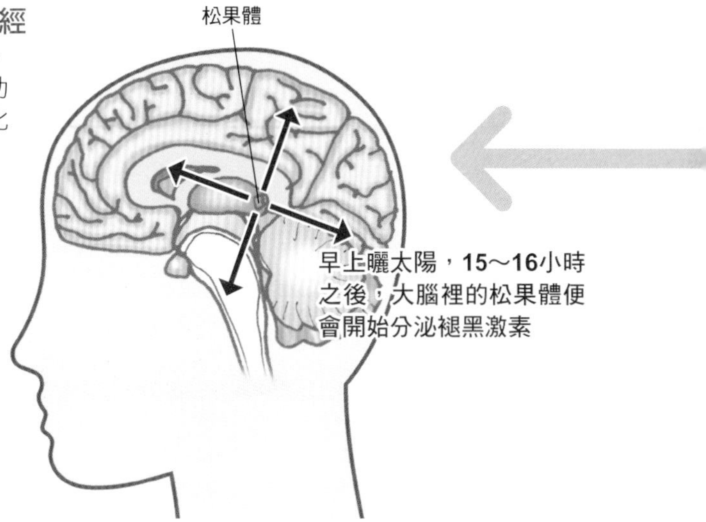
松果體
早上曬太陽，15～16小時之後，大腦裡的松果體便會開始分泌褪黑激素

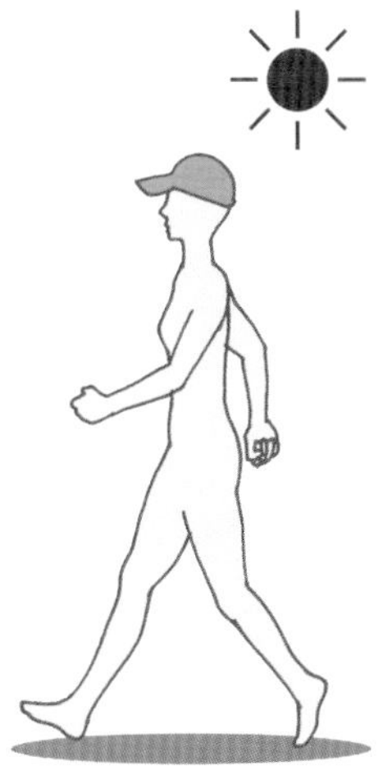

白天到戶外享受充足日光浴，不僅能重設生理時鐘，做全身運動也能帶來適度疲勞感，這是進入熟睡的關鍵。

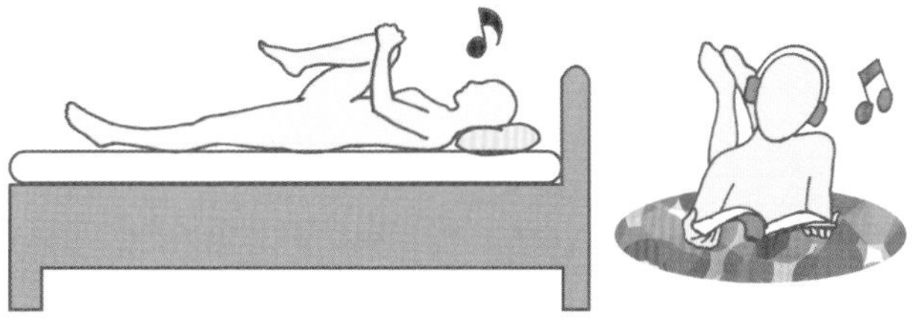

除了可透過音樂與香氣順利切換之外，睡前從事輕度運動也很有幫助。躺在床上或在被窩裡，做一些讓自己放鬆的運動即可（▶84頁）。

不要一直擔心「睡不著」，養成規律的生活習慣。早上起床好好曬太陽也很重要，從眼睛進入的太陽光會刺激大腦，促進夜間分泌＊褪黑激素（一種荷爾蒙），幫助進入深層睡眠。

換句話說，**陽光可以重設生理時鐘，幫助維持規律的生活作息。**睡前從事輕度運動或聽音樂放鬆身心，也能促進副交感神經活躍。

＊**褪黑激素**是控制睡眠的荷爾蒙，一分泌就會讓人產生睡意，可幫助維持健康。

醫生の健康建議

飲食方面

睡前喝咖啡與紅茶，內含的咖啡因會在數小時後發揮利尿效果，讓人維持清醒並阻礙睡眠。睡前應避免攝取咖啡因。

生活習慣

縱使前一晚睡不好或睡眠時間過短，都要維持規律的生活作息，早上在固定時間起床，有利於改善失眠症狀。

在身心放鬆的狀態下入眠，可順利從交感神經切換至副交感神經。躺在床上做伸展操有助於打開副交感神經的開關。

抱頭拉頸伸展

伸展
15~30
秒

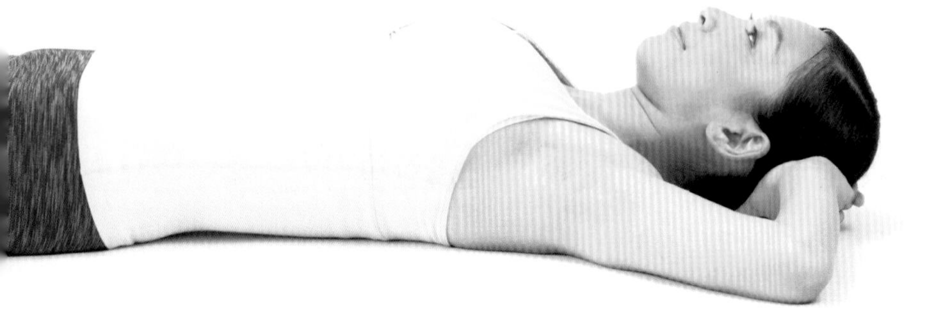

1 採取躺姿，雙手放在後腦勺

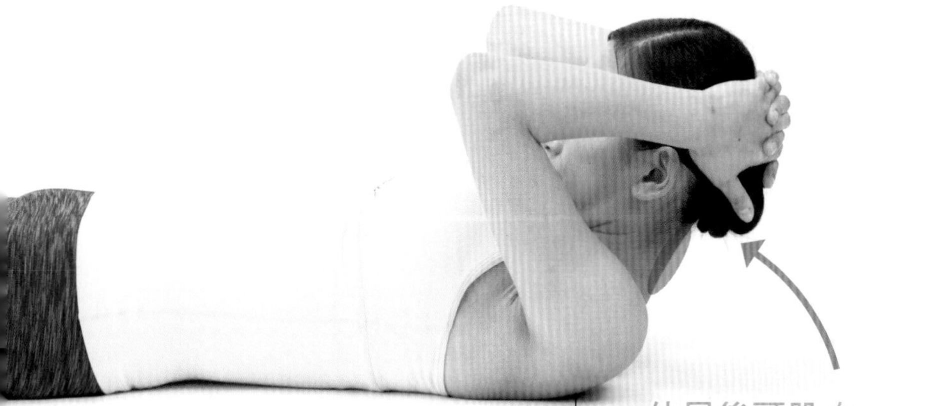
伸展後頸肌肉
肩膀不要離地

2 雙手慢慢彎曲頸部，維持姿勢15~20秒，再慢慢恢復原本躺姿

四肢抖動放鬆

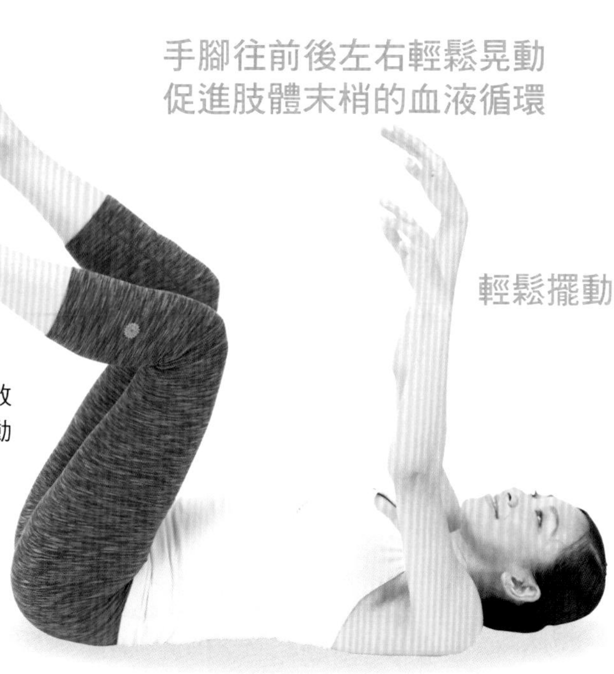
輕鬆擺動
手腳往前後左右輕鬆晃動
促進肢體末梢的血液循環
輕鬆擺動

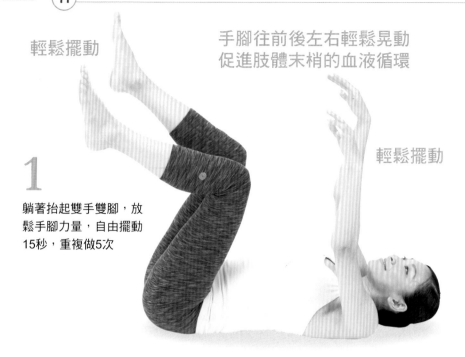

1 躺著抬起雙手雙腳，放鬆手腳力量，自由擺動15秒，重複做5次

大腿斜拉紓緩操

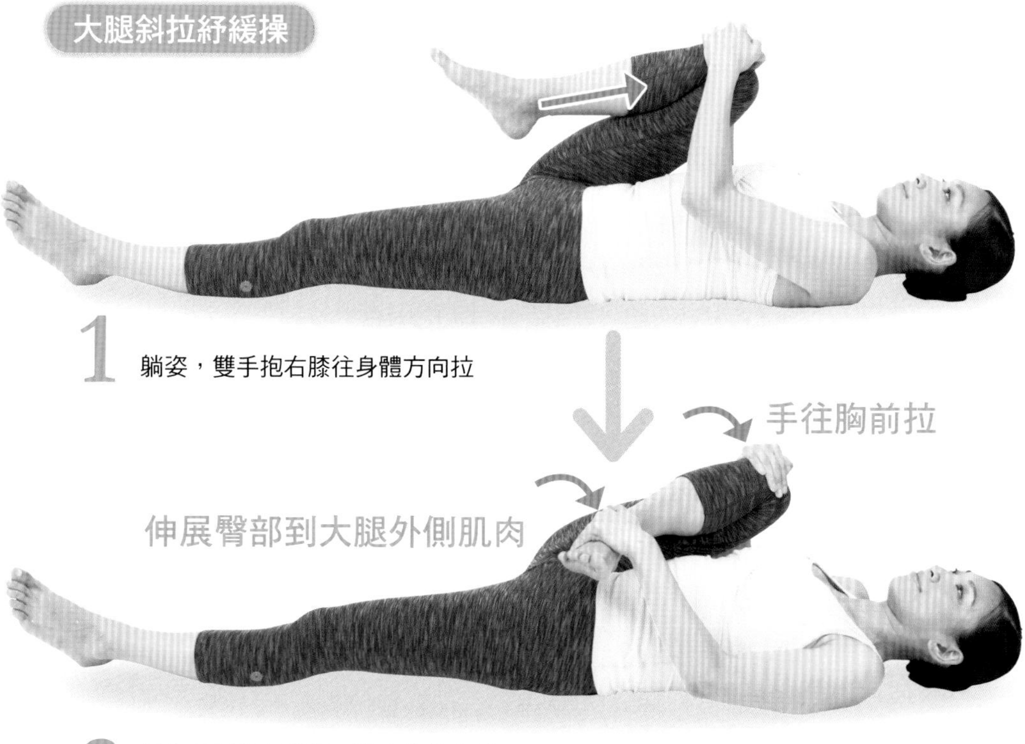
手往胸前拉
伸展臀部到大腿外側肌肉

1 躺姿，雙手抱右膝往身體方向拉

2 用左手握住右腳踝，將右膝往右拉，維持15～30秒再換腳伸展

眼睛疲勞

按摩眼部肌肉，養成護眼習慣

長時間使用3C產品、用眼過度導致睫狀肌疲勞

不適原因

睫狀肌疲勞產生疼痛、乾眼症

雙眼對焦時睫狀肌會不斷伸縮，用眼過度會導致睫狀肌疲勞，引發乾眼症、充血、疼痛等症狀。

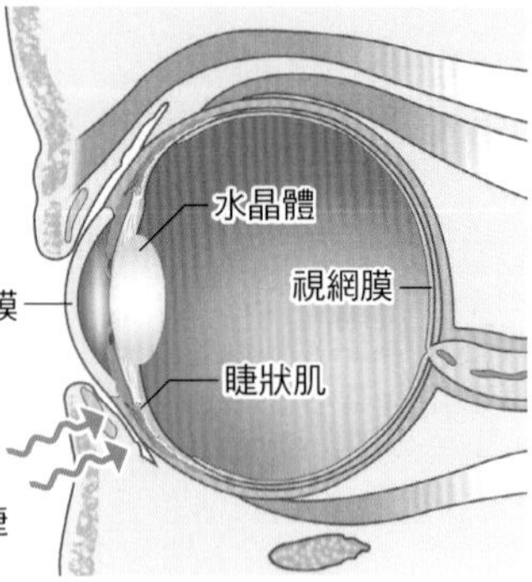
角膜

長時間近距離閱讀或工作，會使睫狀肌緊張，讓雙眼過度疲勞。

眼睛對焦機制

睫狀肌位於水晶體上下方，用來牽動水晶體。睫狀肌收縮，水晶體就會變厚；睫狀肌放鬆，水晶體就會變薄

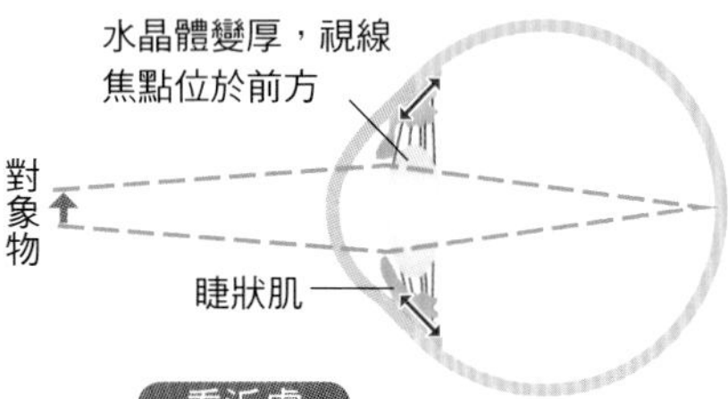

看近處

睫狀肌收縮，睫狀體小帶放鬆，增加水晶體厚度，可看清近距離的物品。

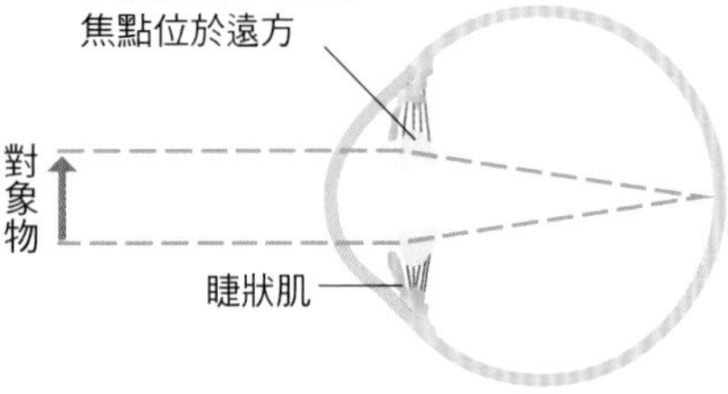
水晶體變薄，視線焦點位於遠方

看遠處

睫狀肌放鬆，睫狀體小帶會將水晶體往外拉，使水晶體變薄，看清遠距離的物品。

雖然醫界目前尚未釐清眼睛疲勞的原因，但下列幾種狀況是最常見的情形：

當我們看近物時，眼球旁邊的睫狀肌會配合視線焦點活動。過度使用睫狀肌，容易導致眼睛疼痛、充血與乾眼症。

智慧型手機與平板電腦等科技產品深入現代人的生活中，也是導致眼睛疲勞的主因。

使用科技產品與看電視不同，眼睛看螢幕時會產生「讀取→判斷→操作→輸入資訊或確認傳送」等一連串反應，**從事高度智能與身體作業。因此使眨眼次數減少，提高罹患乾眼症的風險。**

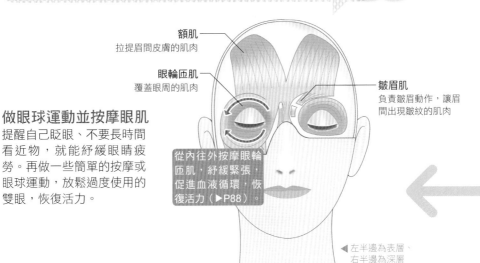

時常變換視物焦距，提醒自己眨眼 利用按摩消除眼睛疲勞

改善方法

做眼球運動並按摩眼肌

提醒自己眨眼、不要長時間看近物，就能紓緩眼睛疲勞。再做一些簡單的按摩或眼球運動，放鬆過度使用的雙眼，恢復活力。

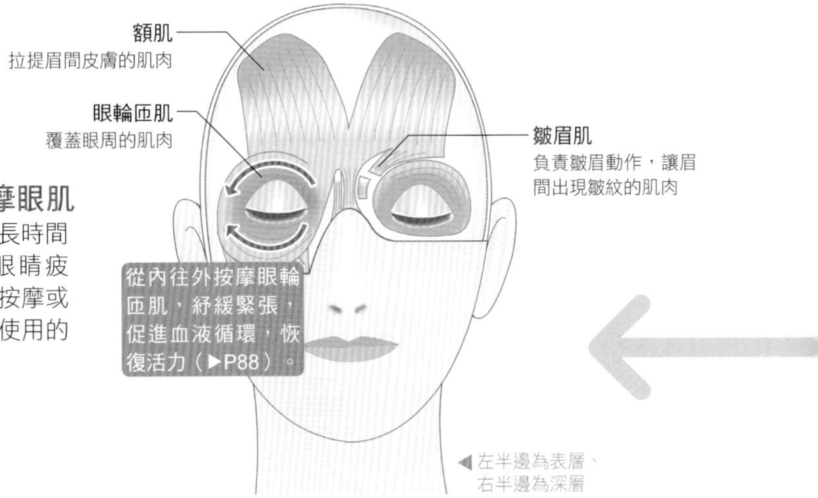
額肌
拉提眉間皮膚的肌肉
眼輪匝肌
覆蓋眼周的肌肉
皺眉肌
負責皺眉動作，讓眉間出現皺紋的肌肉
從內往外按摩眼輪匝肌，紓緩緊張，促進血液循環，恢復活力（▶P88）。

◀左半邊為表層、右半邊為深層

眼肌
活動眼球的肌肉・左眼

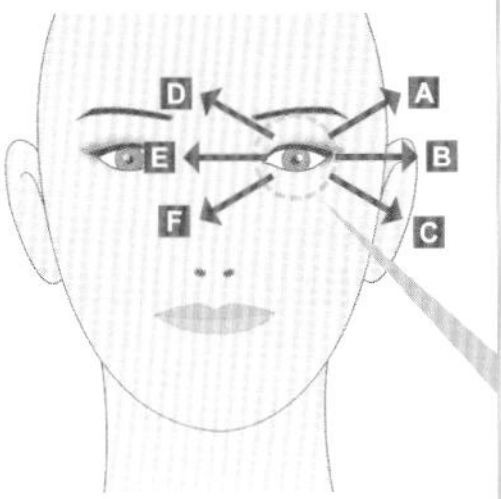
D
A
E
B
F
C

眼球由6條眼肌控制，使雙眼往各個方向活動。大幅轉動眼球刺激眼肌，可有效減輕眼睛疲勞（▶89頁）

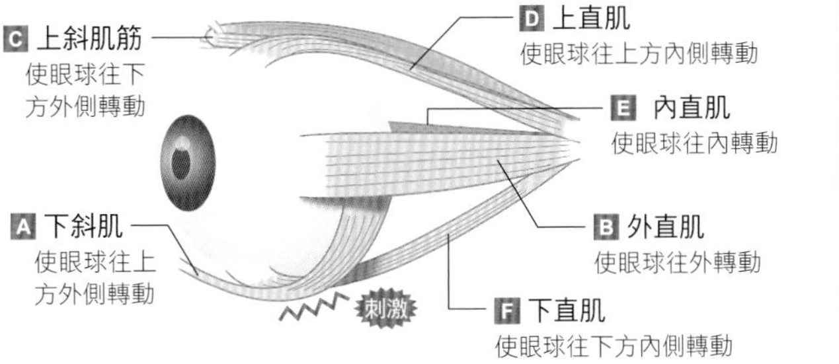
C 上斜肌筋
使眼球往下方外側轉動
D 上直肌
使眼球往上方內側轉動
E 內直肌
使眼球往內轉動
B 外直肌
使眼球往外轉動
A 下斜肌
使眼球往上方外側轉動
刺激
F 下直肌
使眼球往下方內側轉動

運動改善

●無論眼睛疲勞症狀輕重 從事按摩與運動

眼睛看近處時，睫狀肌會高度緊張收縮，看遠時則徹底放鬆。為了避免眼睛疲勞，請勿長時間近距離視物，**應經常眺望遠方、變換焦距**，紓緩肌肉緊張。雖然方法很簡單，卻能有效改善疲勞。

使用科技產品時，要避免長時間緊盯螢幕，或過度專注工作，**提醒自己增加眨眼次數。將螢幕配置在視線下方，也能預防過度使用雙眼。**日常生活中要適時放鬆雙眼，如廁或搭乘電車時可以閉眼休息，減輕眼睛負擔。

利用按摩或溫熱療法能有效減輕眼睛疲勞，勤做本書介紹的眼周按摩與眼球運動，之後再用毛巾溫敷雙眼，就能讓雙眼充分休息。

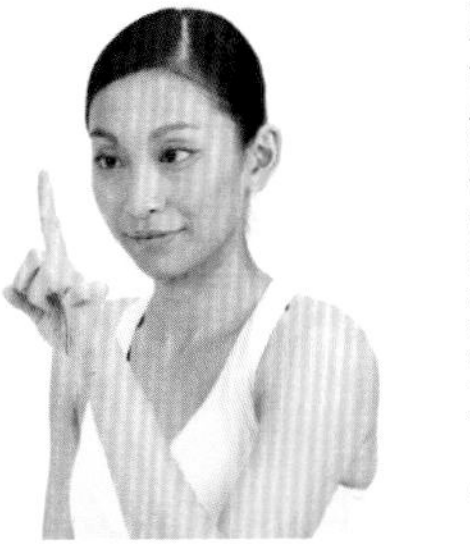

指關節亮眼按摩法

※配戴隱形眼鏡時不可按摩

按摩 5 次

上下重複相同動作

1

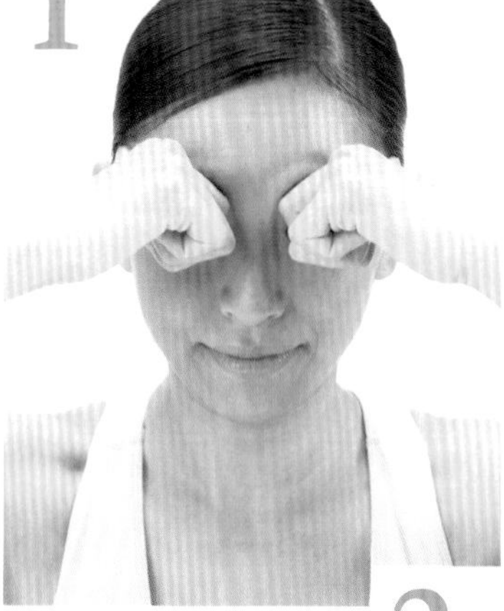

大拇指放在太陽穴，以食指的第二關節沿著眼眶骨骼按摩5次

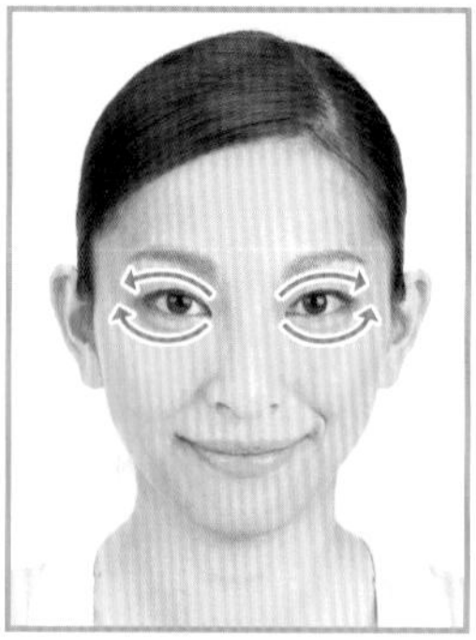

沿著眼眶骨骼，由內往外按摩

2

以感覺舒適的力道按壓

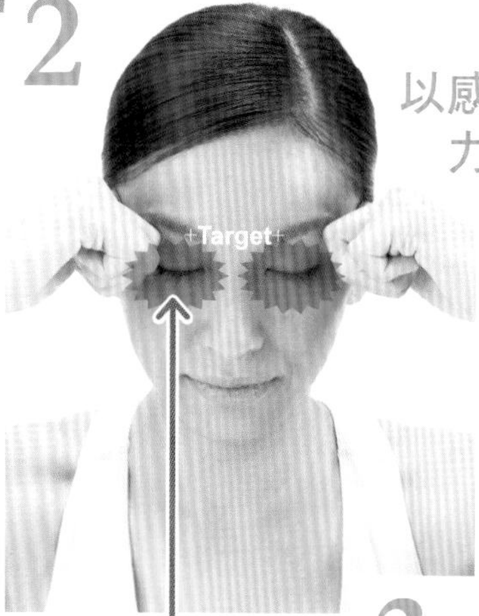

從內往外，沿著骨骼滑動5次

運動部位

眼輪匝肌

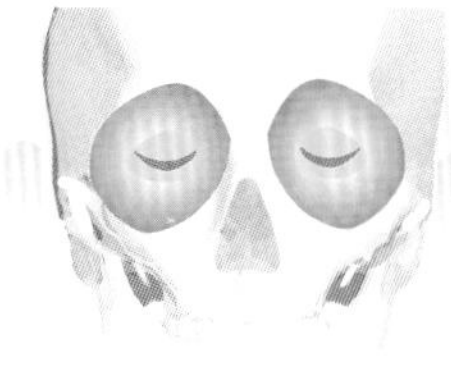

3

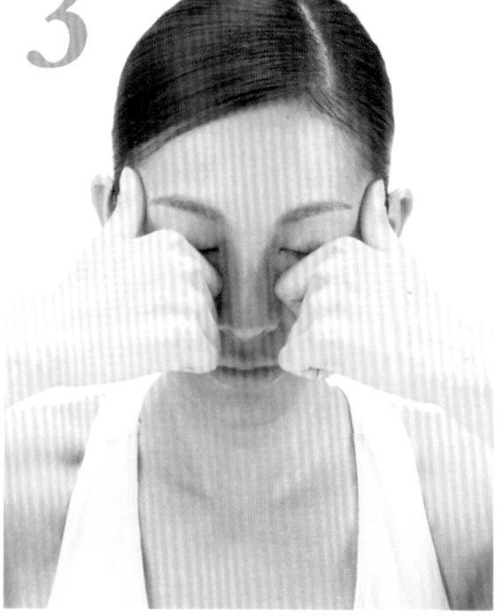

下眼眶重複相同動作，由內往外按摩5次

眼睛疲勞
預防・改善
運動

全方位眼球肌力操

張開雙眼，眼球往右與左大幅轉動，刺激眼周的肌肉。

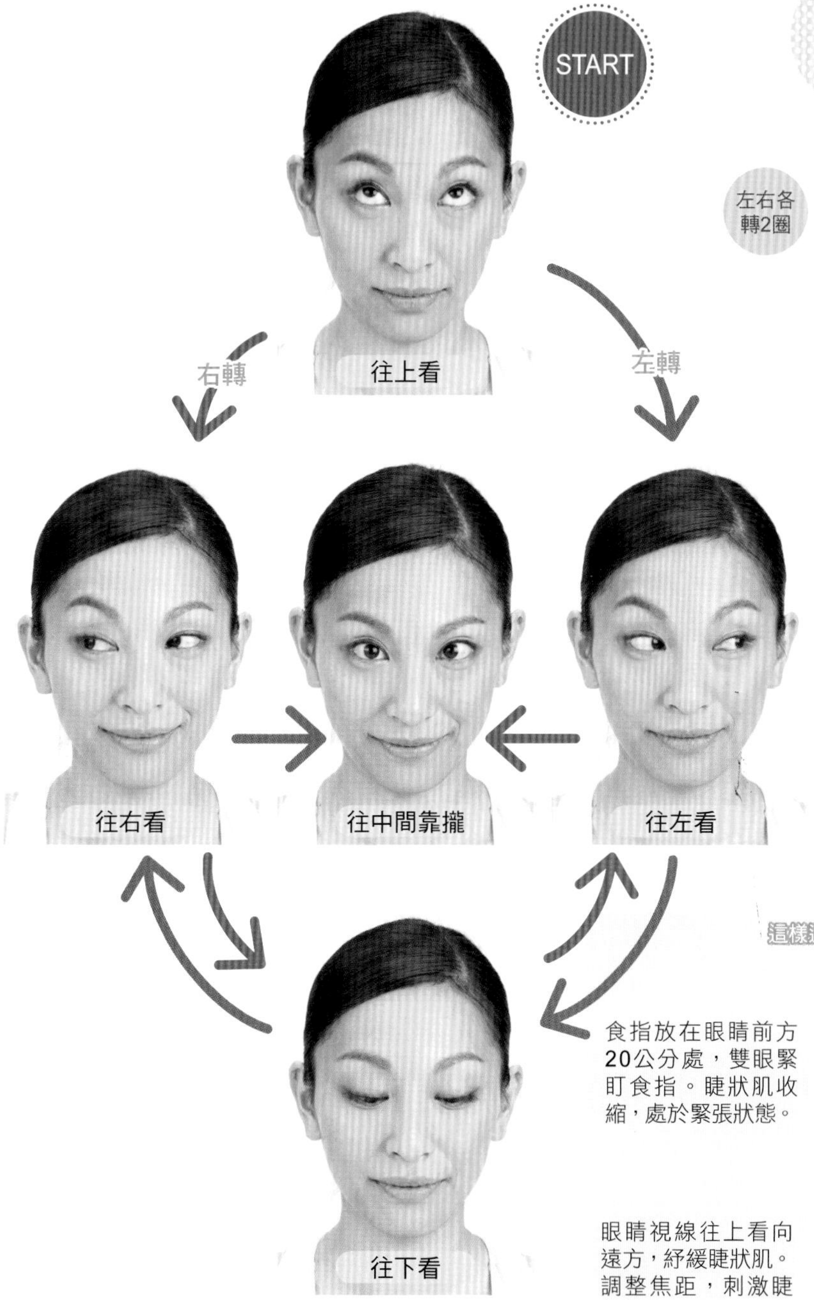
START
左右各
轉2圈
往上看
右轉
左轉
往右看
往中間靠攏
往左看
往下看

這樣運動也很有效！

1 食指放在眼睛前方20公分處，雙眼緊盯食指。睫狀肌收縮，處於緊張狀態。

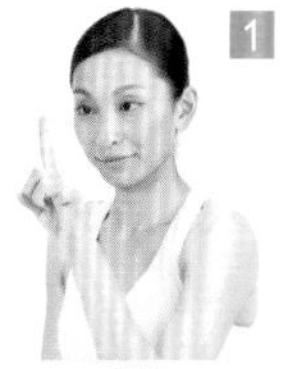

2 眼睛視線往上看向遠方，紓緩睫狀肌。調整焦距，刺激睫狀肌。

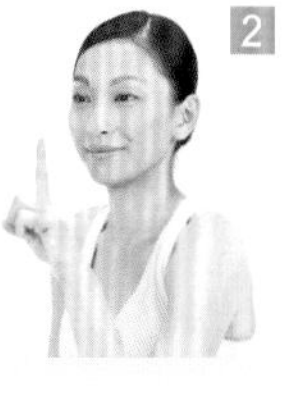

「相信運動一定有效」是健康不二法則

「體能訓練六原則」中，有一項稱為「自覺性原則」。**自覺性原則指運動者必須了解自己訓練的目的與意義**，是目前各種運動領域的重要訓練原則。

科學家做過一項實驗，將某飯店的清潔人員分成兩組施測，一組清楚告知「目前做的工作是很棒的運動，效果相當於世界衛生組織所建議一天從事三十分鐘以上的運動量。長期持續就能降低並穩定血糖值與血壓。」另一組則完全不做說明。

一個月後評估這兩組清潔人員的身體狀況，科學家發現儘管他們的運動量相同，但第一組實驗對象出現了體重減輕、血壓和血糖值下降的結果。換句話說，雖然從事一樣的工作（運動），但賦予完全不同的意義之後，卻帶來明顯不同的健康功效。

由此可見，**只要讓自己明白運動想改善的身體部位和目的，就能獲得更好的運動效果。「相信運動一定有效」的信念，也是運動的重要基本觀念！**

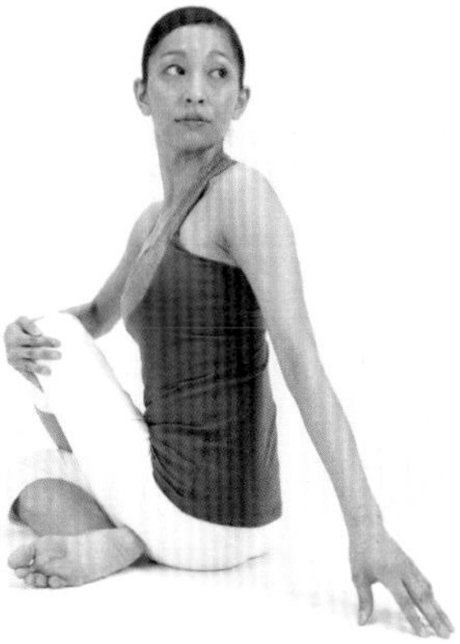

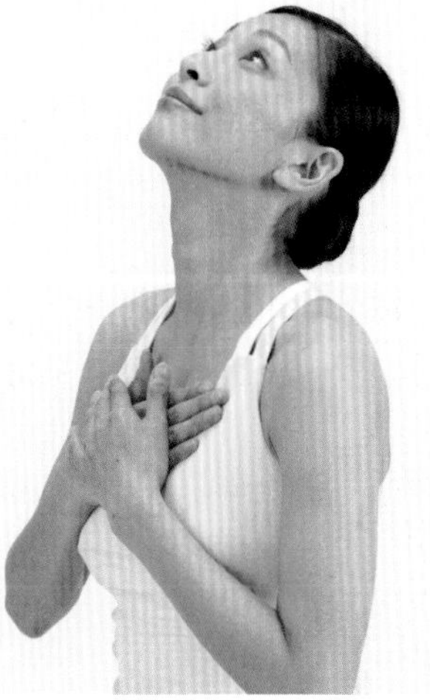

第3章

大餅臉・凸腹 蝴蝶袖・水腫

六大難瘦部位緊實操

阻斷負面循環，重拾天生麗質

- 臉部鬆弛・水腫
- 蝴蝶袖
- 直筒腰
- 小腹凸出
- 易胖體質
- 下身水腫

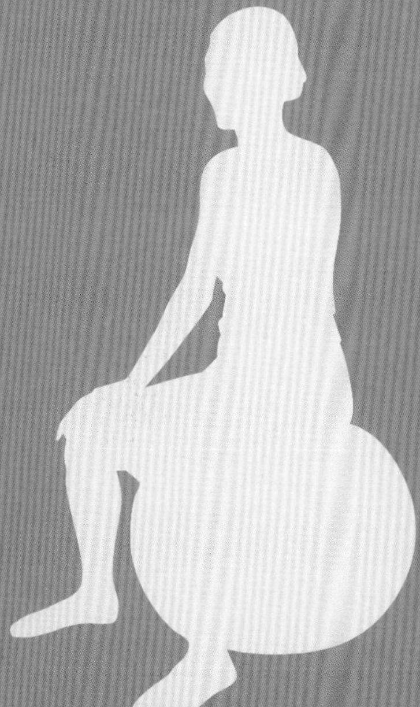

「臉部鬆弛‧水腫」

按摩「淋巴」消除水腫

形成原因

膠原蛋白不足與皮下脂肪增加
淋巴液循環不佳

淋巴液循環不佳的狀態

回收老廢物質的速度變慢，細胞外側累積越來越多老廢蛋白質，吸附肌膚水分。當細胞間質含水量過高，就會引發水腫。

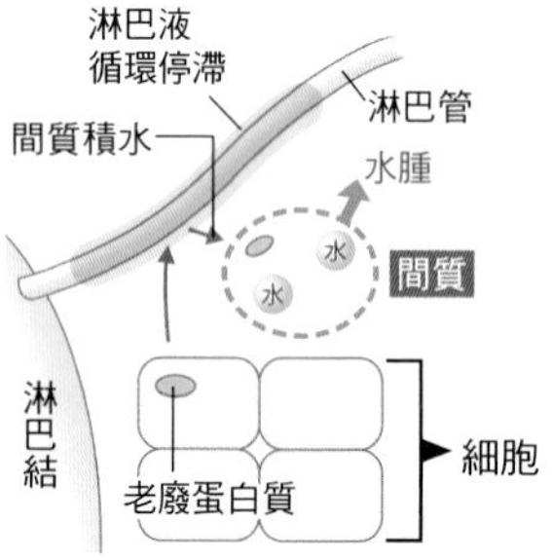

淋巴液
循環停滯
間質積水
淋巴管
水腫
水
水
水
間質
淋巴結
老廢蛋白質
細胞

正常的淋巴循環狀態

利用淋巴循環順利從細胞回收老廢蛋白質，排出體外。

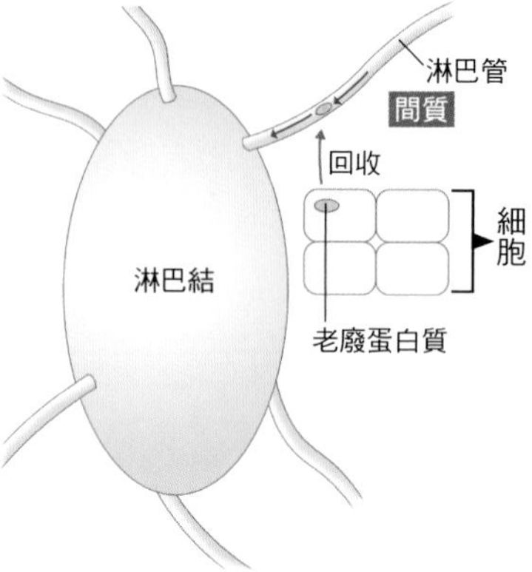

淋巴管
間質
回收
細胞
淋巴結
老廢蛋白質

鬆弛肌膚的狀態

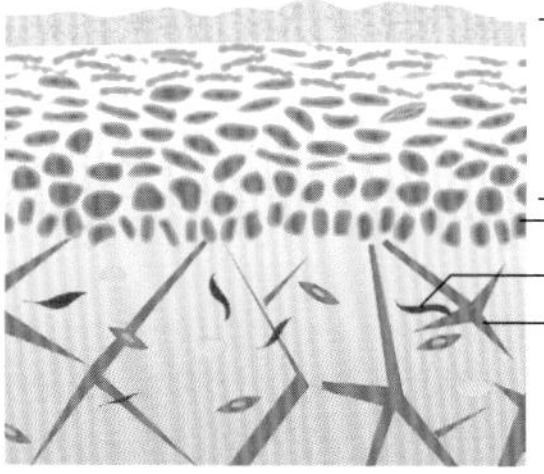

膠原蛋白與彈力蛋白不足，使肌膚失去彈性，從表皮開始往內鬆弛。

正常肌膚的狀態

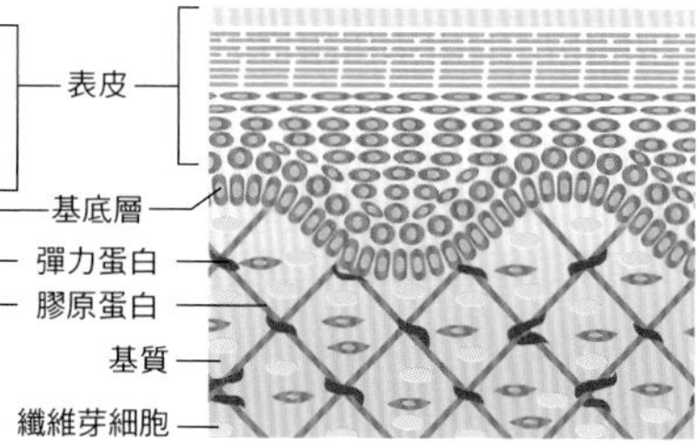

表皮
基底層
彈力蛋白
膠原蛋白
基質
纖維芽細胞

膠原蛋白與彈力蛋白充足，形成彈力十足的緊緻肌膚。

維持肌膚彈性的膠原蛋白和＊彈力蛋白不足、皮下脂肪增加以及臉部肌肉老化，都是下巴與臉頰鬆弛的原因。壓力、睡眠、營養不足、血流障礙等也會影響。

臉部水腫的原因與鬆弛相同，不過，淋巴液循環不良也是成因之一。淋巴的作用是回收細胞釋出的老廢蛋白質（無法直接進入血管）並排出體外，因此一旦淋巴循環變差，回收效率就會減緩，導致老廢蛋白質囤積在間質（細胞與細胞之間的空隙）。

如此一來，間質處的＊膠質滲透壓就會變高，造成間質積水，臉部水腫。頸部四周血流遲滯時，淋巴循環也會跟著變差。

＊**彈力蛋白**是存在於體內的一種蛋白質，如橡膠一樣具有彈性，可讓組織變柔軟。

按摩表情肌與淋巴管有效解決臉部水腫

改善方法

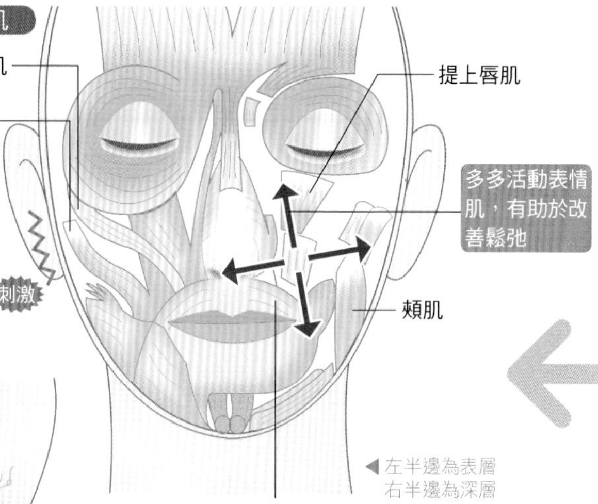
顏面表情肌
顴小肌
顴大肌
按摩放鬆肌肉，促進淋巴循環，能改善水腫
口輪匝肌

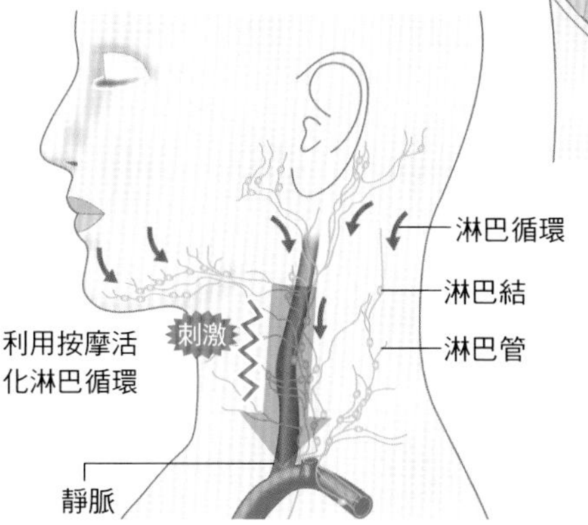

淋巴循環

按摩活化淋巴循環，就能順利回收老廢物質。淋巴循環從耳周部位朝頸部與鎖骨往下流。

運動臉部肌肉，活化淋巴循環

顴小肌、顴大肌與頰肌等顏面表情肌可以活動肌膚，做出各種表情。平時積極活動表情肌，可改善並預防臉部鬆弛。

針對外部原因（紫外線、乾燥）與內部原因（氧化壓力、睡眠不足、營養不良、肌肉缺乏刺激）雙管齊下，可有效改善臉部鬆弛。前者可利用化妝、戴帽子和撐陽傘等方式改善；後者除了氧化壓力起因於紫外線外，其他皆與吸菸、睡眠不足、營養不良有關，必須徹底調整生活習慣。平時勤於活動表情肌，也能強化臉部肌力。

想徹底消除臉部水腫，**利用按摩放鬆表情肌，並積極運動臉部肌肉是最好的解決之道。**按摩是透過物理方式壓迫淋巴管，除了有助於收縮肌肉之外，還能促進淋巴循環（▼參照95頁）。

另一方面，搭配淋巴管按摩（▼參照94頁）強化臉部淋巴循環，或是多做頸部拉筋操（▼參照96頁）效果更好。

＊**膠質滲透壓**指蛋白質從半透膜另一邊吸附水分的壓力（除了部分小分子物質外，蛋白質無法通過半透膜）。

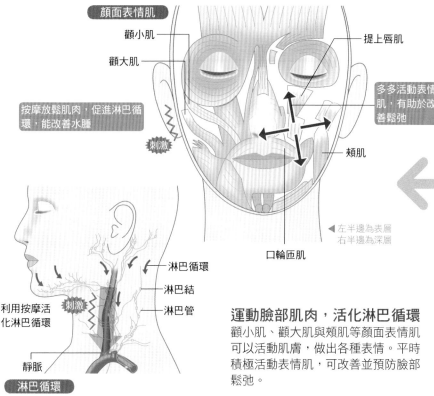

臉部鬆弛水腫
改善按摩

小臉消腫按摩法

按摩5次

頸部淋巴按摩 ❶

1 將食指放在耳朵前方或後方

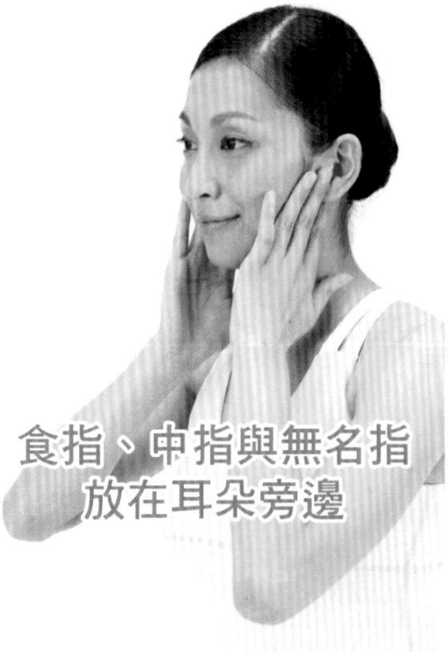
食指、中指與無名指
放在耳朵旁邊

2 指尖慢慢地、輕柔地往正下方滑動

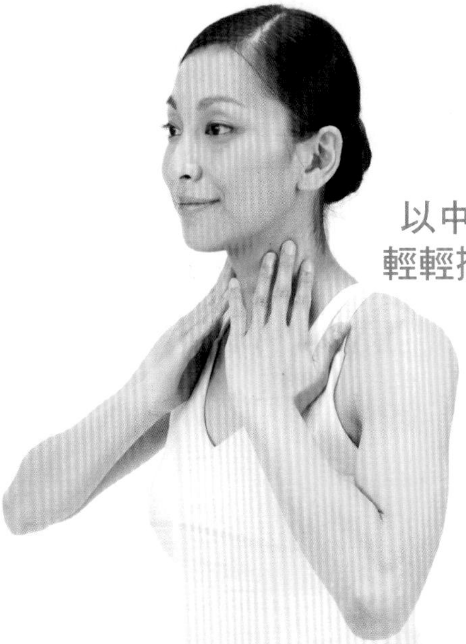
以中指為主
輕輕撫摸肌膚

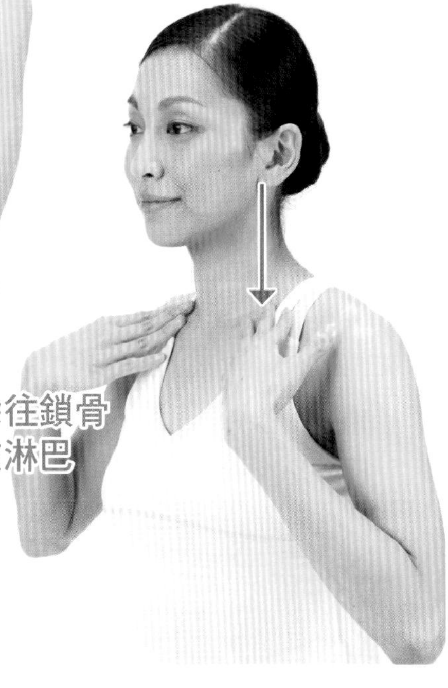
從耳朵往鎖骨
刺激淋巴

3 手指往下滑動至鎖骨，刺激淋巴循環。由上往下按摩放鬆

下巴淋巴按摩 2

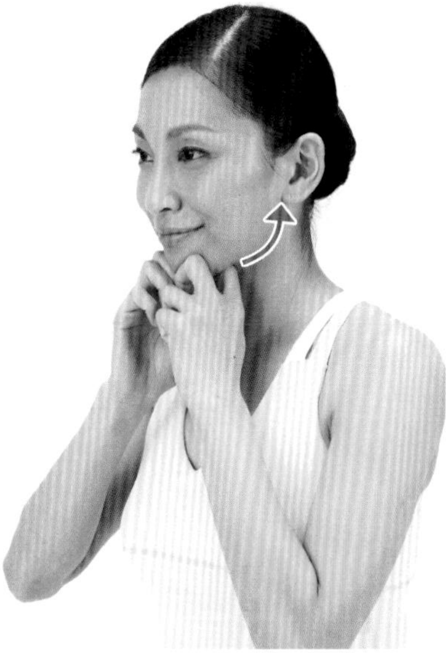

1 手指彎曲成鉤狀，以食指和中指夾住下巴

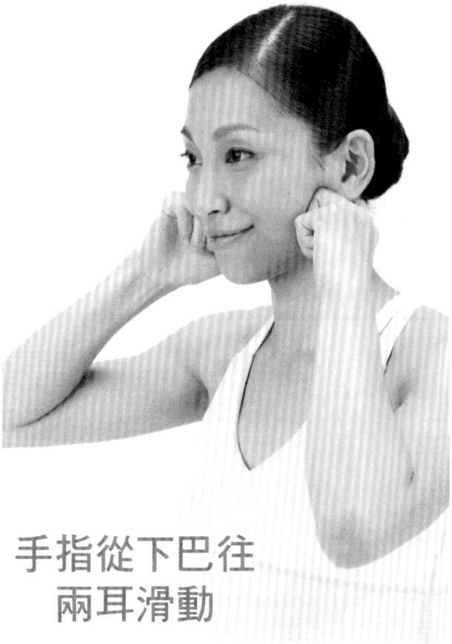

2 由下往上刺激，並活化臉部淋巴循環

臉頰肌肉按摩 3

1 雙手放在臉頰上，放鬆做表情時運用到的肌肉

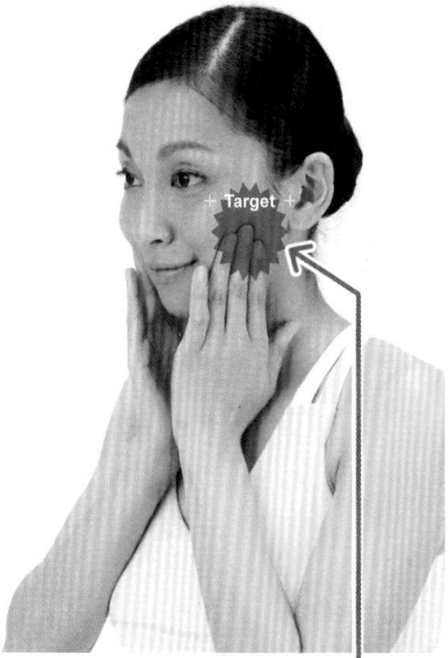

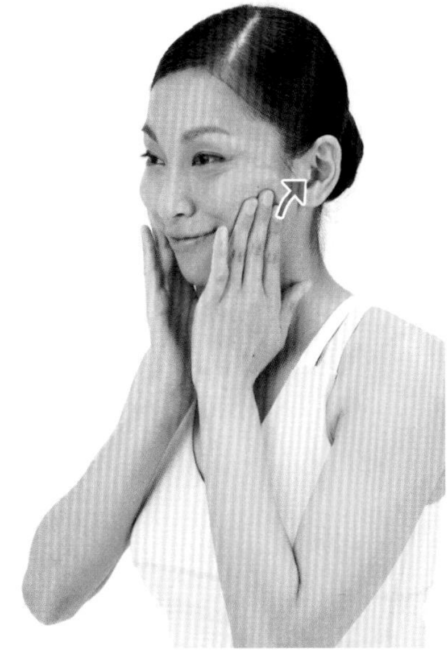

2 以雙手將臉頰往上提，由下往上按摩至耳朵附近

按摩部位

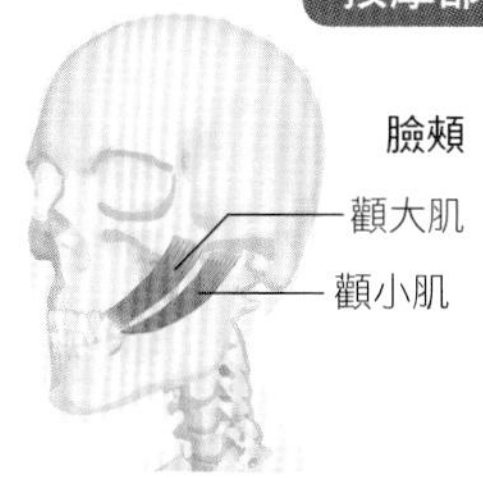

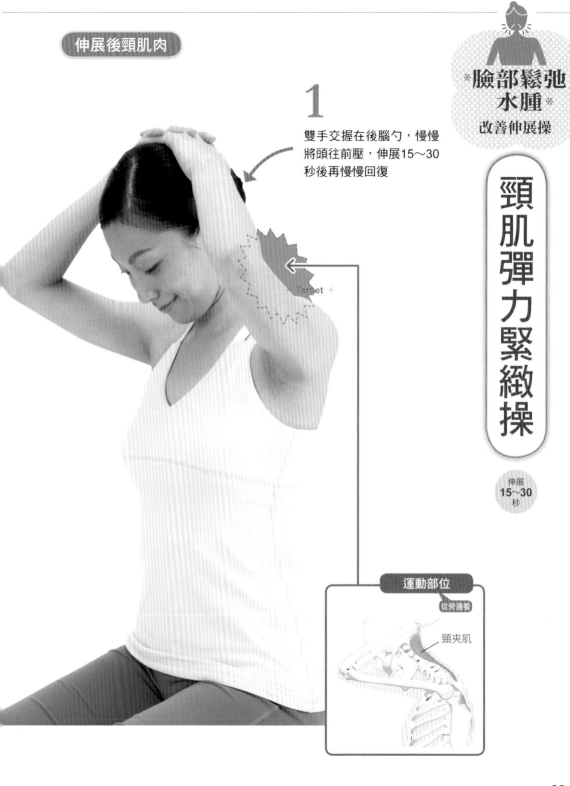

頸肌彈力緊緻操

伸展
15～30
秒

伸展後頸肌肉

1

雙手交握在後腦勺，慢慢將頭往前壓，伸展15～30秒後再慢慢回復

運動部位

從旁邊看

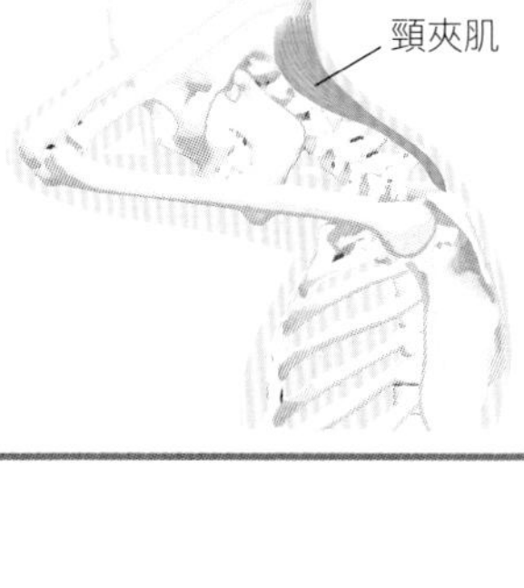

伸展前頸肌肉

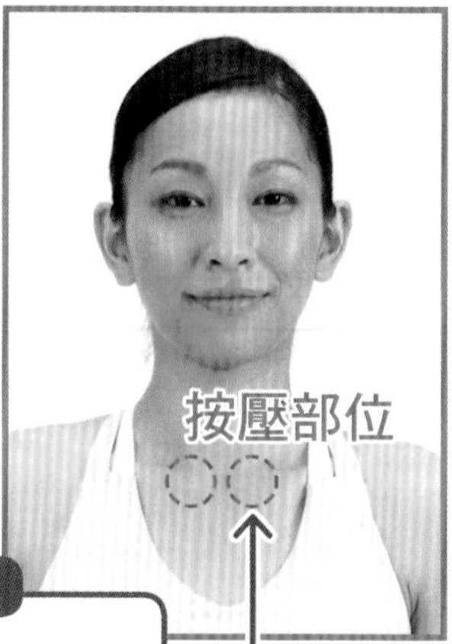

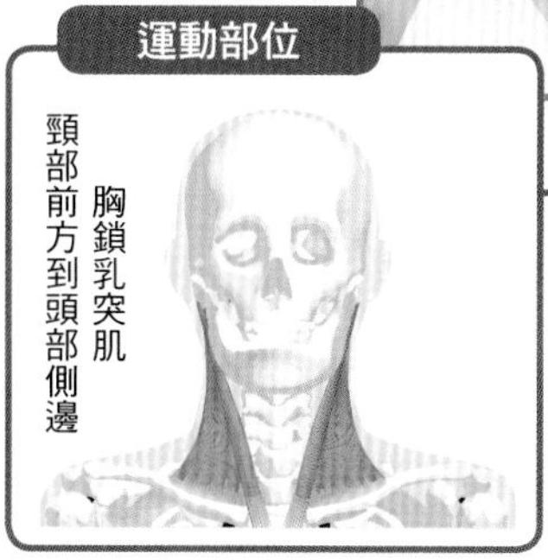

1 雙手按壓左圖紅圈處，頭慢慢往後仰

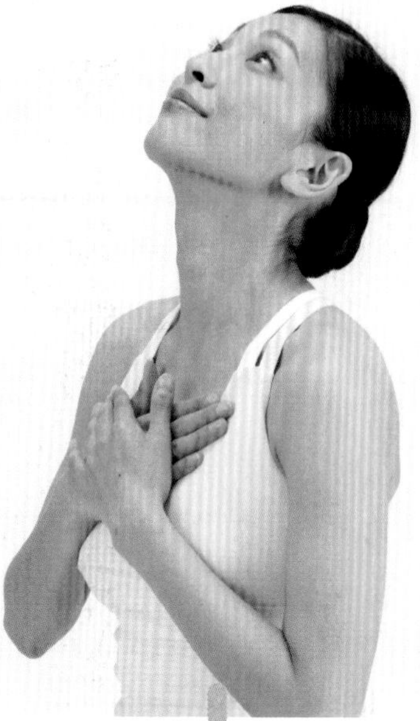

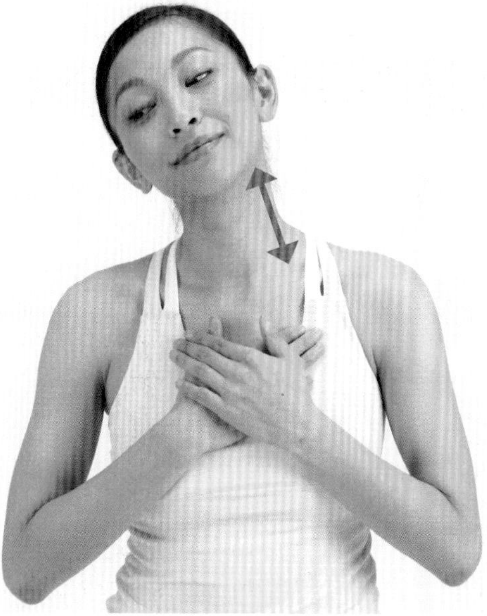

2 頭往右後方仰，伸展左邊肌群

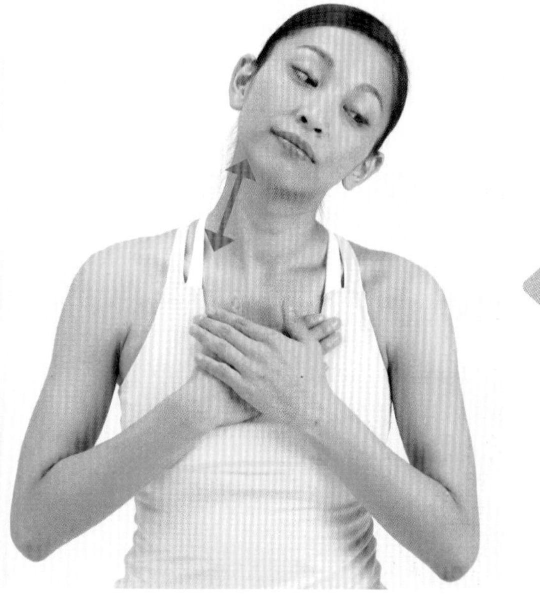

3 頭往左後方仰，充分伸展右邊肌群。每次都要重複步驟1～3

蝴蝶袖

打造緊實、勻稱的手臂線條

形成原因 上手臂肌肉很少活動，造成鬆弛

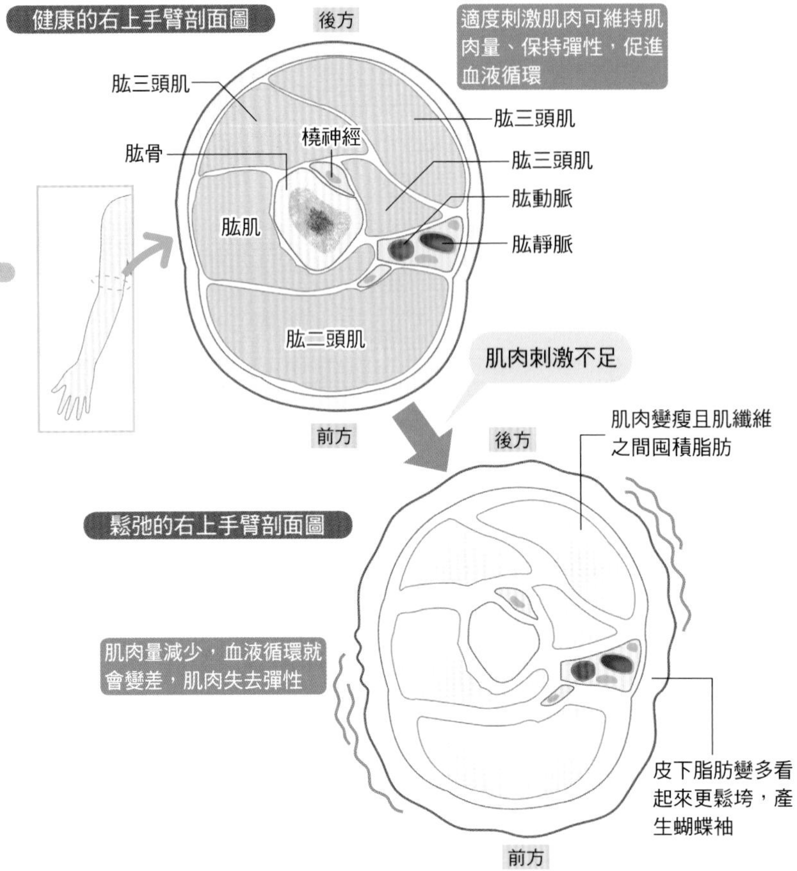
健康的右上手臂剖面圖
後方
適度刺激肌肉可維持肌肉量、保持彈性，促進血液循環
肱三頭肌
肱三頭肌
橈神經
肱骨
肱三頭肌
肱動脈
肱肌
肱靜脈
肱二頭肌
前方
肌肉刺激不足
後方
肌肉變瘦且肌纖維之間囤積脂肪
鬆弛的右上手臂剖面圖
肌肉量減少，血液循環就會變差，肌肉失去彈性
皮下脂肪變多看起來更鬆垮，產生蝴蝶袖
前方

上手臂粗壯的原因之一，是皮下脂肪過度累積造成局部胖。而且上手臂肌肉平時很少用到，肌肉量減少，看起來也會比較鬆弛。

彎曲手肘取物時，都會使用到上手臂前側的肱二頭肌。上手臂後側的肱三頭肌，則負責伸直手肘的動作。一般人從椅子上起身時都會用手撐住椅子邊緣，此時用到的肌肉就是肱三頭肌。

普遍而言，日常生活中很少活動到上手臂後側肌肉，刺激此處肌肉的機會較少，肌肉量少就會顯得鬆弛，此部位累積過多皮下脂肪，便容易形成蝴蝶袖。

增加優質肌肉，打造美臂曲線

改善方法

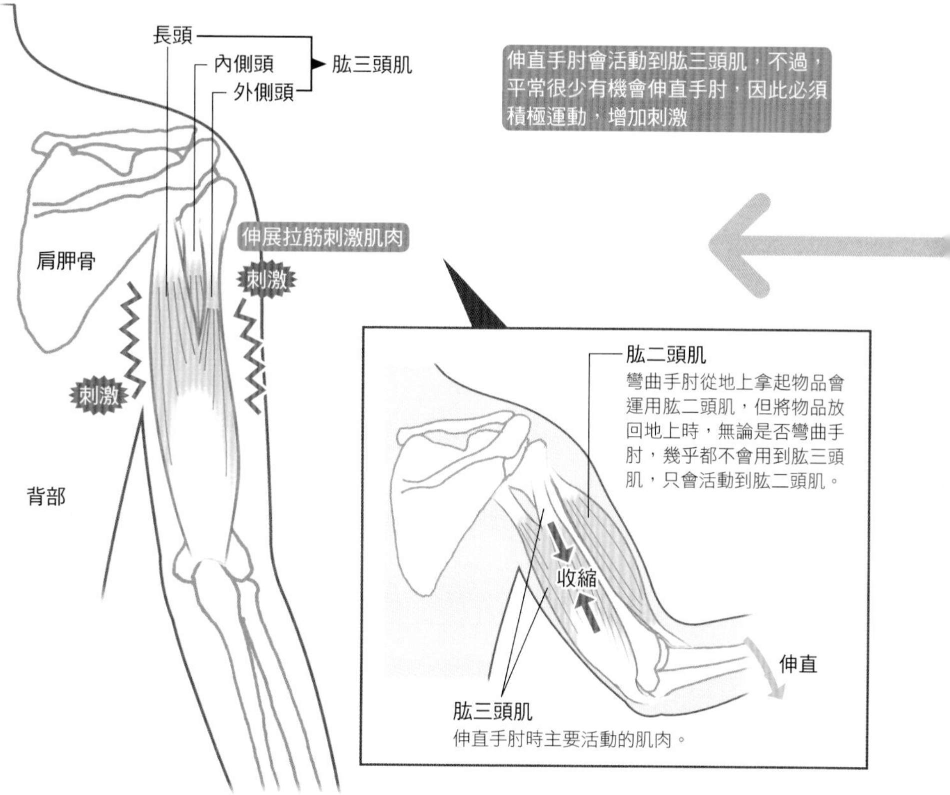
長頭
內側頭
外側頭
肱三頭肌
伸直手肘會活動到肱三頭肌，不過，平常很少有機會伸直手肘，因此必須積極運動，增加刺激
伸展拉筋刺激肌肉
刺激
刺激
肩胛骨
背部
肱二頭肌
彎曲手肘從地上拿起物品會運用肱二頭肌，但將物品放回地上時，無論是否彎曲手肘，幾乎都不會用到肱三頭肌，只會活動到肱二頭肌。
收縮
伸直
肱三頭肌
伸直手肘時主要活動的肌肉。

很多人想盡辦法瘦上手臂，但局部瘦身很難達成。本書介紹的運動不是用減少皮下脂肪的方式來瘦上手臂，而是讓上手臂長出適度的肌肉量，解決鬆弛問題，打造緊實的手臂線條。

為了消除蝴蝶袖，平日要積極運動、刺激生活中不使用的手臂肌肉。肱三頭肌幾乎活動不到，因此特別設計了可鍛鍊這條肌肉的運動（▼參照100頁）。

透過運動鍛鍊出的肌肉會日益精壯，縱使周邊有皮下脂肪，手臂線條也會變緊實。不僅如此，刺激肌肉還能改善肌肉的鬆弛問題，有效揮別蝴蝶袖。

持續運動就能逐漸減少皮下脂肪，不妨以此為長期目標，養成每天運動的習慣。

折手壓牆美臂運動

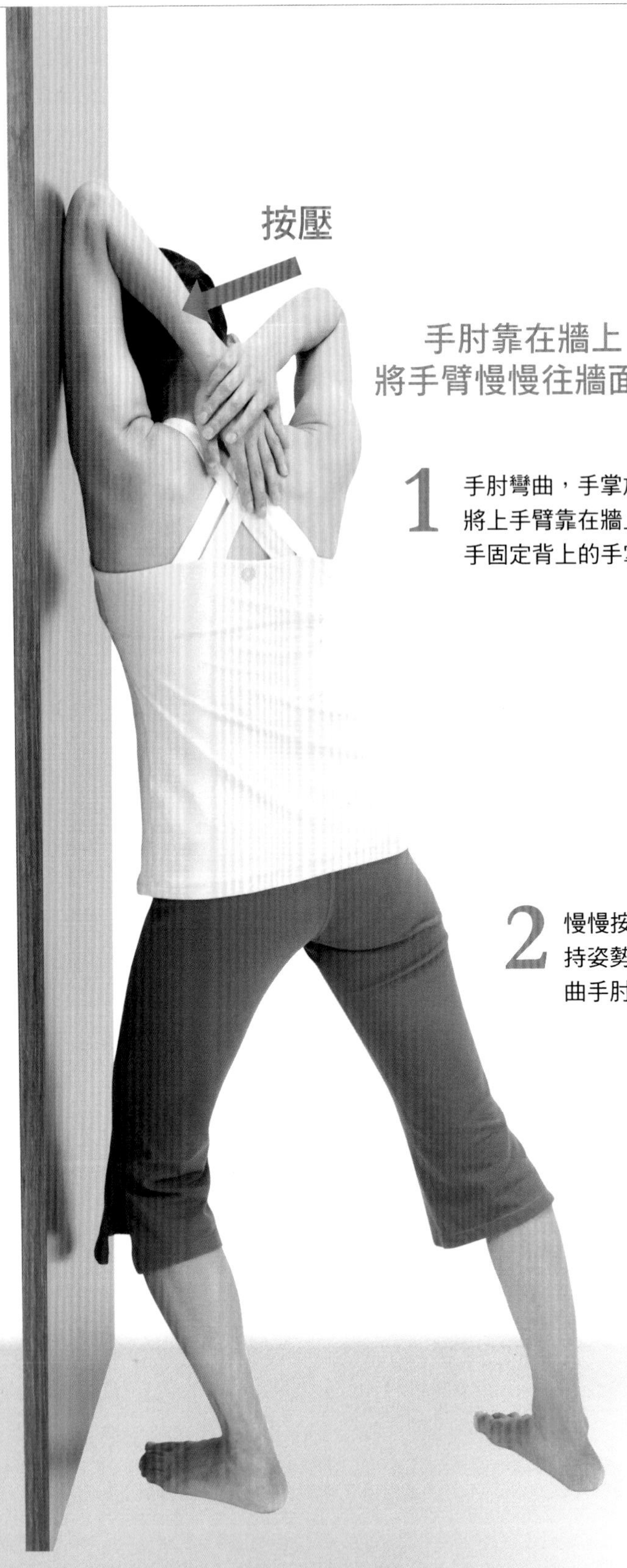

手肘靠在牆上
將手臂慢慢往牆面壓

1 手肘彎曲，手掌放在背部，將上手臂靠在牆上，另一隻手固定背上的手掌位置

2 慢慢按壓上手臂後方，維持姿勢15～30秒，充分彎曲手肘

伸展
15～30
秒

左右交替
重複動作

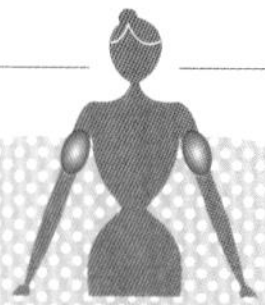

蝴蝶袖
改善運動❶

雙膝著地伏地挺身

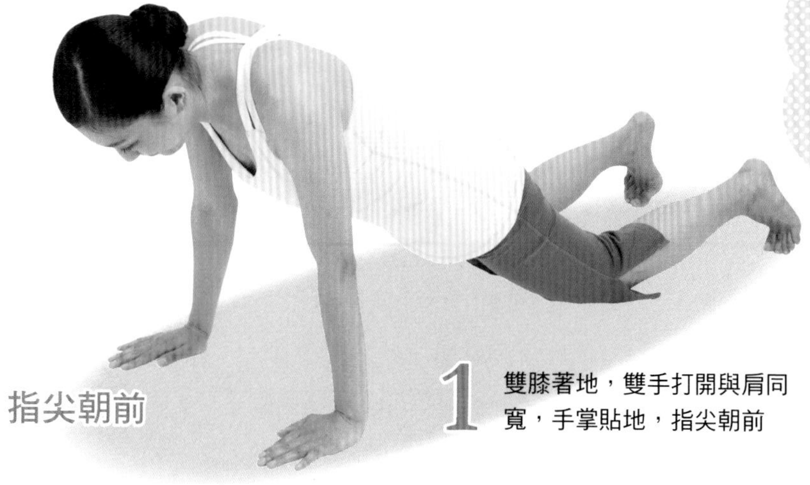

1 雙膝著地，雙手打開與肩同寬，手掌貼地，指尖朝前

集中刺激
上手臂後側肌肉

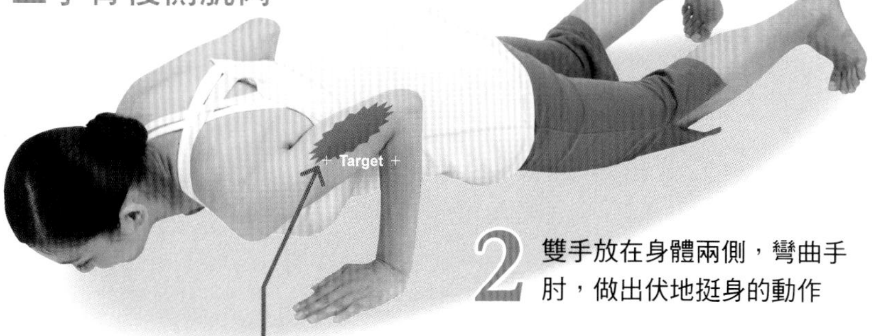

2 雙手放在身體兩側，彎曲手肘，做出伏地挺身的動作

運動 10~15 次

從上方看
運動部位

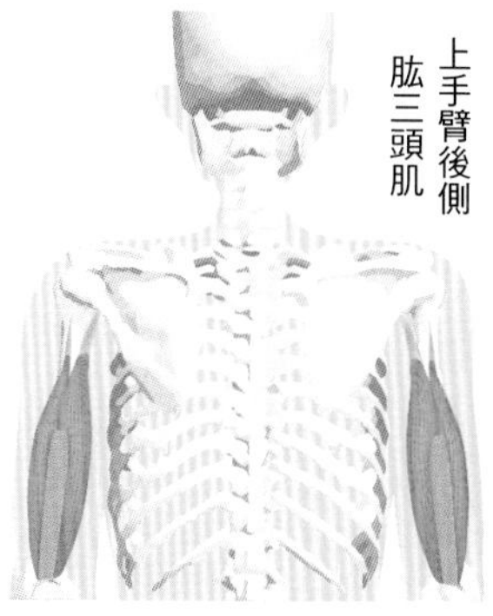

提升效果

指尖朝內時，活動的肌肉部位與指尖朝前時不同，不僅能緊實上手臂，還能拉提胸部。

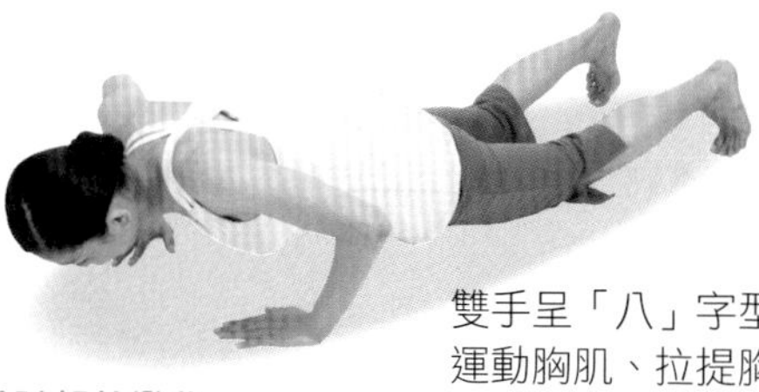
雙手呈「八」字型能充分運動胸肌、拉提胸部
手肘朝外彎曲

* 蝴蝶袖 *

改善運動❷

扶椅瘦臂肌力操

運動 5~10 次

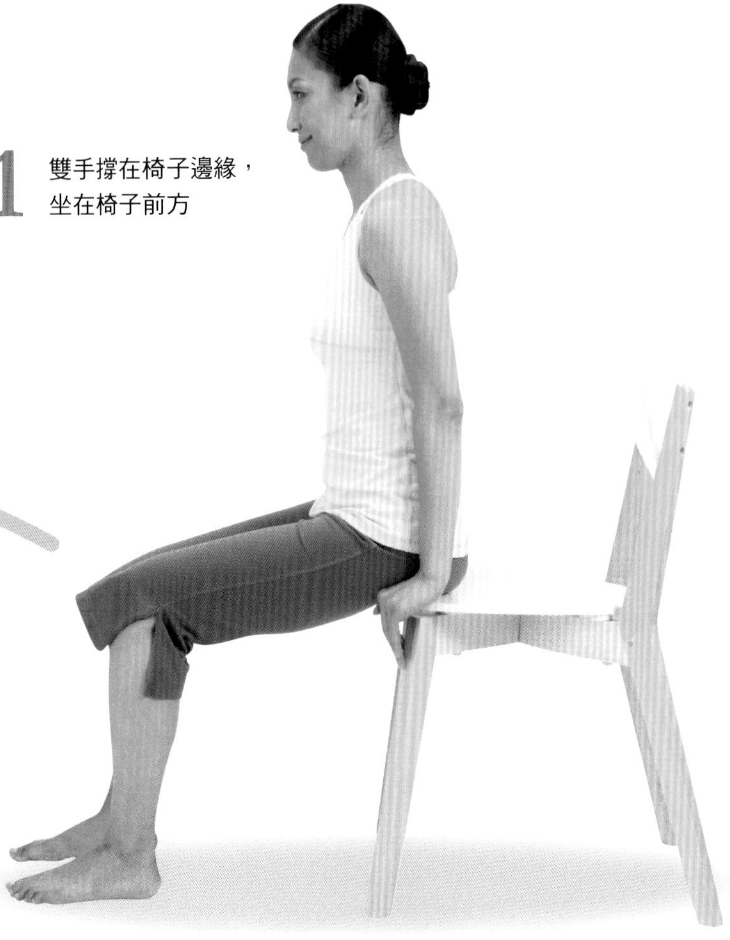

1 雙手撐在椅子邊緣，坐在椅子前方

提升效果

手臂較有力量的人可雙腿伸直做操。雙腿離椅子越遠，對上手臂後側肌肉的刺激就越強。

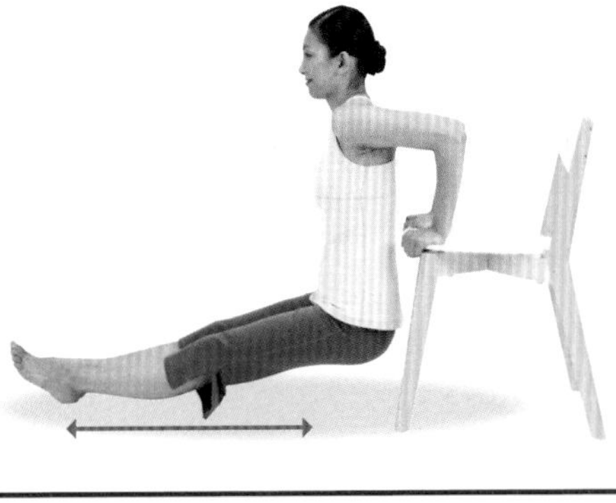

雙腳位置
以自己做得到的距離為宜

運動部位

從後方看

上手臂後側
肱三頭肌

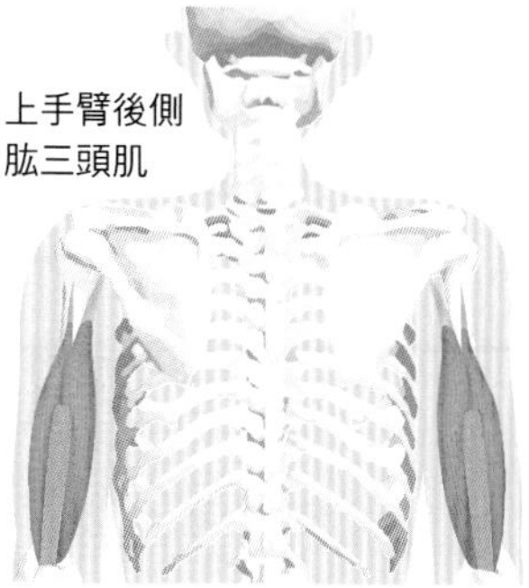

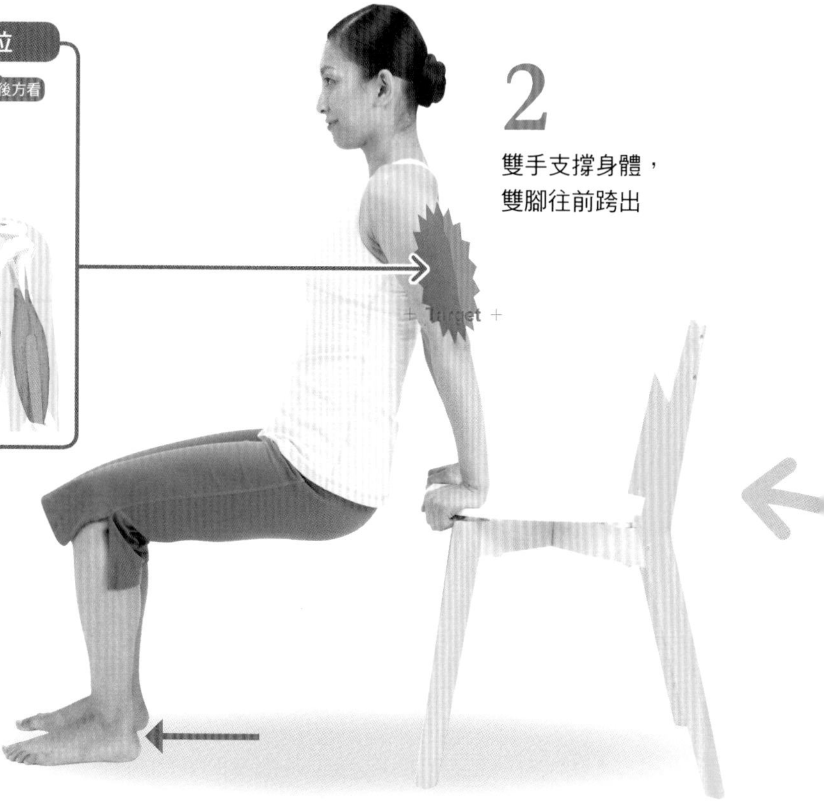

2

雙手支撐身體，
雙腳往前跨出

腳的位置
在自己能支撐
身體的範圍即可

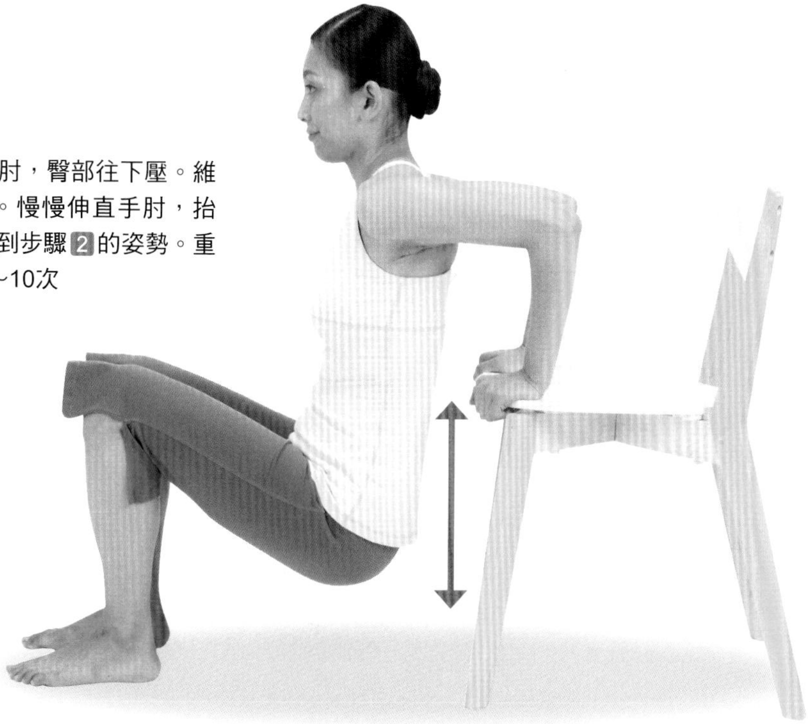

3

慢慢彎曲手肘，臀部往下壓。維持姿勢5秒。慢慢伸直手肘，抬起臀部，回到步驟 2 的姿勢。重複此動作5～10次

直筒腰

強化馬甲肌，緊實腰部與腹部

形成原因

腰部囤積皮下脂肪、體幹鬆弛

習慣不佳形成皮下脂肪

運動不足、暴飲暴食導致皮下脂肪囤積在腹部與腰部四周，形成肥胖體型，腰部曲線就會消失。此外，女性很容易形成皮下脂肪，比形成內臟脂肪的機率更高。

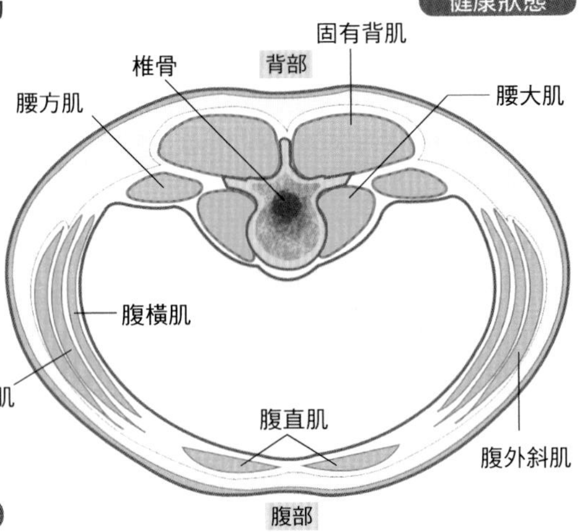

健康狀態
固有背肌
背部
椎骨
腰方肌
腰大肌
腹横肌
腹內斜肌
腹直肌
腹外斜肌
腹部

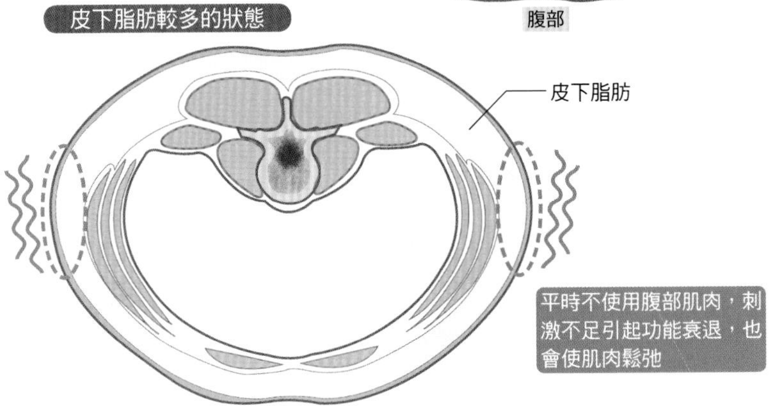

皮下脂肪較多的狀態
皮下脂肪
平時不使用腹部肌肉，刺激不足引起功能衰退，也會使肌肉鬆弛

形成直筒腰的原因在於腹部和腰部囤積皮下脂肪，換句話說，因肥胖累積的皮下脂肪會逐漸蔓延至側腹部四周。**背部與腰部是最容易形成皮下脂肪的部位**，大多數人都是這兩個部位先發胖，再慢慢擴散至側腹部。

此外，側腹部和背部是日常生活中不太容易活動到的部位，不使用就會肌肉鬆弛，腰部線條也會跟著消失。

●肥胖原因●

肥胖的原因相當簡單，當飲食攝取的熱量超過活動消耗的熱量就會變胖。注意熱量的收支平衡，維持健康均衡的生活習慣，即可遠離肥胖。

針對腹橫肌、腹斜肌加強鍛鍊

改善方法

打造馬甲線！

進行以腹橫肌（馬甲肌）為主，同時鍛鍊腹斜肌與腹直肌的運動，可改善腹部周邊肌肉鬆弛的問題。

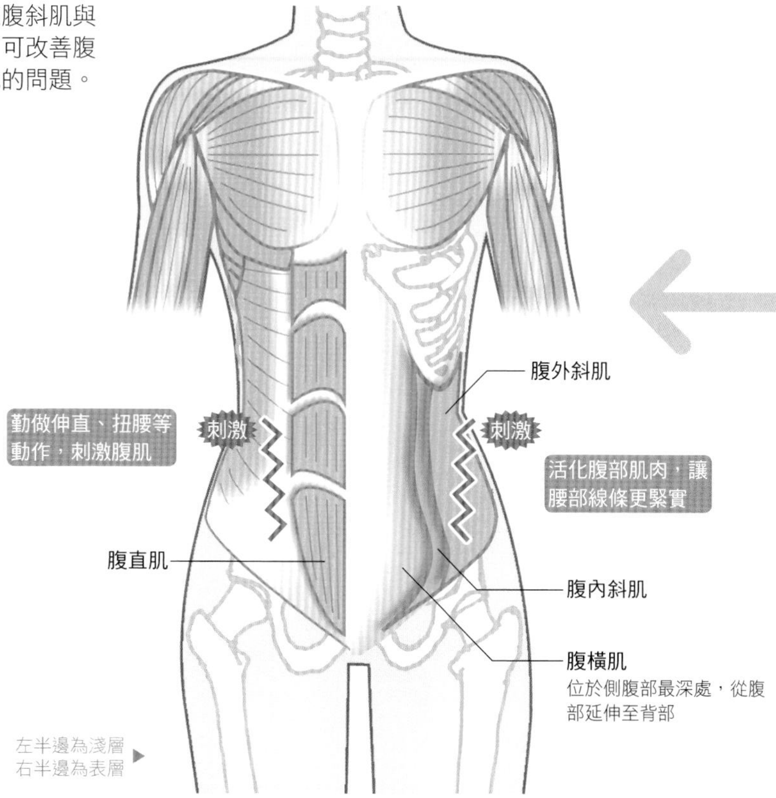
腹外斜肌
勤做伸直、扭腰等動作，刺激腹肌
刺激
刺激
活化腹部肌肉，讓腰部線條更緊實
腹直肌
腹內斜肌
腹橫肌
位於側腹部最深處，從腹部延伸至背部
左半邊為淺層
右半邊為表層

「蝴蝶袖」（▼參照98頁）的章節曾經說過，正常情形下，局部瘦身相當困難，為了盡早改善直筒腰，不能以減少皮下脂肪為目標，而是要刺激肌肉，緊實腰部四周的肌肉線條。

此時要鍛鍊的肌肉，是從腹部延伸至背部的腹橫肌。腹橫肌就像馬甲一樣覆蓋整個腹部四周，因此一般也稱馬甲肌。**刺激馬甲肌可以解決肌肉鬆弛問題，打造凹凸有致的小蠻腰。**還能刺激側腹部的腹斜肌，活化身體側邊肌肉，達到緊實效果。

最具代表性的運動就是將抗力球慢慢放在身體側邊的動作（▼參照106頁）。這項動作必須收縮腹橫肌，維持上半身平衡，身體往左右轉也能活動腹斜肌等肌肉。雖然動作很簡單，卻能同時鍛鍊腰部的多條肌肉。

直筒腰

改善運動❶

S曲線抗力球轉體運動

運動 20~30 次

雙手拿著抗力球，將球從身體側邊移動到另一邊。動作相當簡單，腰部固定不動，只轉動上半身並將球輕輕放在地上，就能有效刺激腹肌群。

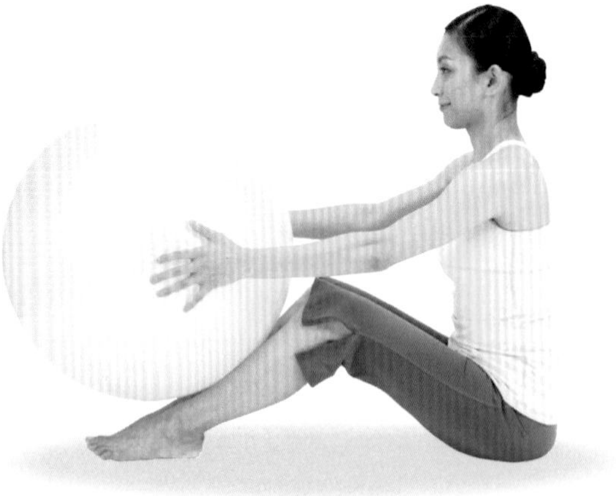

1 如圖屈膝坐在地上，先把抗力球拿在前方

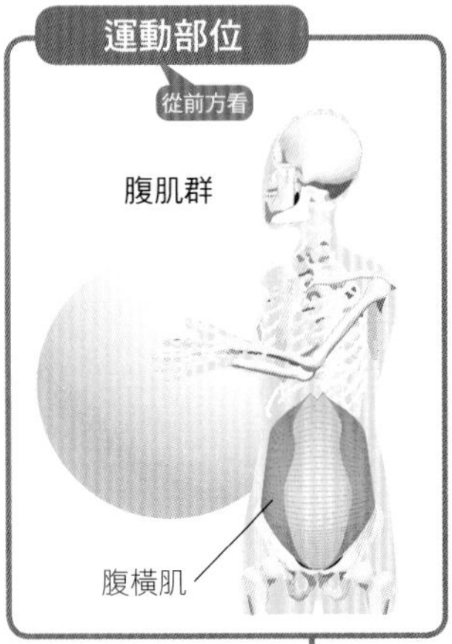

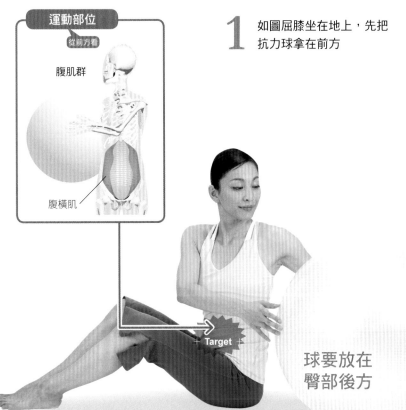

2 轉動身體，將球輕輕放在臀部後方

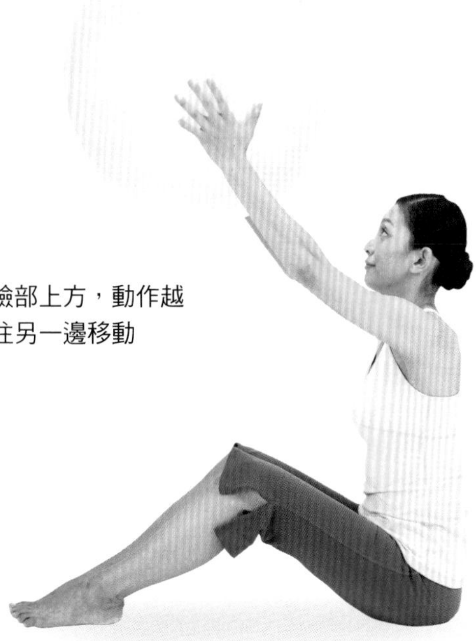

3

將球高舉至臉部上方，動作越大越好，手往另一邊移動

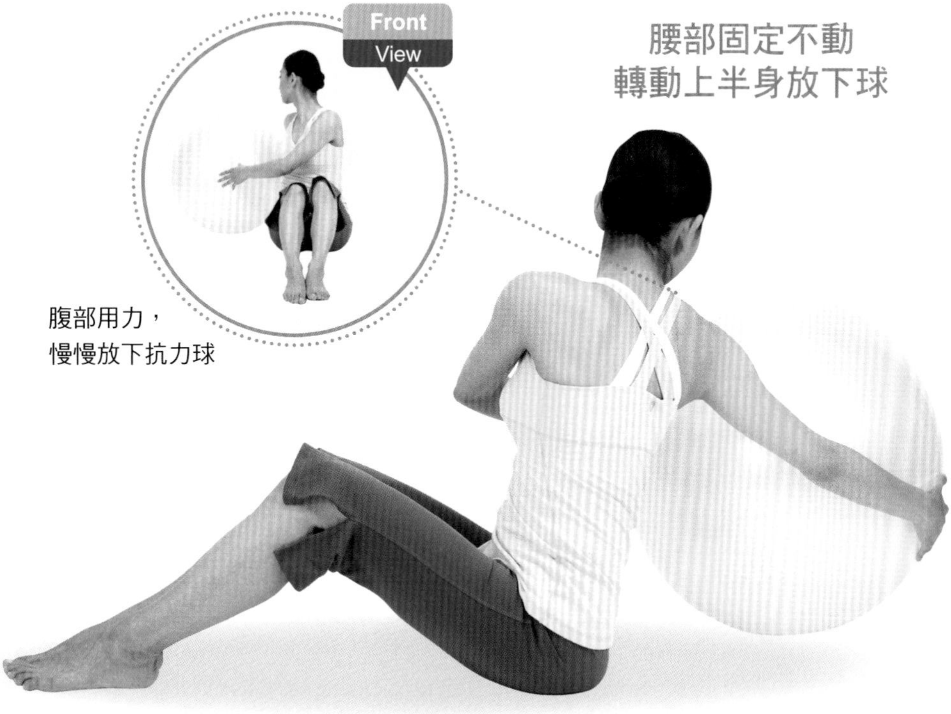
Front
View
腰部固定不動
轉動上半身放下球
腹部用力，
慢慢放下抗力球

4

將球緩慢地放在臀部後方。左右重複相同動作20～30次

直筒腰

改善運動❷

扭轉捲腹肌力訓練

運動
10~15
次

左右交替
重複動作

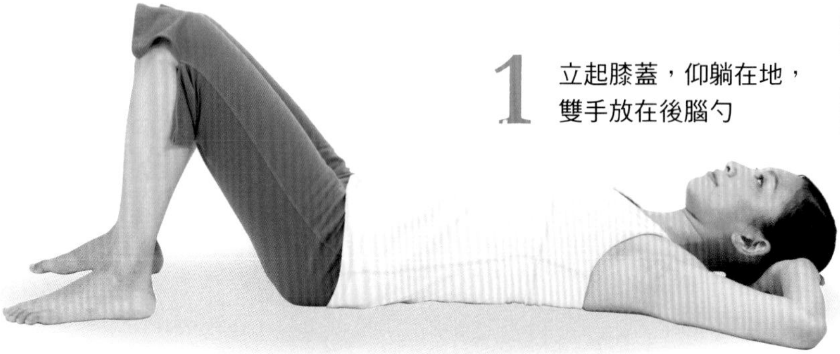

1 立起膝蓋，仰躺在地，
雙手放在後腦勺

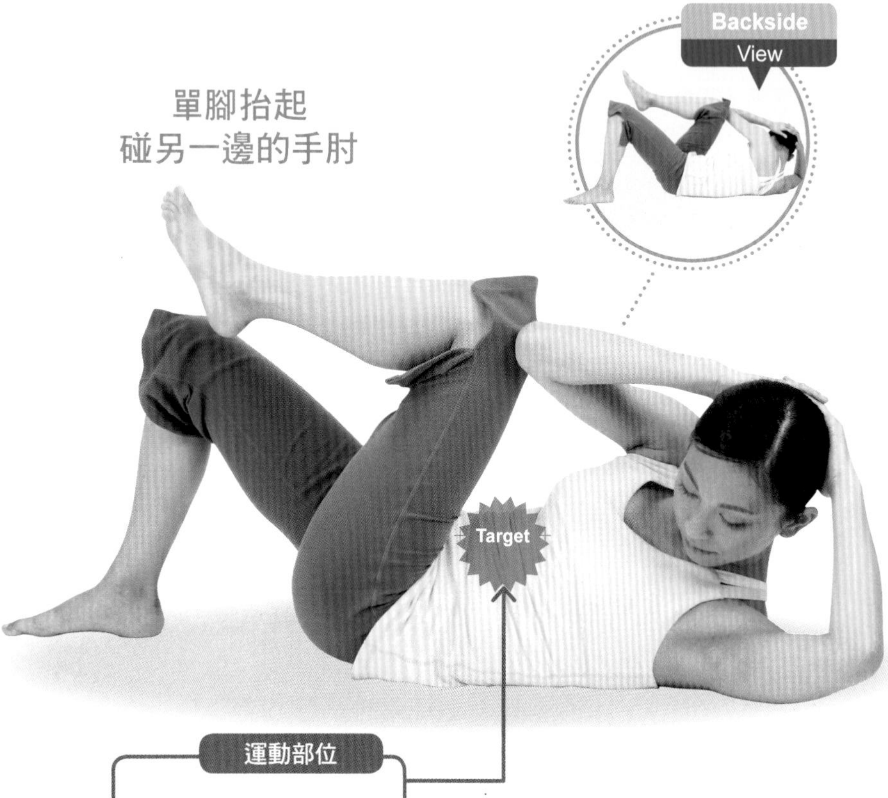
單腳抬起
碰另一邊的手肘
Backside
View
Target

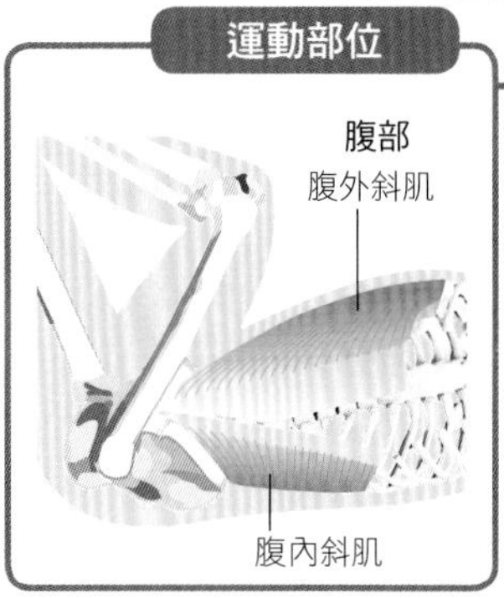
運動部位
腹部
腹外斜肌
腹內斜肌

2 單腳彎曲抬起，舉起另一邊
的肩膀，扭轉上半身

直筒腰

改善運動❸

仰躺抬腿瘦肚操

運動 10～15 次

上下重複動作

從上方看

運動部位

髖關節髂腰肌、腹直肌和腹橫肌

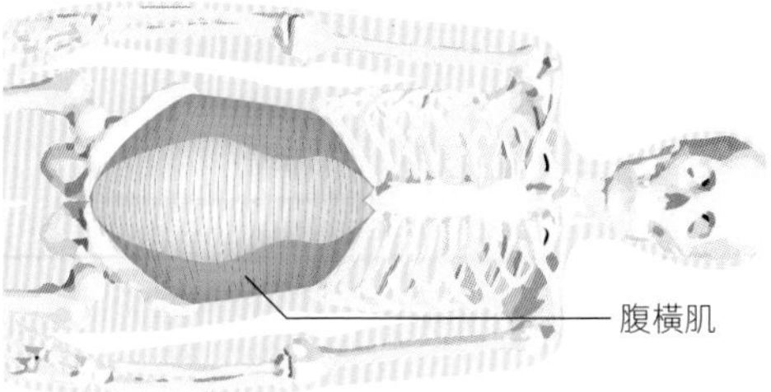
腹橫肌

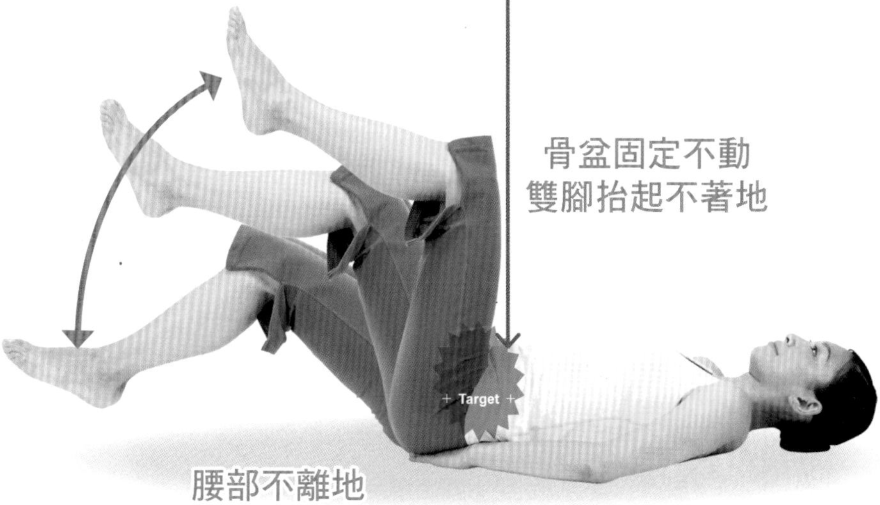
骨盆固定不動
雙腳抬起不著地
Target
腰部不離地

1 採取躺姿，雙手放在臀部下方。膝蓋彎曲，慢慢抬起雙腿，維持姿勢5秒，再慢慢放下。來回運動10～15次

15秒拉筋操

這樣伸展也很有效！

坐在椅子上，用手碰觸放在旁邊的寶特瓶再回正，這項運動能刺激腹斜肌（側彎）。左右來回重複動作。若椅子較低，亦可直接碰觸地面。

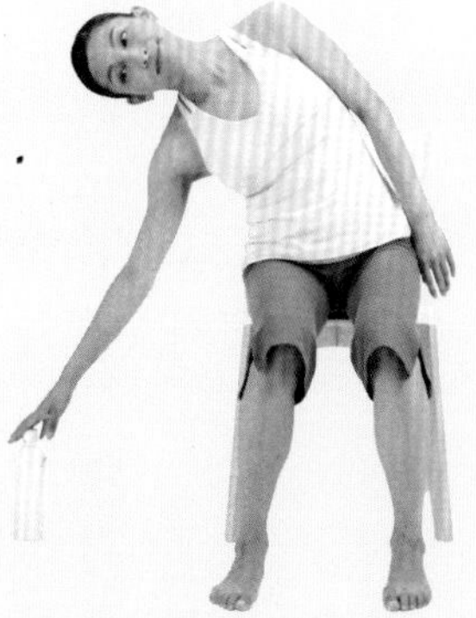

小腹凸出

形成原因：肥胖、腹肌無力、骨盆後傾

下腹部囤積過多脂肪

當下腹部囤積過多皮下脂肪或內臟脂肪，身形看起來就會顯胖，自然感覺腹部凸出。女性特別容易隨著年齡增長，下腹部累積過多皮下脂肪。

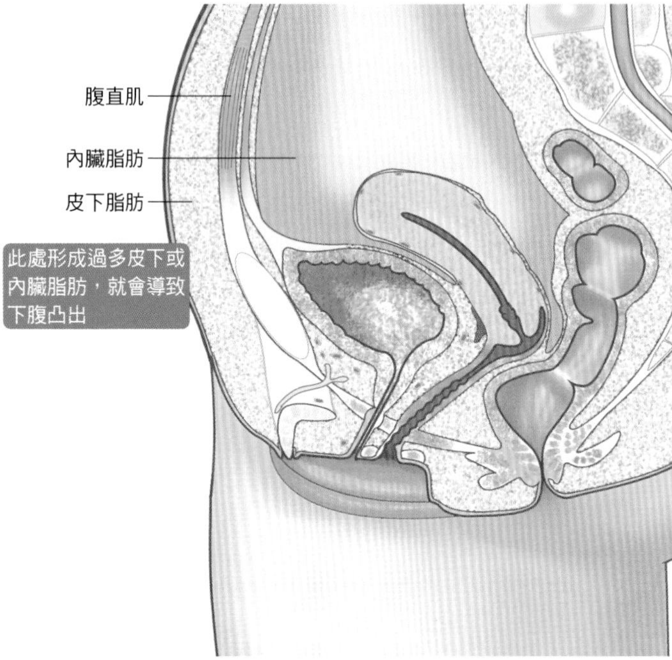
腹直肌
內臟脂肪
皮下脂肪
此處形成過多皮下或內臟脂肪，就會導致下腹凸出

緊實下腹部肌肉，矯正後傾骨盆

腹直肌下半部的肌力衰退會使肌肉鬆弛，姿勢不良也會導致小腹凸出。

女性比男性容易在下腹部囤積皮下脂肪，隨著年齡增長，下腹部就會越來越凸出。此外，**腹肌群肌力嚴重不足時，下腹部便不容易施力往內縮**。

姿勢不良也是髖屈肌群（▼參照14頁）肌力衰退、腿後腱肌群柔軟度不佳的原因，其中尤以「骨盆後傾」影響最大。

骨盆後傾時，身體為了保持頭部平衡，就會出現駝背姿勢，並將下腹部往前凸（▼參照14頁）。

強化腹部肌力、矯正身體姿勢

改善方法

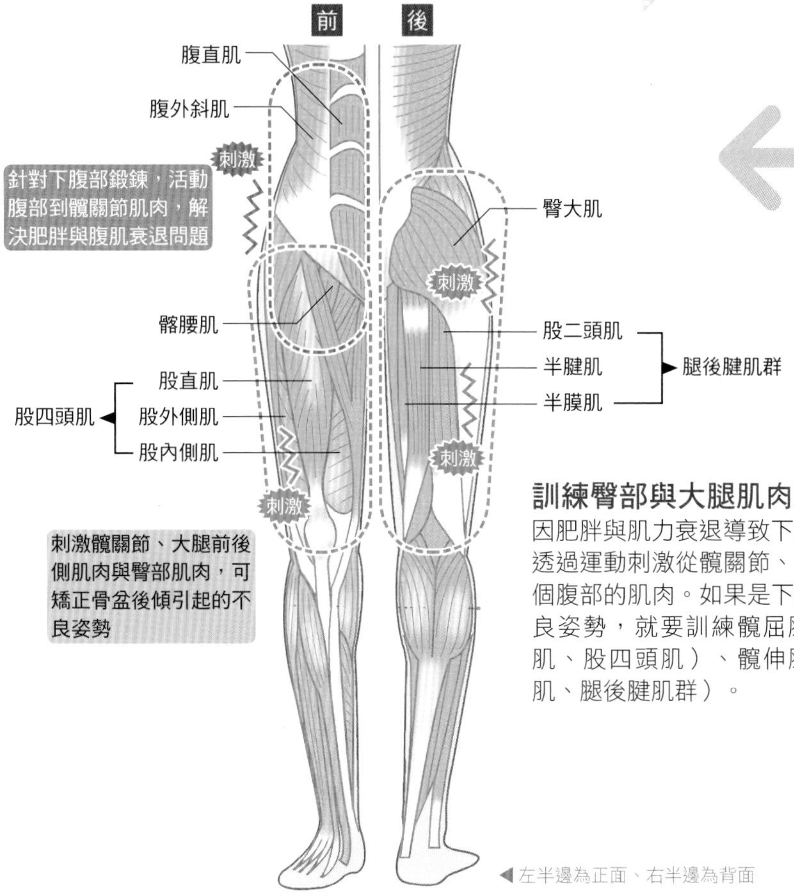
前
後
腹直肌
腹外斜肌
刺激
針對下腹部鍛鍊，活動腹部到髖關節肌肉，解決肥胖與腹肌衰退問題
髂腰肌
股直肌
股四頭肌
股外側肌
股內側肌
刺激
刺激髖關節、大腿前後側肌肉與臀部肌肉，可矯正骨盆後傾引起的不良姿勢
臀大肌
刺激
股二頭肌
半腱肌
腿後腱肌群
半膜肌
刺激

◀左半邊為正面、右半邊為背面

訓練臀部與大腿肌肉矯正姿勢

因肥胖與肌力衰退導致下腹凸出，可透過運動刺激從髖關節、下腹部到整個腹部的肌肉。如果是下腹凸出的不良姿勢，就要訓練髖屈肌群（髂腰肌、股四頭肌）、髖伸肌群（臀大肌、腿後腱肌群）。

因腹部脂肪囤積和肌力衰退導致下腹凸出時，應增強腹橫肌與腹直肌下半部（肚臍以下）肌力，改善鬆弛問題，達到緊實效果，即可擁有平坦的小腹。與其想辦法消除皮下脂肪，鍛鍊肌肉並積極減少腰圍尺寸才是更快速有效的方法。

本書介紹的屈肘碰膝運動，不僅可以鍛鍊髂腰肌與腹直肌，**扭腰動作還能刺激腹斜肌，達到鍛鍊整個髖關節肌群的緊實效果**（▼參照112頁）。

此外，**提升髂腰肌與股直肌的肌力，可緩解骨盆後傾問題**，改善因姿勢不良引起的下腹凸出。勤做「腰痛」章節（▼參照14頁）介紹的髖屈肌群與髖伸肌群伸展運動，效果也很好。骨盆後傾通常是因為背部的肌力衰退，針對豎脊肌進行鍛鍊也是不錯的解決之道。

小腹凸出

改善運動❶

扭腰平坦肚運動

運動 15~20 次

左右交替重複動作

此動作可提升腹肌群和髖關節四周肌群的肌力，緊實腹部。
以一隻腳維持身體平衡，另一隻腳往上抬至極限。

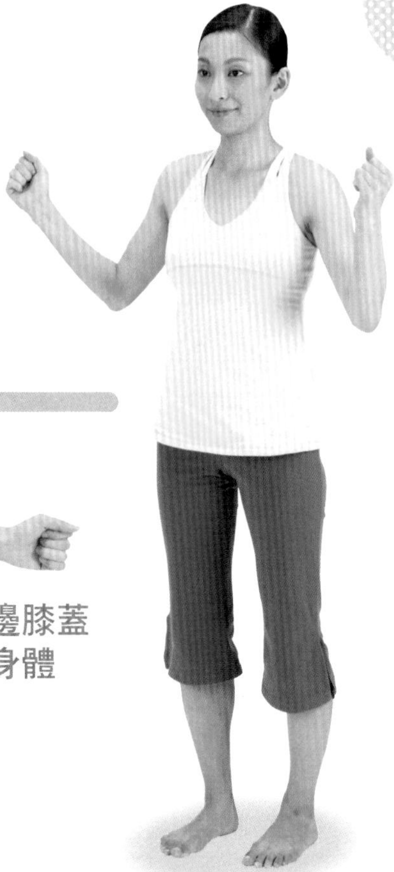

1 雙腳打開與肩同寬，雙肘稍微彎曲

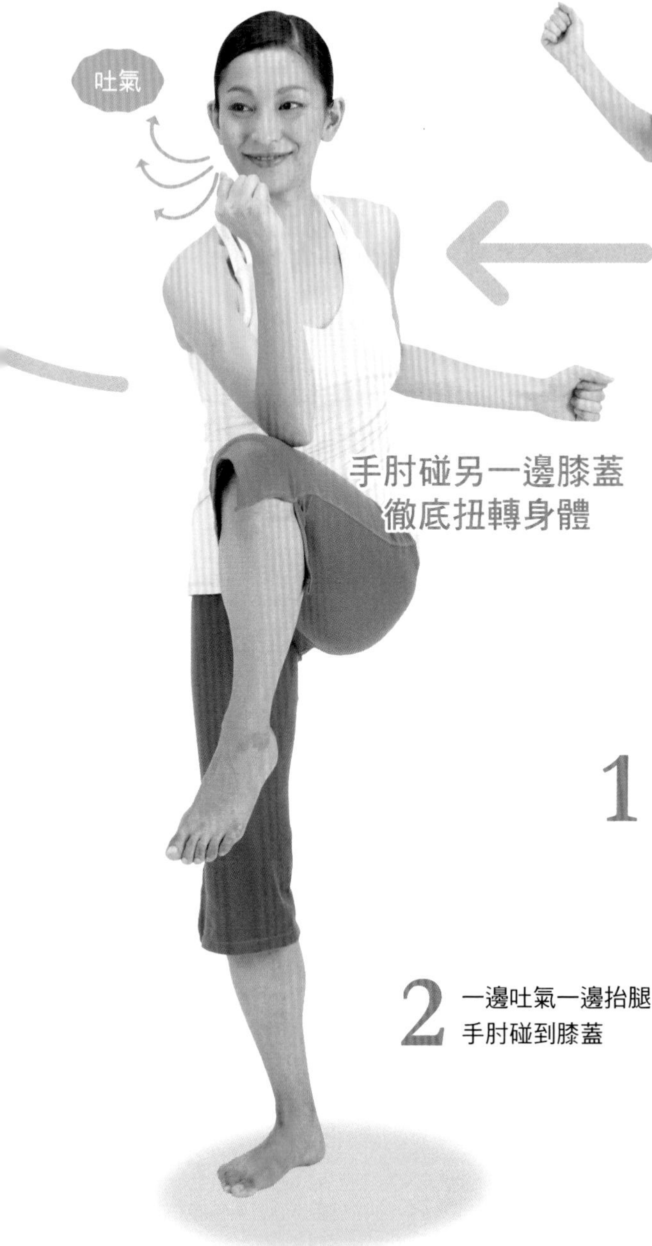

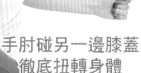

2 一邊吐氣一邊抬腿，盡量讓手肘碰到膝蓋

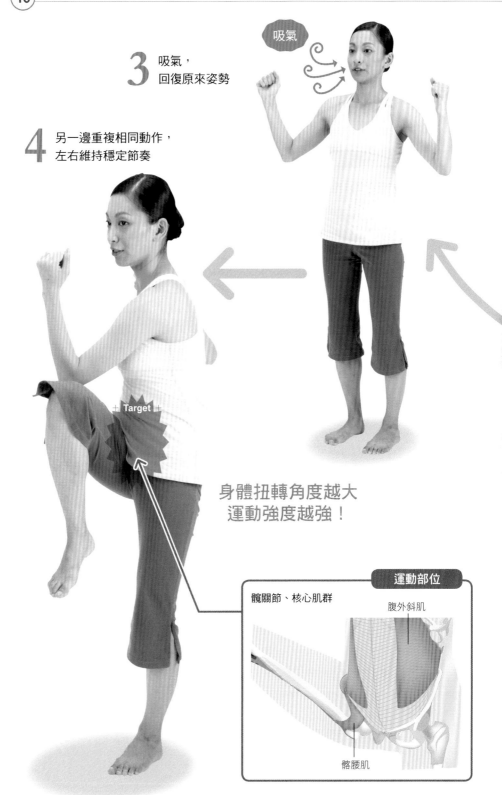

3 吸氣，
回復原來姿勢

4 另一邊重複相同動作，
左右維持穩定節奏

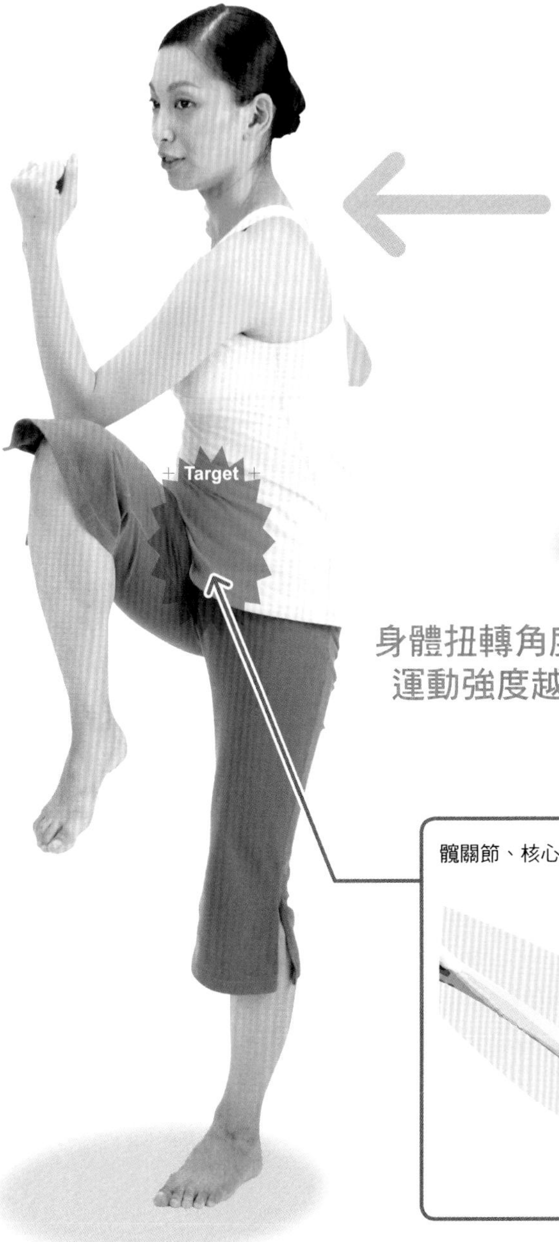

身體扭轉角度越大
運動強度越強！

運動部位

髖關節、核心肌群

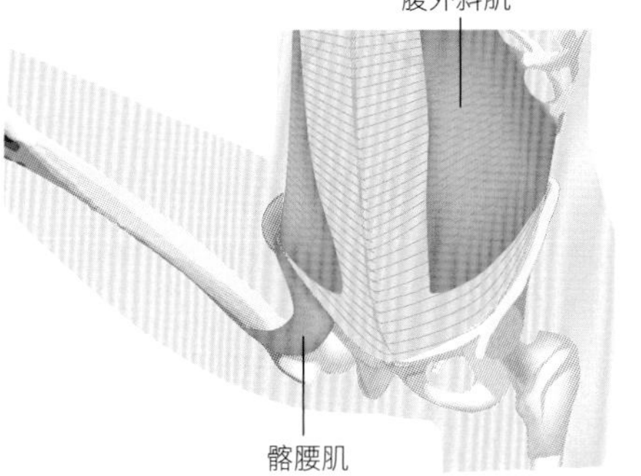

小腹凸出

改善運動❷

強化腹肌鍛鍊

運動
5~10
次

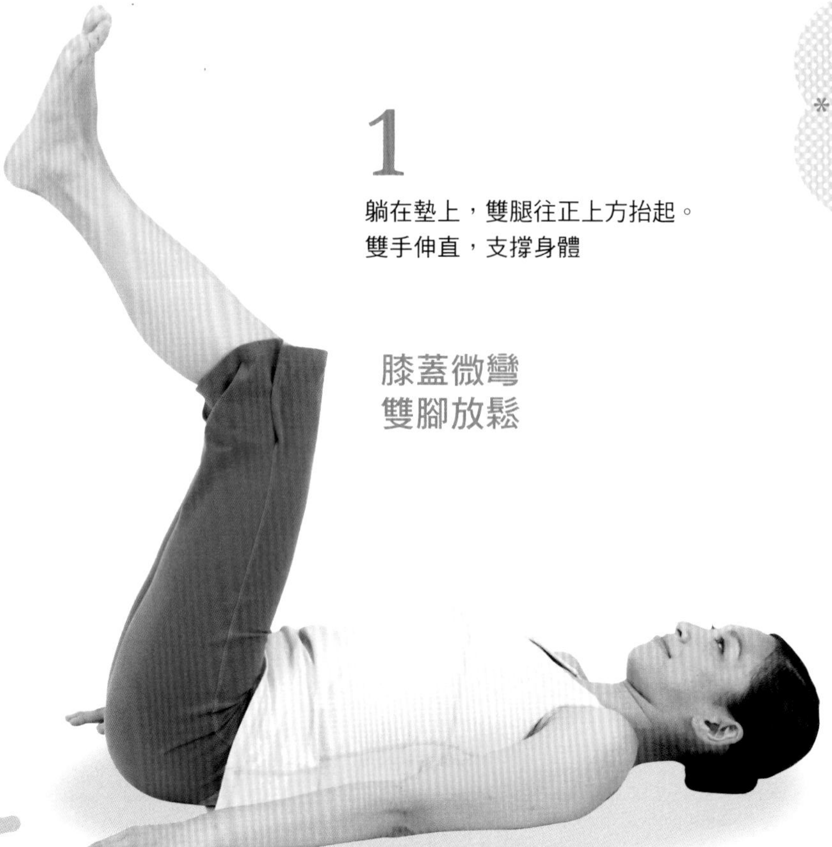

1

躺在墊上，雙腿往正上方抬起。
雙手伸直，支撐身體

15秒
拉筋操

這樣伸展也很有效！

側彎也能提升腹部
肌力▶109頁

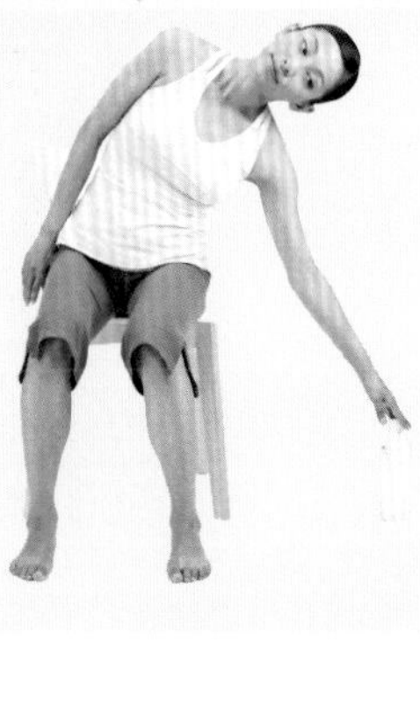

運動部位

腹直肌下半部

2

下腹部用力，腰部抬起，
維持姿勢5秒

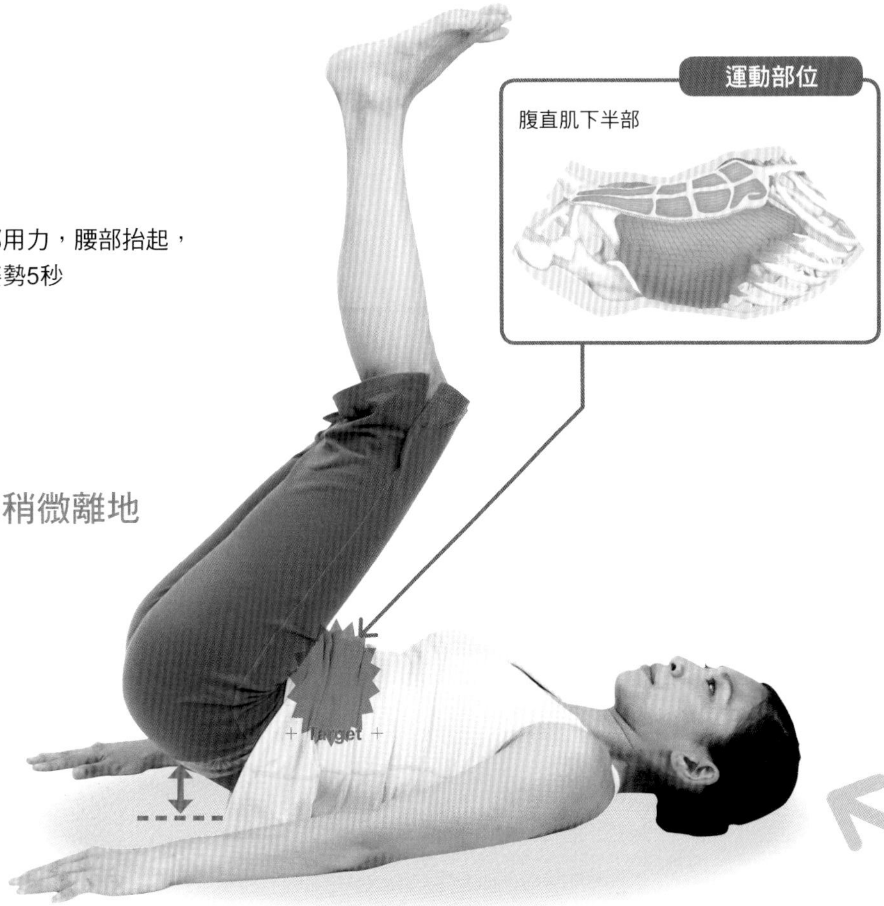

腰部稍微離地

3

維持腹部緊縮，慢慢放下
腰部。重複步驟2與3的
動作5～10次

放鬆讓腰部放下
會失去鍛鍊效果

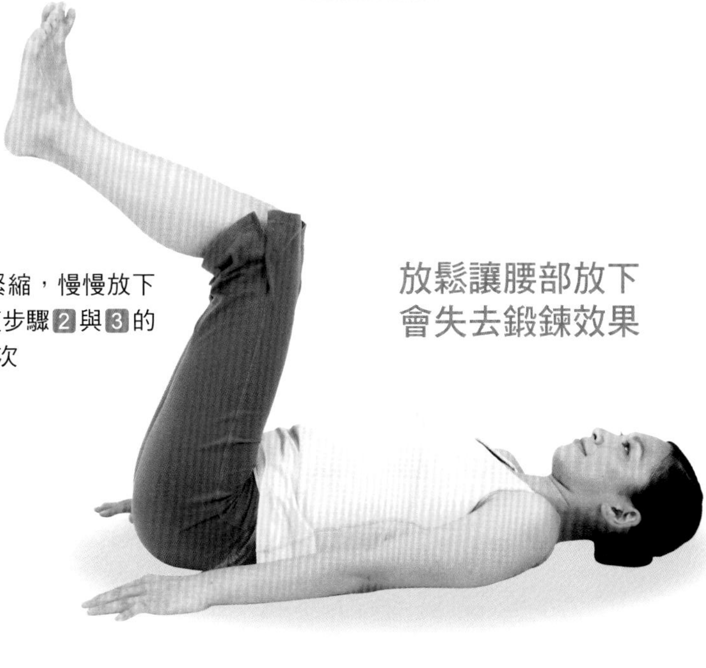

「易胖體質」

維持並增加肌肉量、提升基礎代謝

肥胖原因

攝取過多熱量、基礎代謝率下降

攝取熱量
「消耗・儲存」機制

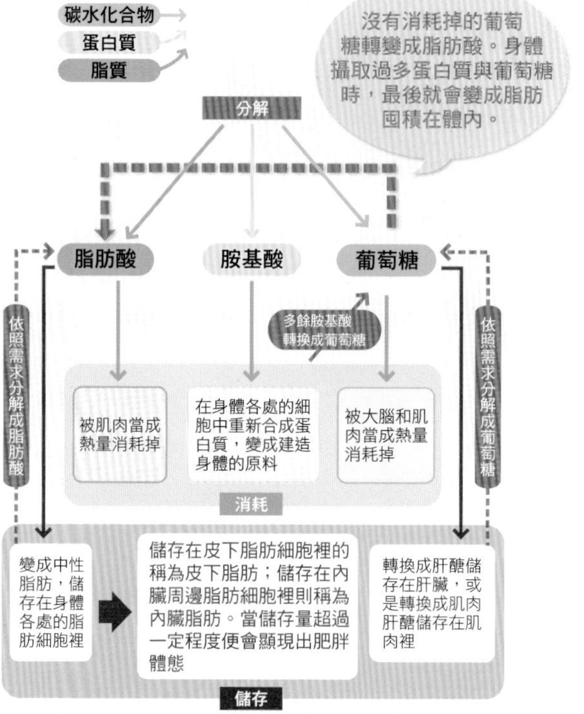

碳水化合物
蛋白質
脂質
沒有消耗掉的葡萄糖轉變成脂肪酸。身體攝取過多蛋白質與葡萄糖時，最後就會變成脂肪囤積在體內。
分解
脂肪酸
胺基酸
葡萄糖
多餘胺基酸轉換成葡萄糖
依照需求分解成脂肪酸
依照需求分解成葡萄糖
被肌肉當成熱量消耗掉
在身體各處的細胞中重新合成蛋白質，變成建造身體的原料
被大腦和肌肉當成熱量消耗掉
消耗
變成中性脂肪，儲存在身體各處的脂肪細胞裡
儲存在皮下脂肪細胞裡的稱為皮下脂肪；儲存在內臟周邊脂肪細胞裡則稱為內臟脂肪。當儲存量超過一定程度便會顯現出肥胖體態
轉換成肝醣儲存在肝臟，或是轉換成肌肉肝醣儲存在肌肉裡
儲存

易胖的原因是身體攝取的熱量超過消耗掉的熱量，換句話說，當過多熱量留存在體內，就會全部轉換成脂肪囤積下來。

基礎代謝是指維持生命所需的最低熱量，約占一天總消耗熱量的七成。基礎代謝大多是由肌肉所消耗，肌肉量越多，消耗掉的熱量也就越高。不過，**隨著年紀越大，肌肉開始衰退、肌肉量減少，因此基礎代謝率在二十歲左右到達高峰後便會逐漸下降**，這一點無論男女皆相同。

如果忽略基礎代謝率會隨著年齡增長而下降，加上長期不運動且不控制食量，就會導致攝取熱量過高，出現肥胖體態。

維持肌肉量、提升基礎代謝率

改善方法

勤於鍛鍊大型肌肉

鍛鍊胸大肌、背闊肌等體幹肌肉，或股四頭肌、臀大肌等下半身肌肉，即可維持肌肉量，提升基礎代謝率。

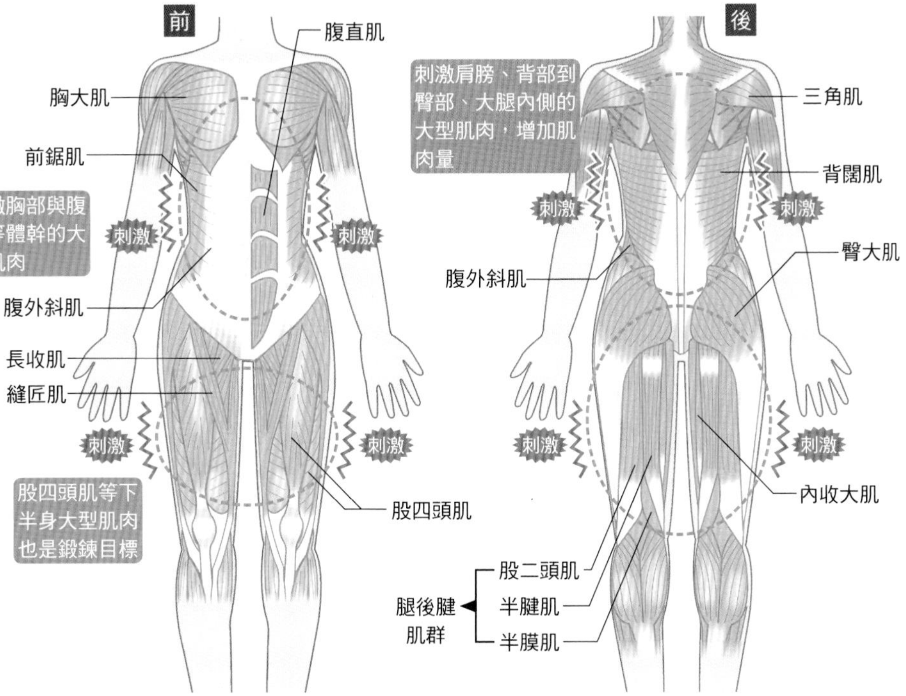
刺激胸部與腹部等體幹的大型肌肉

打造不發胖的體質沒有特效藥，唯有慢慢轉換成容易燃燒脂肪的體質，才能達成目標。

第一步請先維持或增加全身的肌肉量，保持或提高現有的基礎代謝率。接著再利用走路等有氧運動，**或是鍛鍊體幹的大型肌肉提高代謝**。接下來介紹的「橋式變化肌力操」，能有效運用到體幹所有肌肉，可說是最好的燃脂運動（▼參照118頁）。

第二步則是要在日常生活中，提高基礎代謝率之外的熱量消耗率。例如，**在家看電視時不要坐在沙發上，而是坐在抗力球上看電視**（▼參照119頁），便能大幅增加消耗掉的熱量。趁著廣告時間縮小腹刺激腹橫肌，也是很好的方法。無論如何，在生活中主動創造活動肌肉消耗熱量的機會，就能改善易胖體質。

橋式變化肌力操

運動 30 秒

俯臥橋式運動

1 雙肘雙腳著地，撐起身體

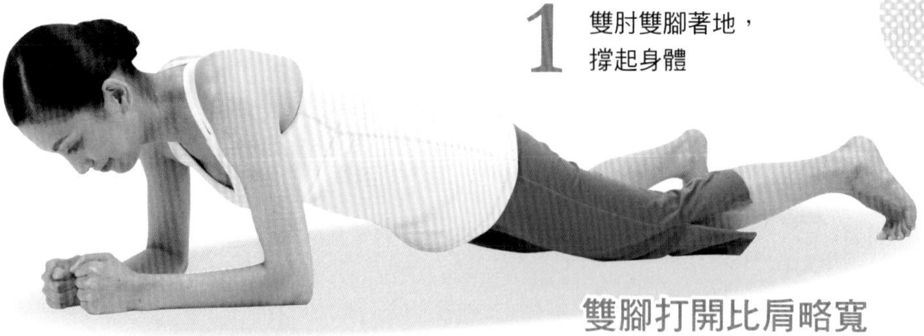

雙腳打開比肩略寬

雙手放在臉部下方

2 腹肌用力，雙膝離地，維持約30秒。接著膝蓋慢慢碰地，回復原來姿勢

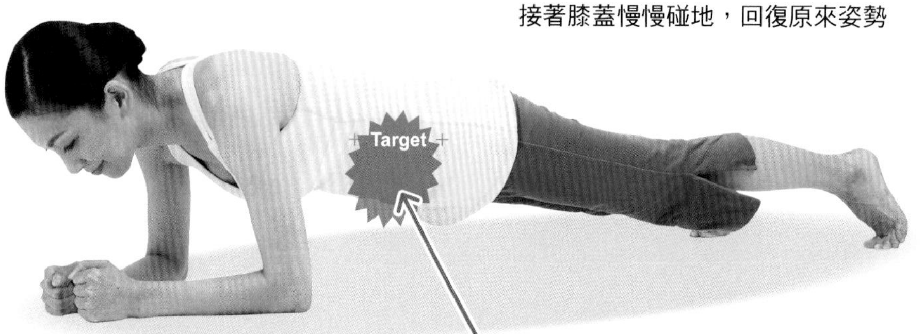

以手肘與腳尖支撐全身

運動部位

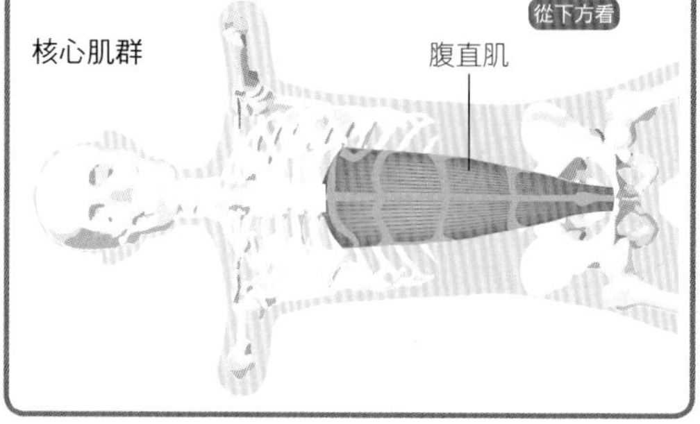

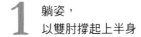

後仰橋式運動

1 躺姿，
以雙肘撐起上半身

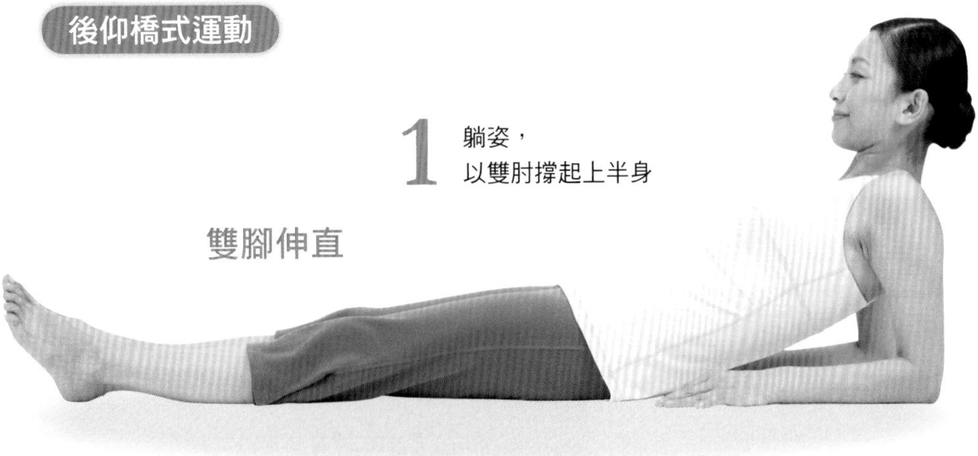
雙腳伸直

2 背部用力，臀部離地。維持約
30秒後，再回復原來姿勢

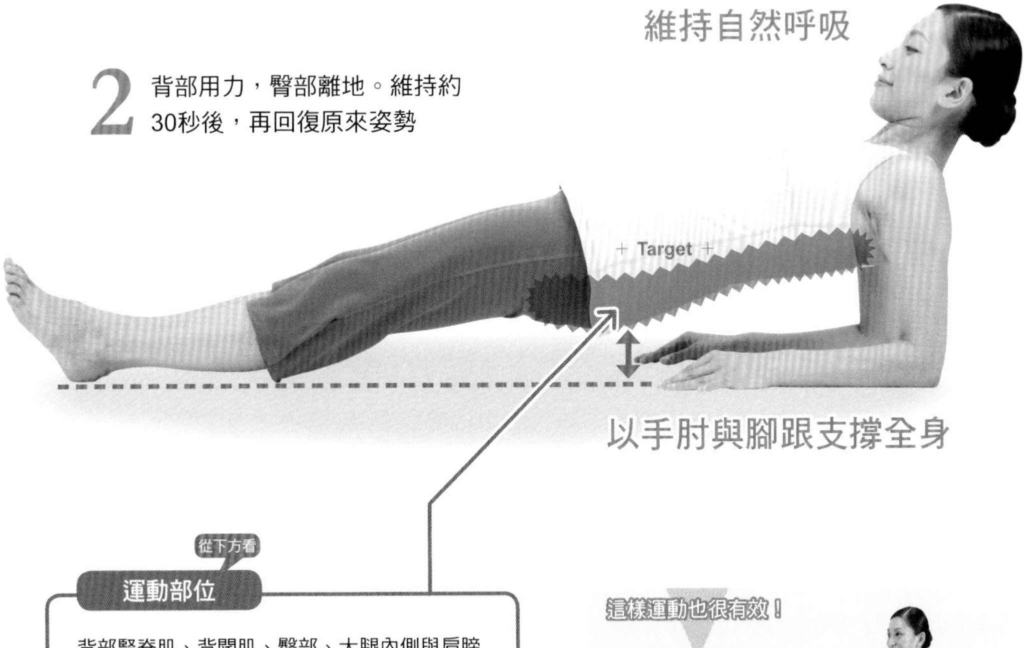
維持自然呼吸
Target
以手肘與腳跟支撐全身

從下方看

運動部位

背部豎脊肌、背闊肌、臀部、大腿內側與肩膀

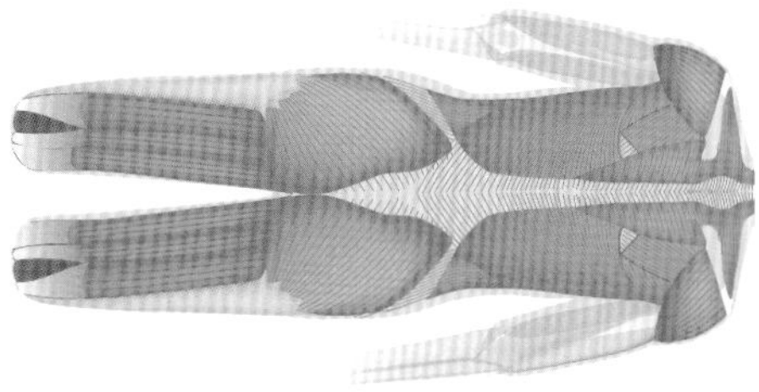

這樣運動也很有效！

坐在抗力球上，用腹肌與背肌保持平衡，就能有效鍛鍊全身肌肉。以這個姿勢看電視或休息，即可在日常生活中鍛鍊肌肉。

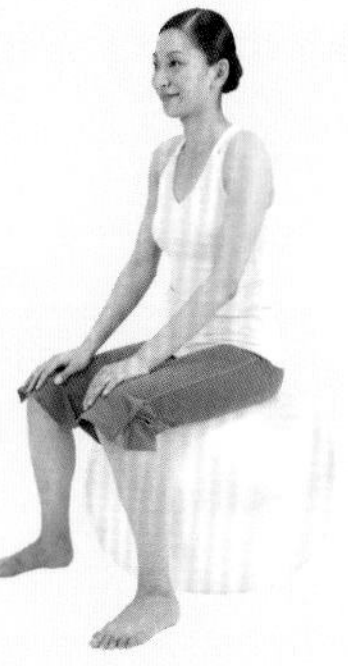

▶參照120頁的抗力球運動方式

抗力球橋式肌力操

用抗力球做118頁的「俯臥橋式運動」。慢慢移動不只能支撐身體，還能在過程中鍛鍊穩定體幹的肌肉。

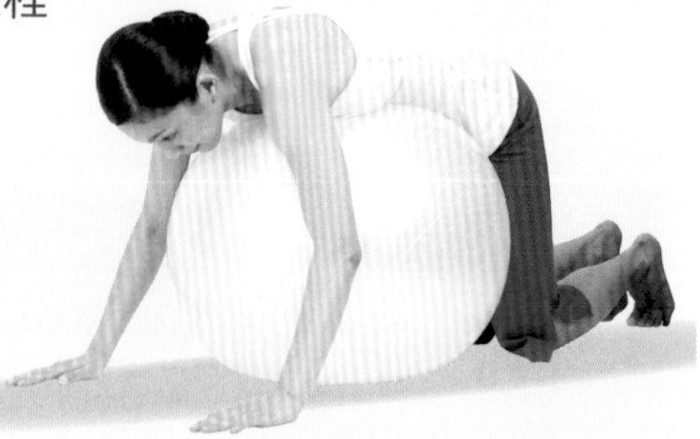

1

跪在墊上，將抗力球放在腹部下方。

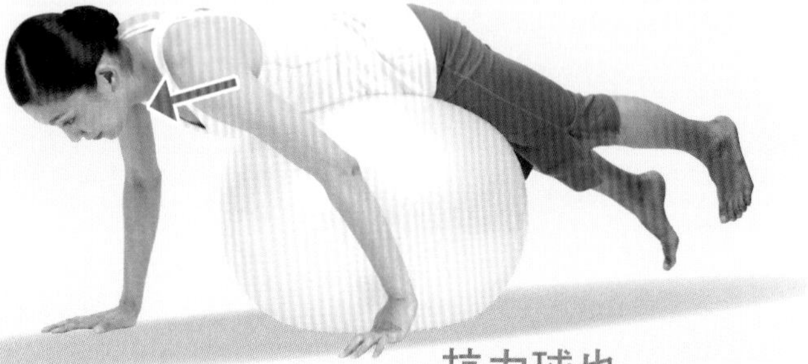

2

雙腳抬起，雙手撐地，像推車般地將身體往前推出

抗力球也慢慢往後移動

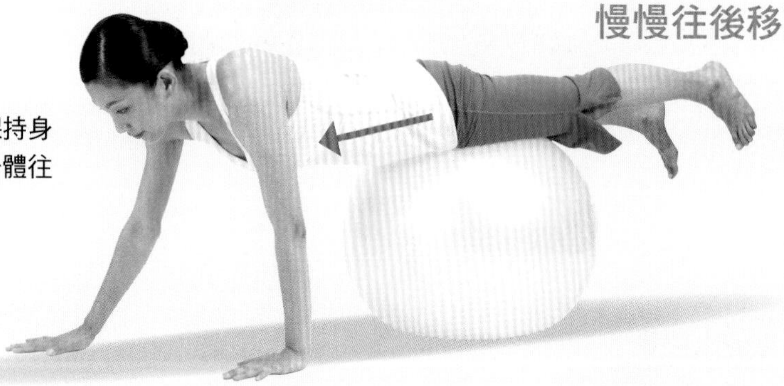

3

腹肌用力，保持身體平衡，將身體往前推

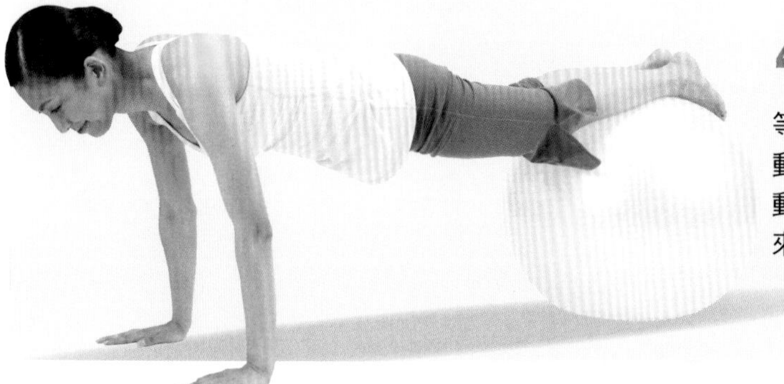

4

等抗力球移至腳踝便停止動作。接著再往後方移動，回到步驟1的姿勢，來回重複做5次。

易胖體質

改善運動❶

縮腹走路燃脂法

1天30分以上

縮小腹可刺激腹肌，比一般走路方式消耗的熱量更多，還能鍛鍊姿勢肌。剛開始可設定短期目標，例如從辦公室走到洗手間，習慣後再慢慢拉長運動時間。

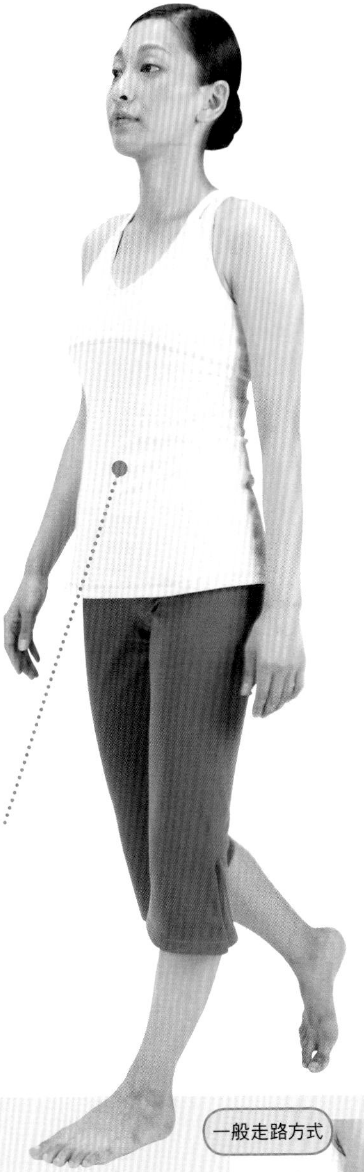

走路同時縮小腹

縮腹走路的好處

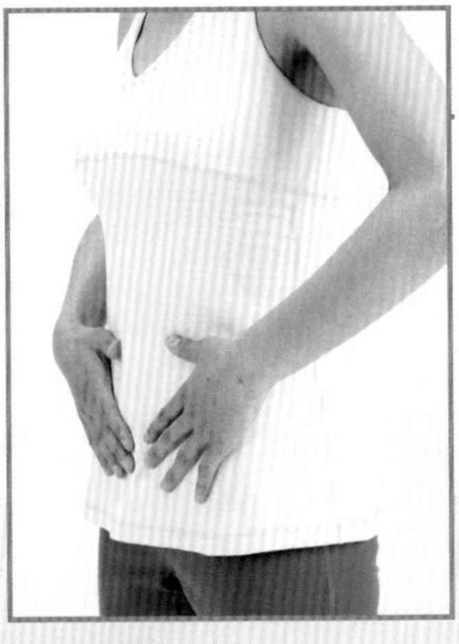

一石三鳥的瘦身效果！

- 增加全身的熱量消耗
- 鍛鍊腹橫肌等肌肉，維持良好體態
- 養成縮腹加壓的習慣，提升體幹肌力

一般走路方式

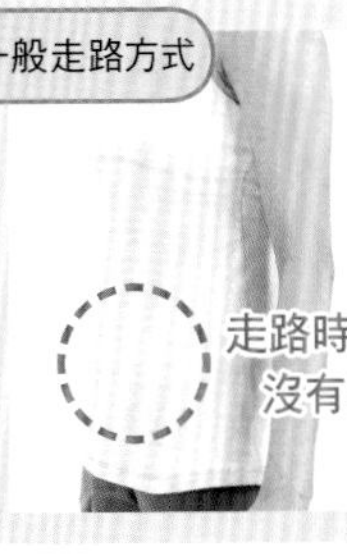

走路時「腹肌放鬆」沒有鍛鍊效果！

下身水腫

收縮小腿肌肉，促進靜脈血液循環

水腫原因

應該往上回流的靜脈血液囤積在腿部引起水腫

靜脈血流遲滯，使細胞間積水

由於下半身的位置比心臟低，靜脈必須對抗重力將血液往上運送，因此很容易循環不良。

正常的靜脈

靜脈血流順暢時，儘管從血液萃取的水分還是會漏到血管外，但絕大多數都能順利排出體外。

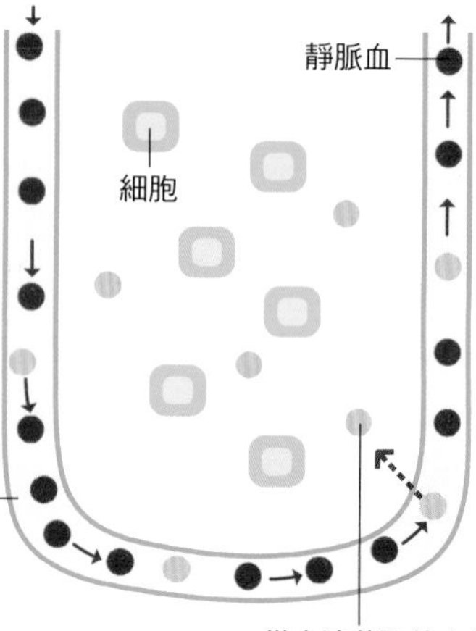

還是有部分水分外漏，囤積在細胞之間

停滯的靜脈

靜脈血流若因重力出現遲滯狀態，原本從血液萃取的水分就會漏到血管外，大量水分導致水腫。

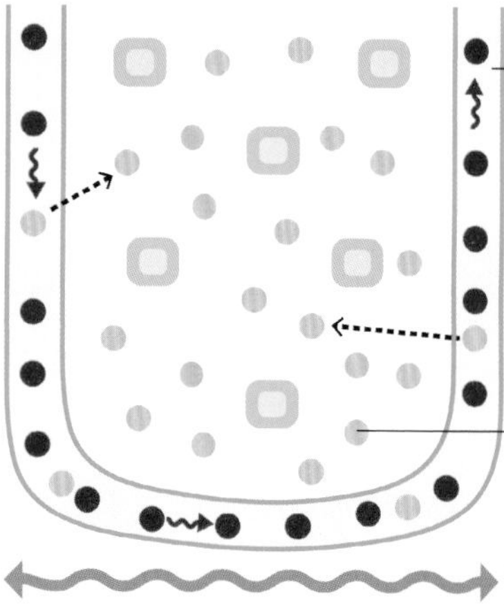
靜脈
血液循環變差，使得水分漏到血管外。
與上圖相較，細胞之間積水膨脹，出現水腫症狀。

從心臟運送出來的血液透過動脈，將氧氣送到全身細胞。接著回收二氧化碳等老廢物質，再經由靜脈送回心臟。

值得注意的是，由於靜脈不像動脈有心臟幫浦作用協助運送血液，再加上下半身位置比心臟低，靜脈血流必須對抗重力往上運送。運送時間越長，雙腿血液越容易遲滯，最後從血液萃取的水分會受重力影響漏到血管外，囤積在細胞之間的空隙引起水腫。

●這也是水腫原因●

心臟和腎臟疾病都會導致雙腿水腫，出現慢性水腫症狀時，請務必到專業的醫療機關就醫治療。此外，攝取過多鹽分或黃體生成素分泌異常，也容易引起水腫。

訓練下肢肌力促進腿部血液循環

改善方法

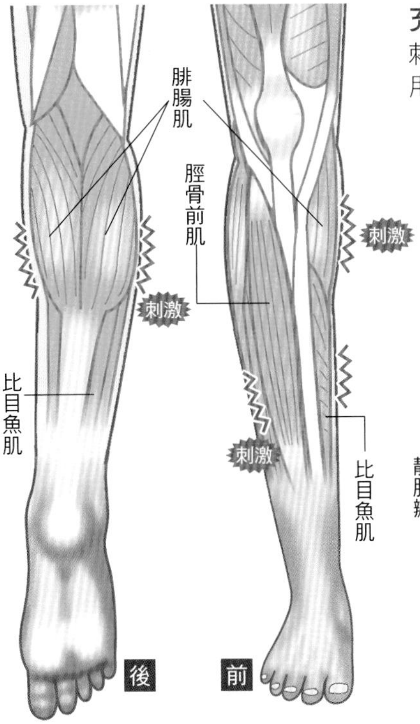

充分活動脛骨與小腿肚

刺激靜脈四周的脛骨與小腿肚肌肉，利用肌肉幫浦作用促進血液循環。

靜脈瓣的作用機制

收縮與弛緩時，上下瓣膜會不斷重複相反動作，避免血液逆流並將血液送出

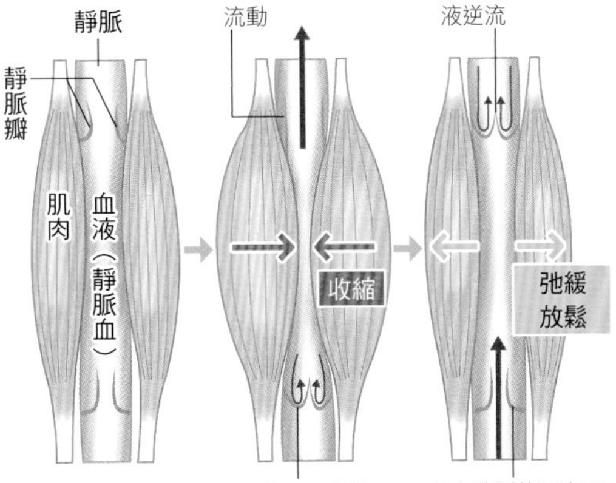
肌肉未使用的狀態
肌肉收縮時
利用收縮壓送出的血液打開靜脈瓣，往心臟方向流動
肌肉弛緩時
肌肉弛緩時，靜脈瓣會像原本一樣緊閉，避免血液逆流
收縮壓關閉靜脈瓣，避免血液逆流
肌肉弛緩使壓力下降，靜脈瓣打開，讓血液流入

靜脈血液必須對抗重力才能回到心臟，因此下半身的靜脈有一種可以避免血液逆流的構造，稱為「靜脈瓣」。當靜脈瓣充分發揮功能時，能維持順暢的靜脈血液循環，減輕雙腿水腫問題。

收縮放鬆靜脈四周的骨骼肌，利用外來的物理性壓力對靜脈加壓，可促進靜脈血液循環。這項功能稱為肌肉幫浦作用或擠乳作用，**藉由下肢肌肉規律的收縮弛緩動作，加強靜脈回流功能，進一步改善全身血液循環。**大家常說「小腿是第二個心臟」，原因就在於此。反過來說，長時間維持相同姿勢，會使肌肉幫浦作用難以發揮功效，雙腳容易出現水腫。

本書介紹的壓膝與踮腳運動十分簡單，只要利用規律的收縮弛緩動作，充分活動脛骨與小腿肚肌肉即可（▼參照126頁）。

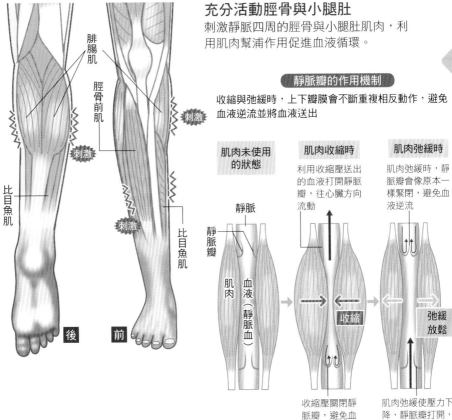

小腿伸展纖細操

蹲姿壓膝操

從後方看

運動部位

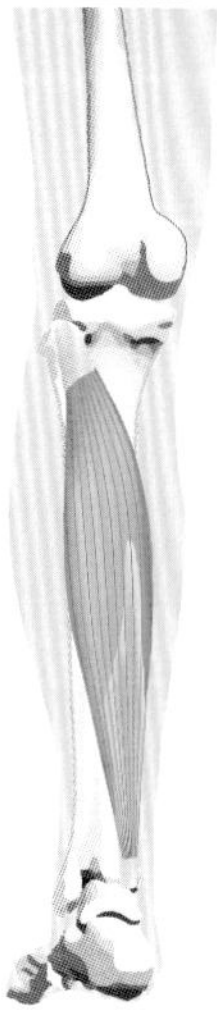
小腿肚比目魚肌

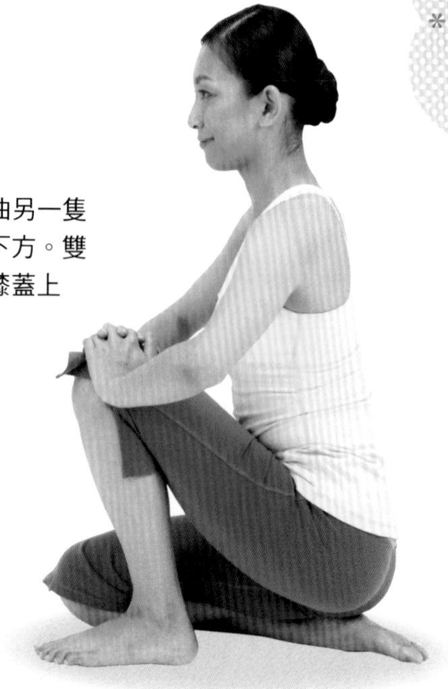

1

立起單膝，彎曲另一隻腿，放在臀部下方。雙手交疊，放在膝蓋上

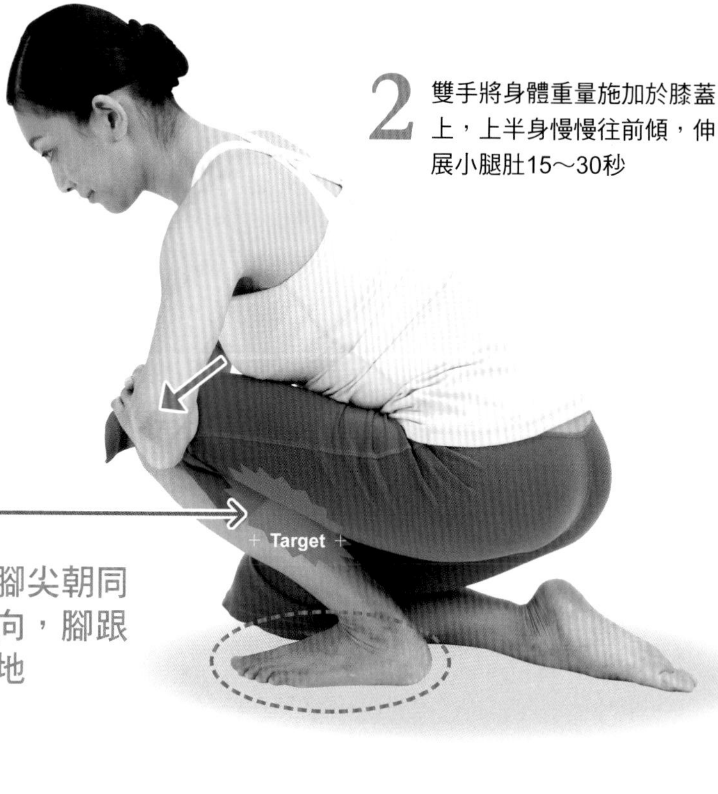
Target

2

雙手將身體重量施加於膝蓋上，上半身慢慢往前傾，伸展小腿肚15～30秒

伸展
15～30
秒

膝蓋和腳尖朝同一個方向，腳跟不可離地

撐地踮腳運動

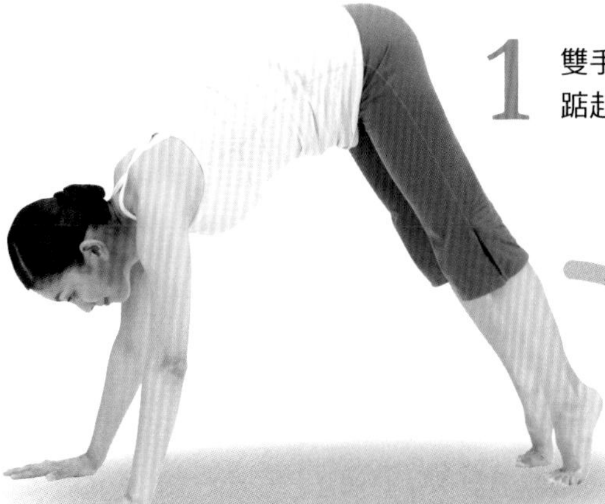

1 雙手打開撐地，雙腳腳尖踮起，身體離開地面

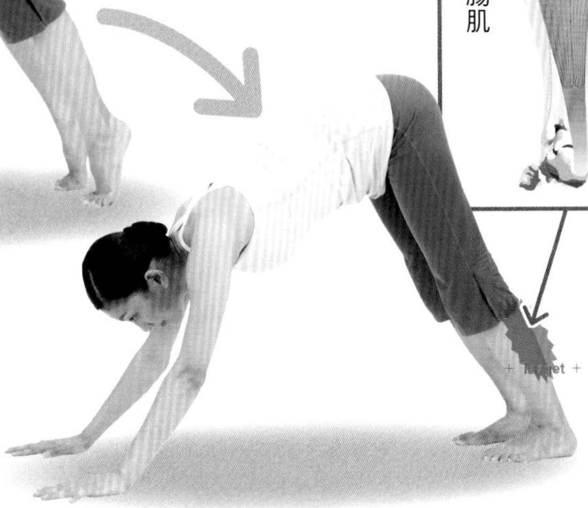

2 腳跟貼地，伸展小腿肚肌肉

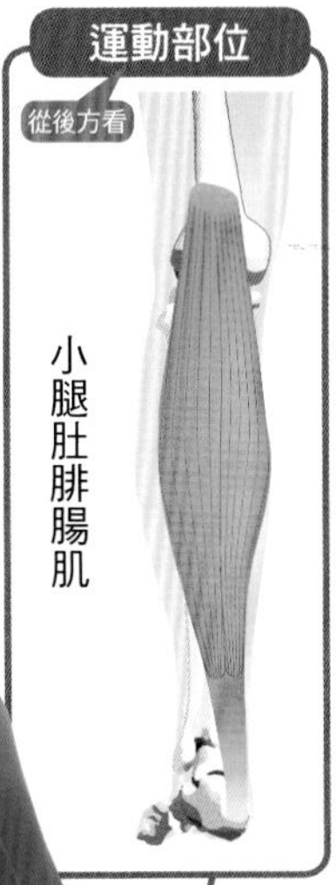

脛骨伸展腳踝操

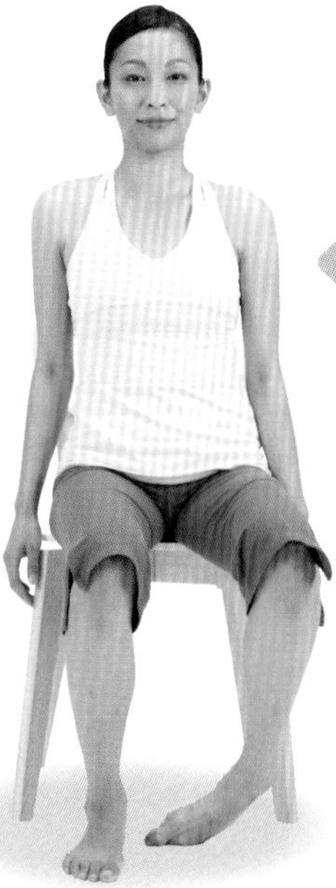

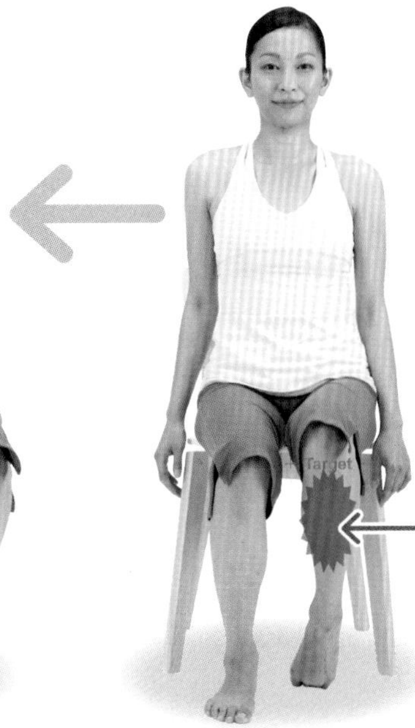

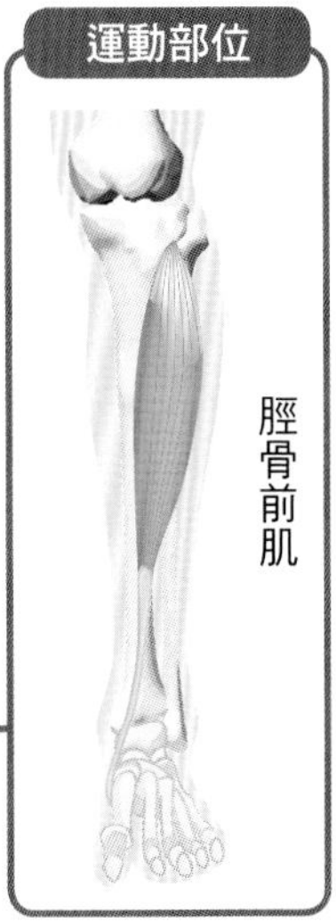

2 腳踝慢慢往旁邊彎，伸展脛骨側邊。左右重複相同動作

1 坐在椅子上，腳背往前壓，伸展脛骨前側15～30秒

坐姿腳尖韻律操

運動
15~20
次

1 淺淺坐在椅子上

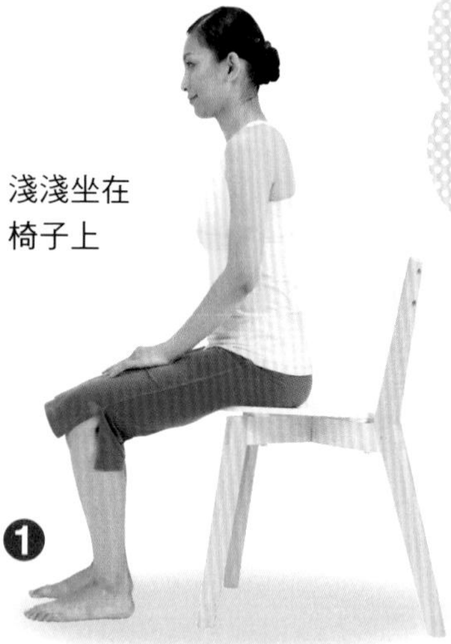

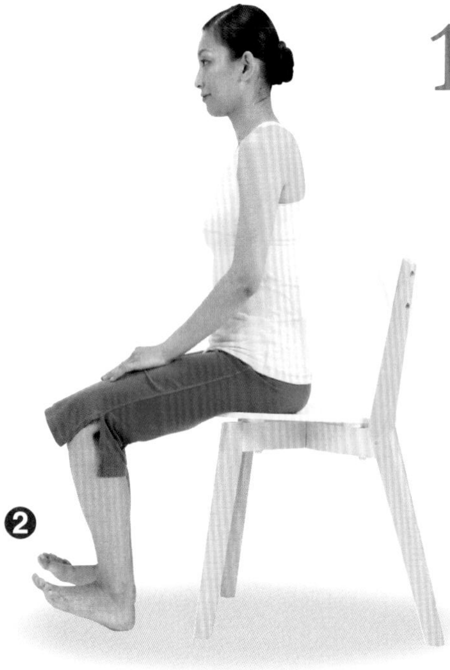

2 抬腳尖再恢復原有姿勢

3 踮腳尖再恢復原有姿勢

運動部位

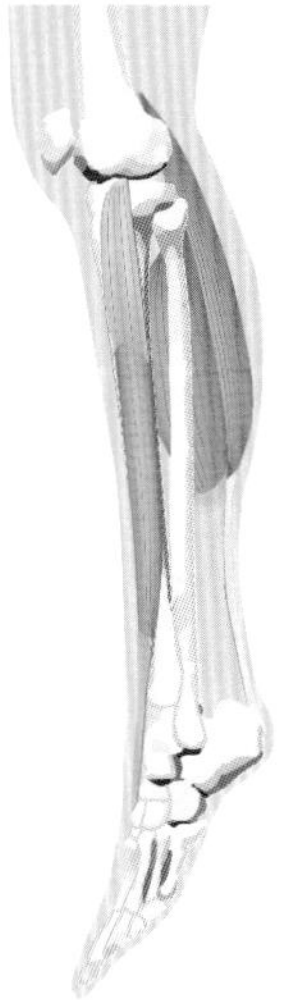

脛骨前肌、小腿肚腓腸肌

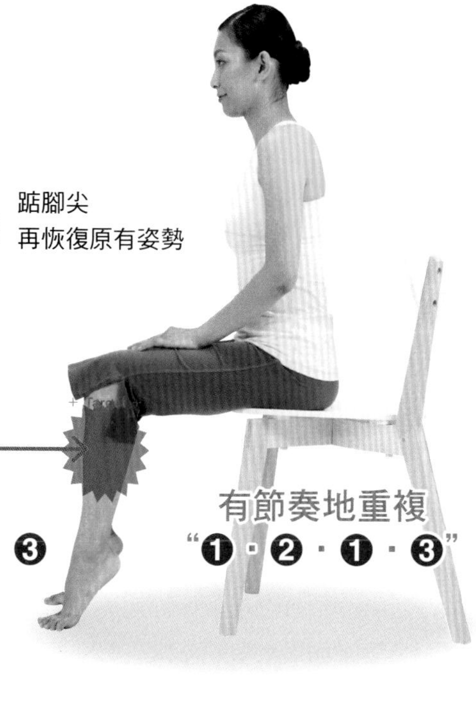

有節奏地重複
“❶・❷・❶・❸”

第4章

肌力抗老保健

六大老化病症自癒操

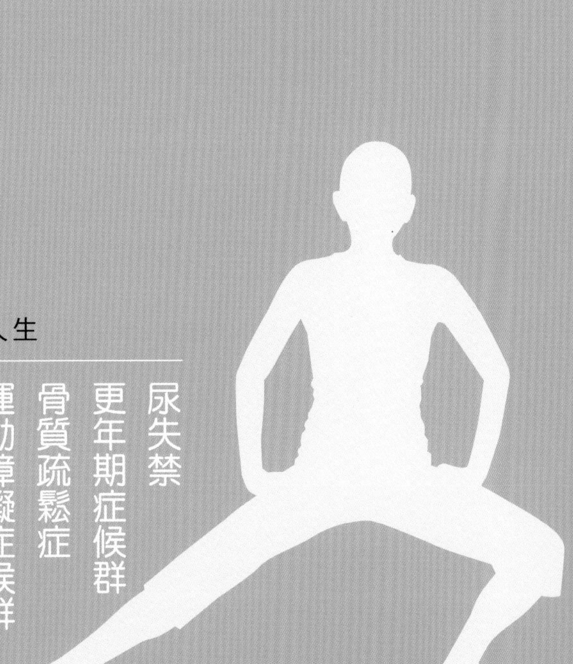

做好完善準備，迎接熟齡樂活人生

- 尿失禁
- 更年期症候群
- 骨質疏鬆症
- 運動障礙症候群
- 糖尿病
- 疲勞・倦怠

尿失禁

提升骨盆底肌群的肌力，預防漏尿問題

發病原因

肛門的骨盆底肌群無力 無法順利收縮尿道、陰道

主要的骨盆底肌群

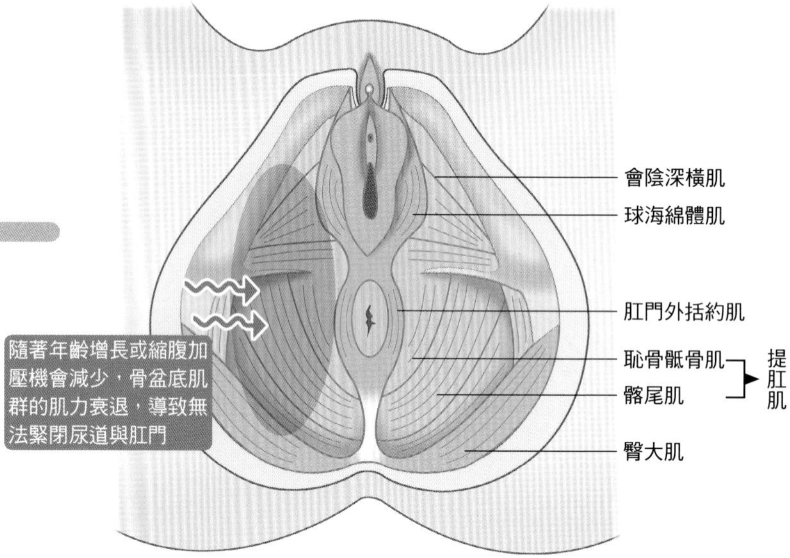
會陰深橫肌
球海綿體肌
肛門外括約肌
恥骨骶骨肌
髂尾肌
提肛肌
臀大肌
隨著年齡增長或縮腹加壓機會減少，骨盆底肌群的肌力衰退，導致無法緊閉尿道與肛門

年齡增長與減少縮腹，導致骨盆肌力衰退

骨盆底肌群聚集於陰道與肛門附近，像吊床一樣支撐著子宮與膀胱，同時還具有緊縮尿道和肛門的功能。

除了精神上的切迫性尿失禁，因咳嗽、起身動作而引起的漏尿問題，其他漏尿症狀幾乎都起因於骨盆底肌群的肌力衰退。

骨盆底肌群位於骨盆底部，支撐膀胱、直腸與子宮，避免這些器官下垂；**也負責緊縮尿道、陰道與肛門，一旦肌力衰退就容易出現漏尿或頻尿的症狀。**

由於骨盆底肌群平時不會刻意使用，刺激機會較少，經常隨著年齡增長與縮腹機會減少而肌力衰退。日常生活中，只有排便時下腹部會用力增加腹壓，以及憋尿、收縮陰道時會使用到骨盆底肌群。

鍛鍊腹橫肌、大腿內側與骨盆底肌

改善方法

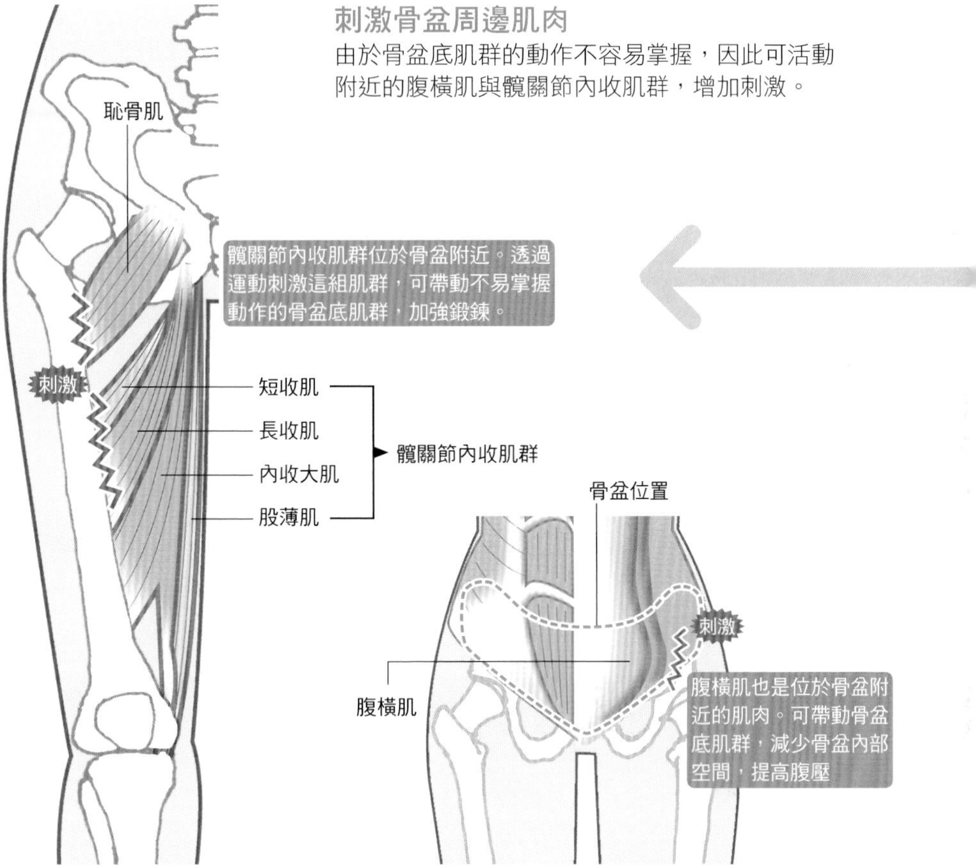
刺激骨盆周邊肌肉
由於骨盆底肌群的動作不容易掌握，因此可活動附近的腹橫肌與髖關節內收肌群，增加刺激。
恥骨肌
髖關節內收肌群位於骨盆附近。透過運動刺激這組肌群，可帶動不易掌握動作的骨盆底肌群，加強鍛鍊。
刺激
短收肌
長收肌
內收大肌
股薄肌
髖關節內收肌群
骨盆位置
刺激
腹橫肌
腹橫肌也是位於骨盆附近的肌肉。可帶動骨盆底肌群，減少骨盆內部空間，提高腹壓

從事提升骨盆底肌群肌力的運動，可以改善漏尿症狀。**由於骨盆底肌群的動作不易掌握，運動時可針對周邊肌肉進行鍛鍊，就能增強骨盆肌力。**下頁將介紹鍛鍊腹橫肌與髖關節內收肌群，並收縮骨盆底肌群的運動。

第一項運動是坐在椅子上，將肚臍和恥骨之間的下腹部往內縮。透過這項運動，掌握骨盆底肌群往上拉提的感覺（▼參照130頁）。

第二項運動是跨坐在抗力球上，想像以大腿夾住抗力球。這項運動可用內收肌與腹橫肌帶動骨盆底肌群，增加刺激。

骨盆底肌群就像一張吊床支撐著身體底部，從事上述運動時，只要**想像將肌群「用力往上拉提」，或「從前後與下方壓迫，縮小骨盆內部空間增強腹壓」**即可。

縮腹骨盆肌力操

5~10次
5~10秒
每天
做10回

1 椅子坐淺一點，收縮骨盆底肌群
想像「縮肛、排尿時停止動作」的感覺

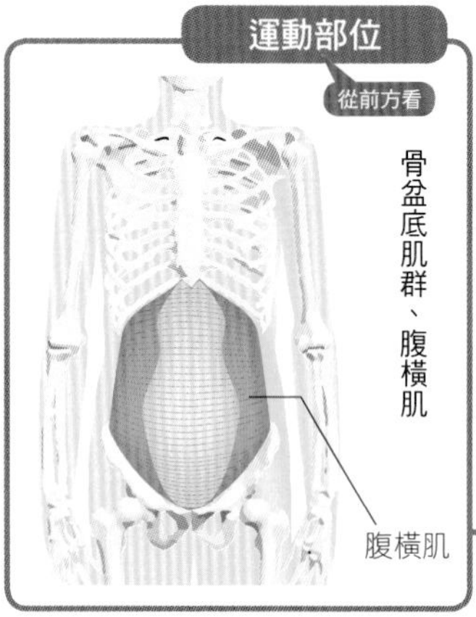
運動部位
從前方看
骨盆底肌群、腹橫肌
腹橫肌

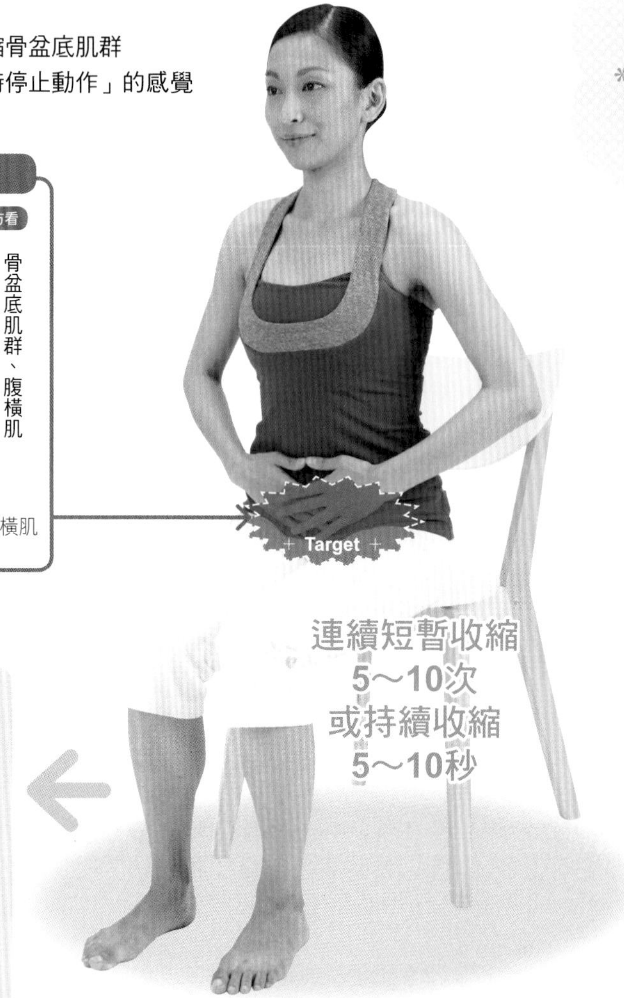
Target
連續短暫收縮
5~10次
或持續收縮
5~10秒

站姿縮腹

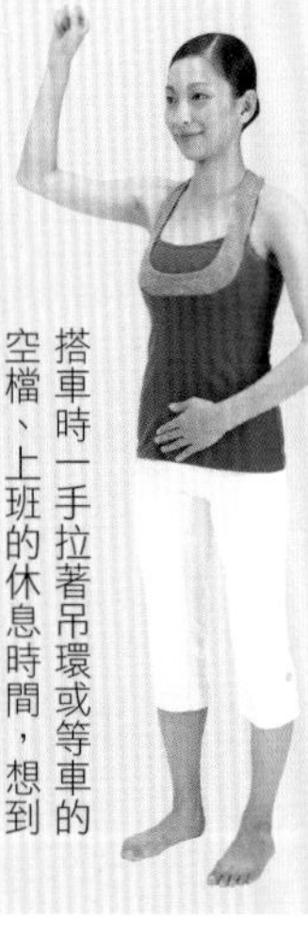

搭車時一手拉著吊環或等車的空檔、上班的休息時間，想到就能縮腹

變換姿勢
縮腹效果更好

趴姿縮腹

四肢著地趴著
也可以做

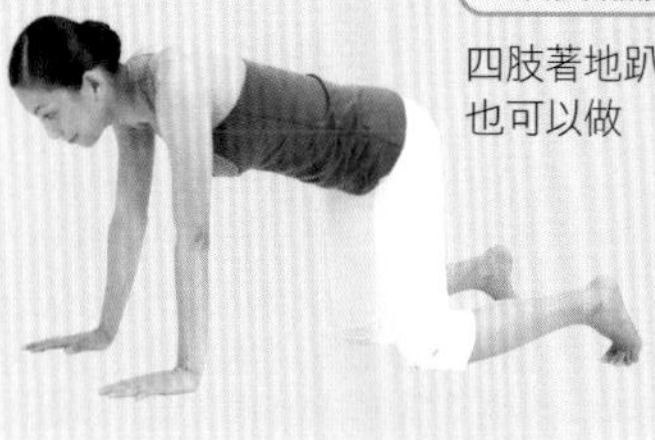

仰躺縮腹

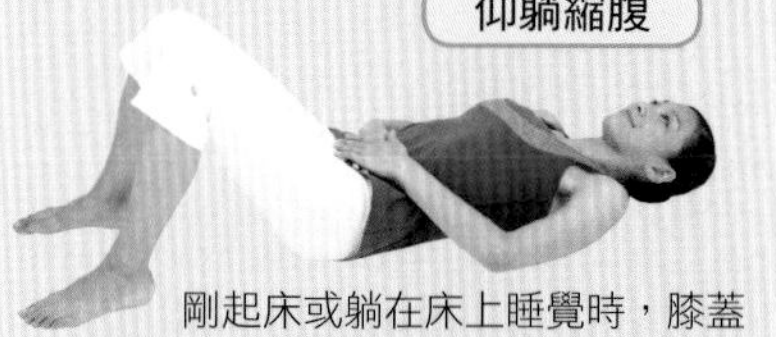

剛起床或躺在床上睡覺時，膝蓋彎成90度。甚至刷牙時或下廚時都能用力縮腹

尿失禁
預防・改善
運動❷

坐姿夾球大腿運動

運動 5～10 次

1 雙腿跨坐在抗力球上

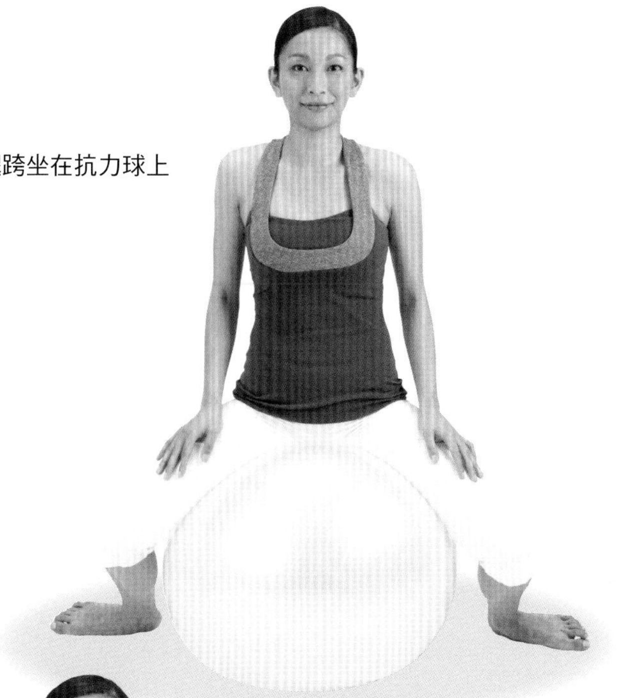

2
緊縮大腿內側與下腹部，大腿用力夾抗力球。維持3秒後，恢復原有姿勢

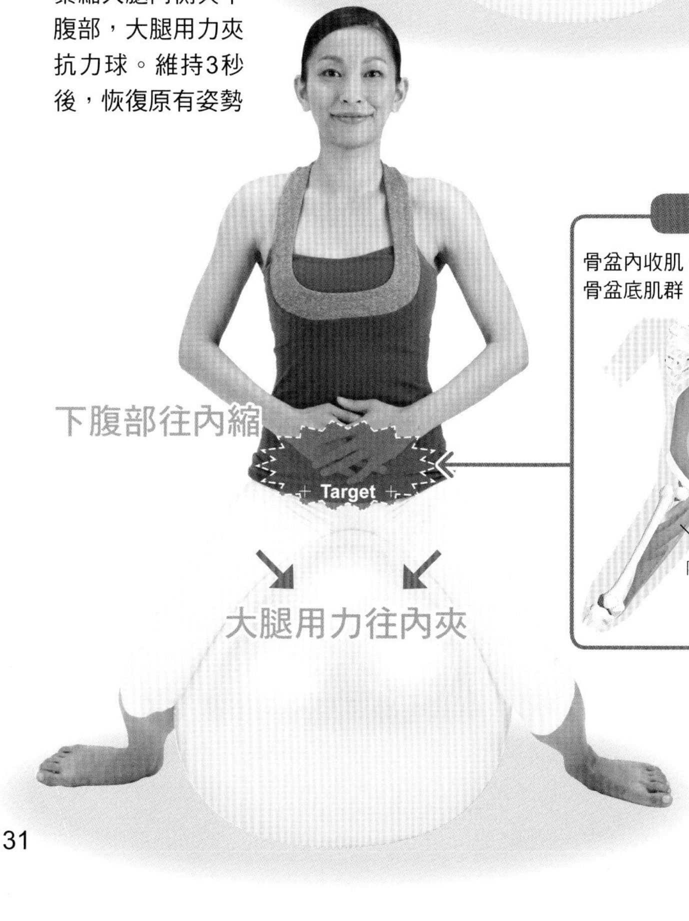
下腹部往內縮
Target
大腿用力往內夾

運動部位

骨盆內收肌、腹橫肌、骨盆底肌群

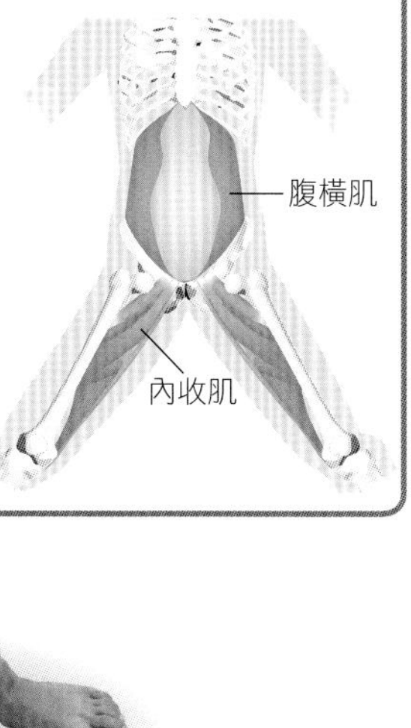
腹橫肌
內收肌

更年期症候群

利用興趣和運動消除壓力

不適原因

女性荷爾蒙減少，自律神經失調

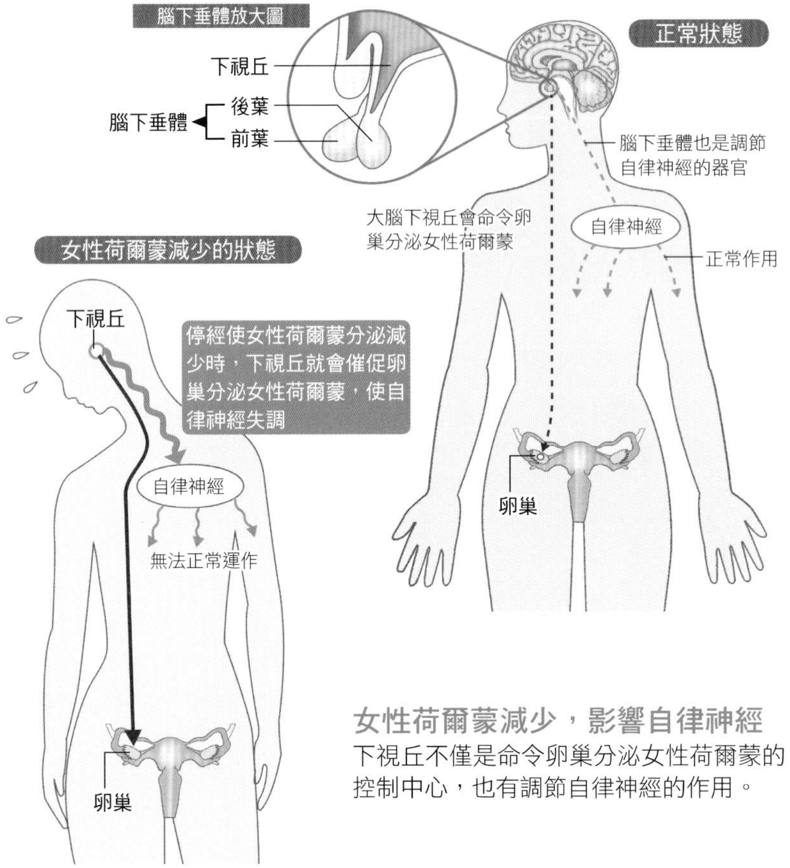
腦下垂體放大圖
下視丘
腦下垂體
後葉
前葉
正常狀態
腦下垂體也是調節自律神經的器官
大腦下視丘會命令卵巢分泌女性荷爾蒙
自律神經
正常作用
卵巢
女性荷爾蒙減少的狀態
下視丘
停經使女性荷爾蒙分泌減少時，下視丘就會催促卵巢分泌女性荷爾蒙，使自律神經失調
自律神經
無法正常運作
卵巢

女性荷爾蒙減少，影響自律神經
下視丘不僅是命令卵巢分泌女性荷爾蒙的控制中心，也有調節自律神經的作用。

更年期是指女性停經前後五年的時間（平均約四十五～五十五歲）。**卵巢功能會隨著年齡增長衰退，導致女性荷爾蒙減少，這種狀態會影響身心，引發各種症狀。**

大腦下視丘分泌的促卵泡激素會發出指令，控制卵巢分泌女性荷爾蒙（雌激素）。

下視丘也是自律神經調節中樞，停經使女性荷爾蒙減少時，下視丘會極力催促荷爾蒙分泌，使自律神經失調，引發更年期常見的症狀，包括焦慮不安、頭暈、失眠、倦怠、憂鬱等情緒反應。

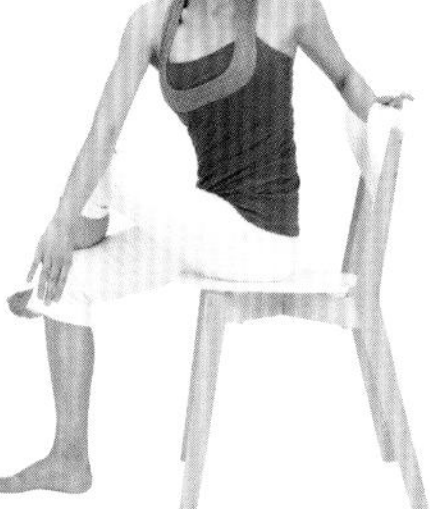

用運動調節自律神經 轉移注意力，重振身心狀態

改善方法

女性荷爾蒙的變化

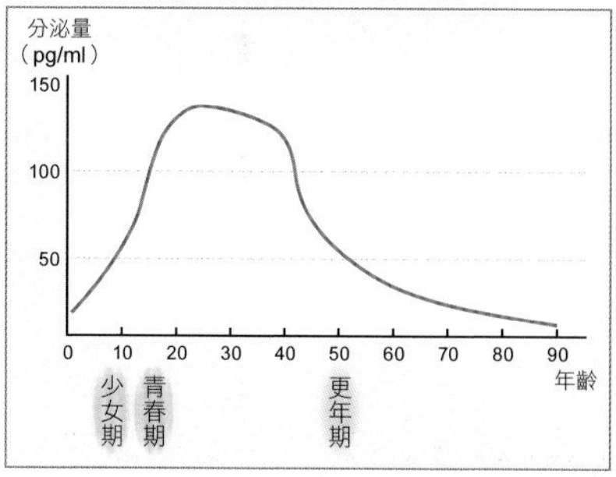
分泌量
（pg/ml）
150
100
50
0
10
20
30
40
50
60
70
80
90
年齡
少女期
青春期
更年期

女性荷爾蒙的分泌量從青春期開始增加，進入二十、三十歲的高峰期之後，卵巢功能在四十歲左右開始衰退，女性荷爾蒙分泌量也日益降低。

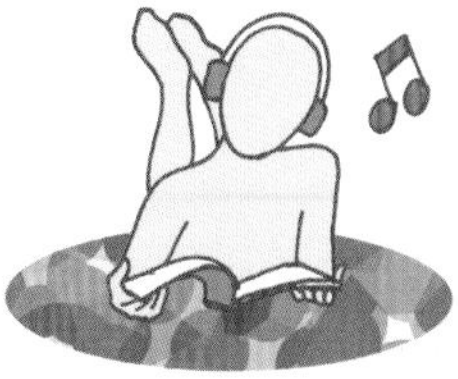

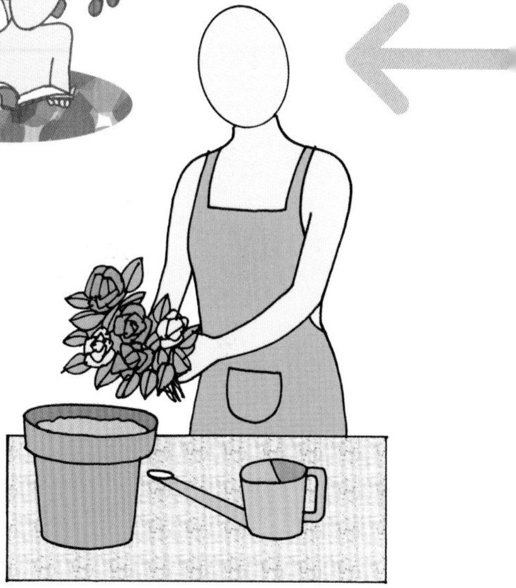

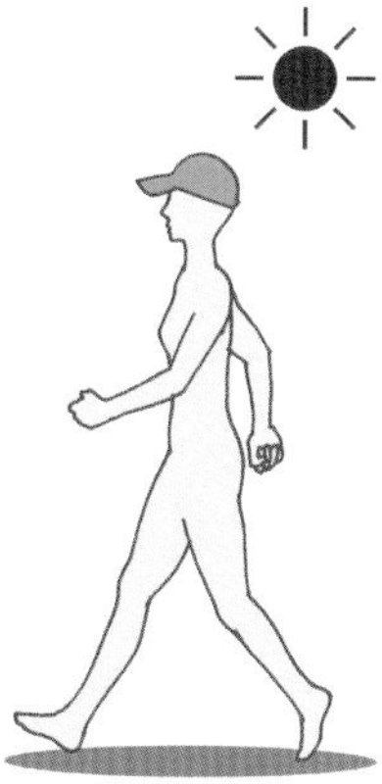

運動不只對身體好，還能改善心理狀態。大步走路是最容易做到的日常運動。

多運動、做自己喜歡的事

運動與興趣能讓人暫時忘卻眼前煩惱，雖然時間很短暫，但對更年期女性來說是很重要的休養時光。運動可以提升體力，許多年長女性不願意走出戶外，這種生活模式會讓更年期以後的身體無法活動自如，一定要多加小心。

針對更年期症狀，醫生會因應病患狀況，開立鎮定劑、雌激素改善，或是利用心理療法輔助治療。除此之外，也會指導正確飲食、適度休養並搭配運動，幫助患者打造健康的身體。**運動的目的不在於消除現有症狀，而是「轉移目標」，不要每天想著自己有多不舒服，才能重振身心。**透過活動身體，能夠維持與增強體力、改善食慾不振、培養積極樂觀的態度，達到穩定精神狀態的目標。

接下來介紹的伸展操能活動體幹的大型肌肉，發揮極佳的振奮效果。坐在地上立起膝蓋或坐在椅子上扭轉身體，可以活動臀部的大型肌肉（臀大肌）、刺激腰部肌肉（▼參照134頁）。除此之外，走路加大步伐、加快走路速度，在戶外從事有氧運動也是很不錯的選擇。

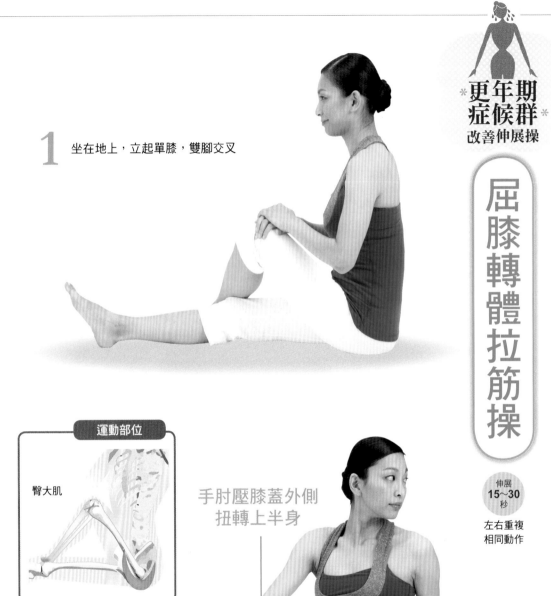

屈膝轉體拉筋操

伸展
15～30
秒

左右重複
相同動作

1 坐在地上，立起單膝，雙腳交叉

運動部位

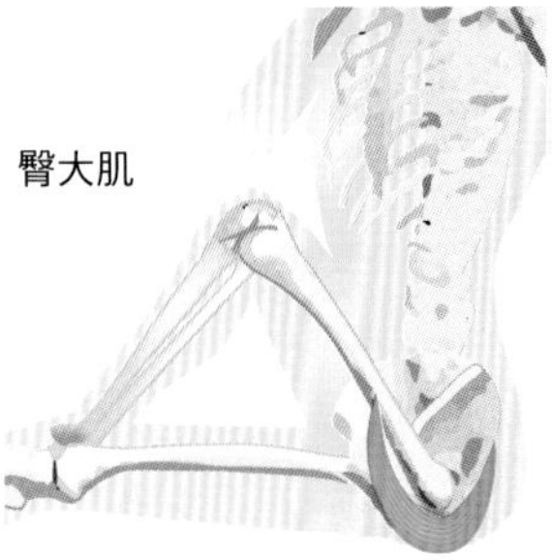

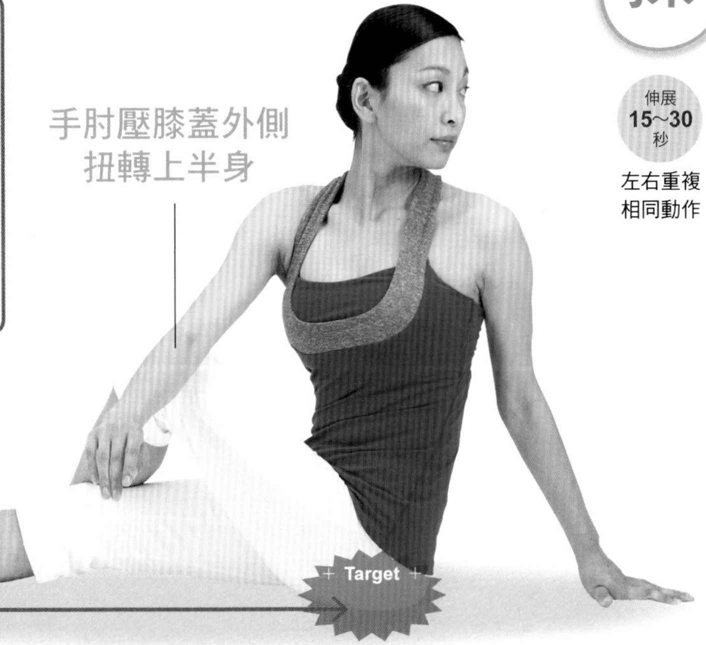

2 立起單膝，以手肘壓膝蓋外側，慢慢轉動上半身
另一隻手放在後方支撐身體，維持15～30秒

變化伸展操

以扭腰伸展操為基礎，變化其他運動方法。可從這三項伸展操中，選擇適合自己的運動。不管哪個伸展操都能充分鍛鍊臀部與背部大型肌肉。

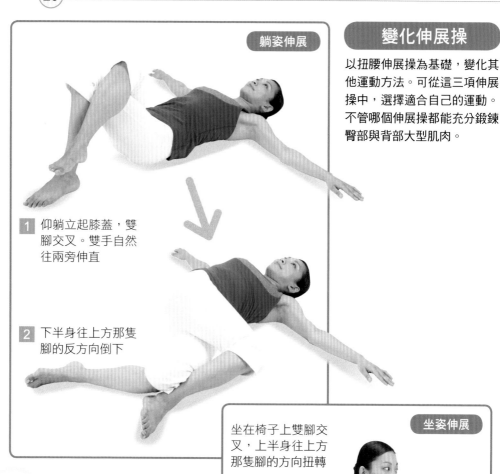

躺姿伸展

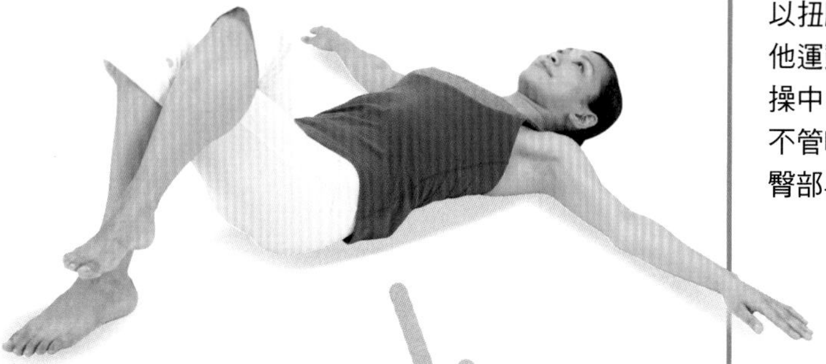

1 仰躺立起膝蓋，雙腳交叉。雙手自然往兩旁伸直

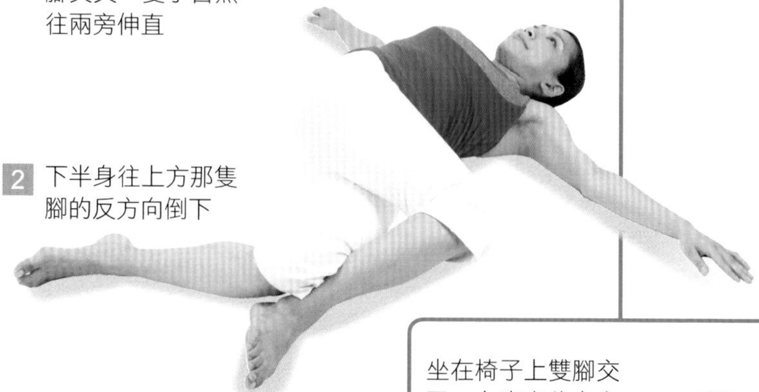

2 下半身往上方那隻腳的反方向倒下

坐姿伸展

坐在椅子上雙腳交叉，上半身往上方那隻腳的方向扭轉

手肘壓膝蓋外側
扭轉上半身

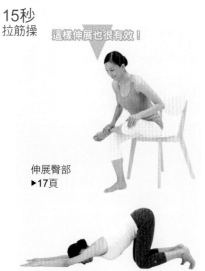

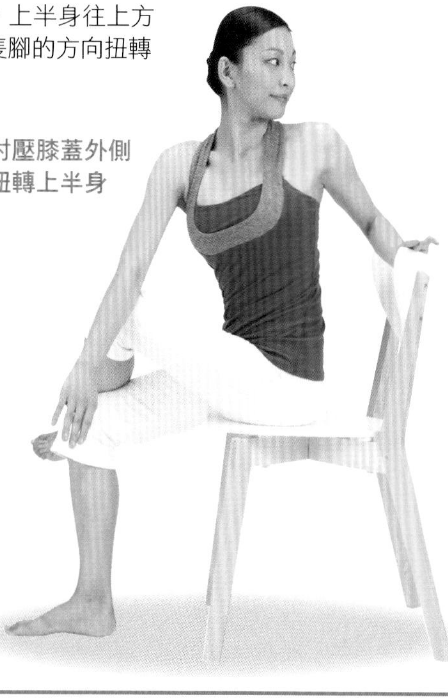

15秒
拉筋操

這樣伸展也很有效！

伸展臀部
▶17頁

伸展胸椎▶71頁

骨質疏鬆症

積極活動身體、刺激骨骼強健

形成原因

停經使女性荷爾蒙減少 激烈減肥導致營養不良

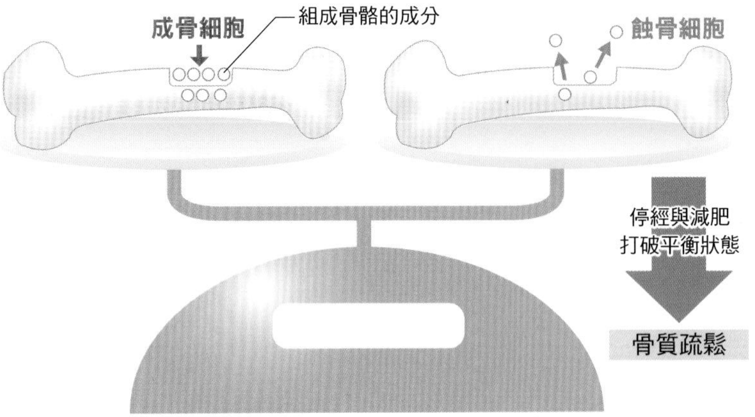
成骨細胞
組成骨骼的成分
蝕骨細胞
停經與減肥
打破平衡狀態
骨質疏鬆

停經與激烈減肥破壞骨骼平衡

骨骼由成骨細胞促進骨質形成，利用鈣質、膠原蛋白形成骨骼；同時也由蝕骨細胞進行骨質再吸收，從骨骼釋放出鈣質。健康的骨骼會維持兩者平衡，若因停經與減肥引起的營養不良打破平衡，骨骼就會日益崩壞，造成骨質疏鬆。

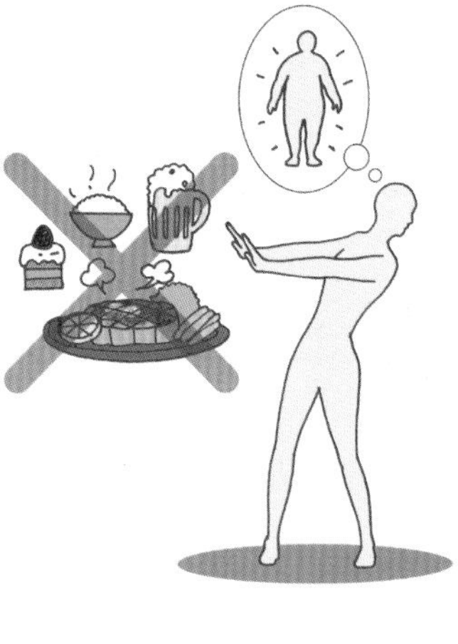

骨骼在形成的同時也會分解，維持一種動態平衡。女性荷爾蒙減少及營養素不足都會破壞這種平衡狀態，降低骨質強度，增加骨折的機率，並引發骨質疏鬆症。

女性的成年期骨質量的最高峰（顛峰骨質量）比男性低，骨骼強度也比較弱。女性荷爾蒙可以避免骨骼分解、促進骨質形成，不過停經後女性荷爾蒙便不再發揮作用，這也是停經婦女容易骨質疏鬆的主要原因。

此外，與男性相比，有很多女性**年輕時曾用激烈的方法減肥**，**使得骨質組成必需的鈣質、蛋白質、維他命D等營養素攝取不足**，也是一個不可忽視的問題。

攝取充足營養、運動活化骨骼

改善方法

攝取骨質形成的必要營養素

了解骨質形成需要的營養素，均衡攝取各種營養成分。

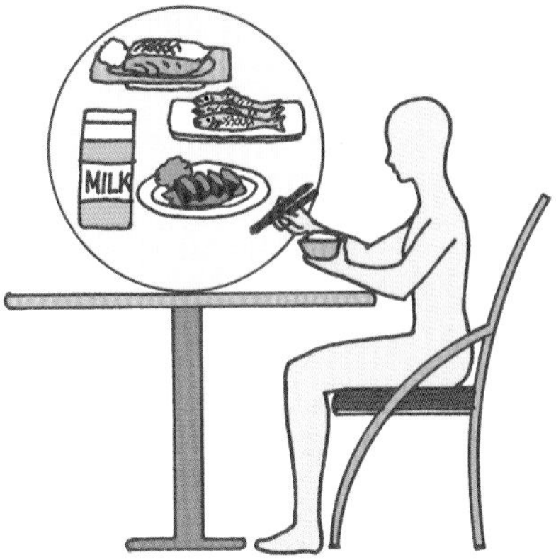

乳製品含有豐富鈣質；肉類則含有優質蛋白質。多吃乾香菇、沙丁魚乾或鮭魚可補充維他命D；菠菜的維他命K含量十分豐富。

移動重心刺激骨骼

活動時正確移動重心，有助於刺激骨骼。爬樓梯這類將重心施加在單邊腳上的動作，效果相當好，走路時加大步伐也很有效。

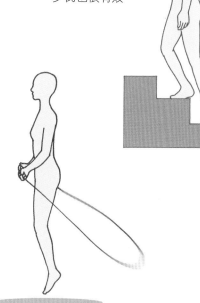

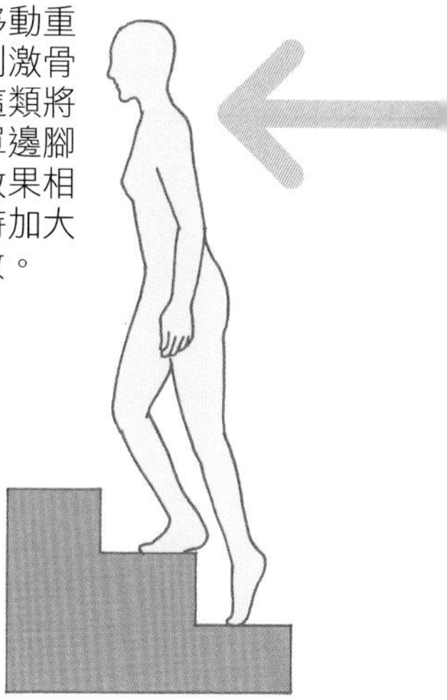

利用運動刺激骨骼

透過物理方式刺激骨骼可以促進骨質形成。基本上不局限任何運動，但給予骨骼強烈刺激的跳繩與跳躍動作效果最好。

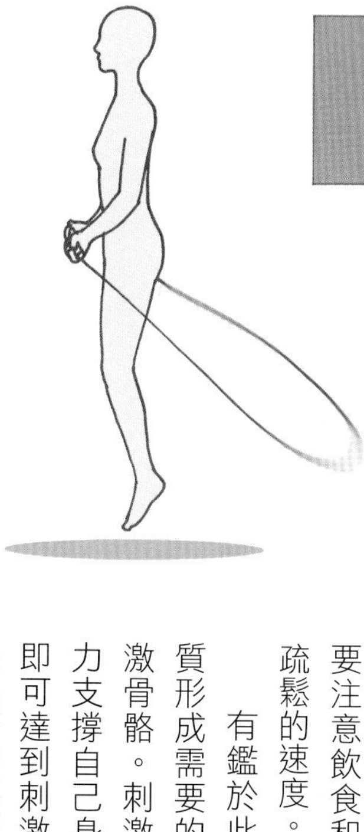

預防骨質疏鬆症最重要的關鍵是：要在年輕時維持高骨質量。每個人的骨質量都會隨著老化越來越低，這是無法避免的趨勢，不過只要注意飲食和運動，就能減緩骨質疏鬆的速度。

有鑑於此，平時應均衡攝取骨質形成需要的營養素，善用重力刺激骨骼。刺激骨骼就是利用地心引力支撐自己身體的重量，勤做運動即可達到刺激效果，跳躍與走路都是很好的運動。

醫生の健康建議

發病後果

隨著年齡增長，大腿骨折與脊椎骨折（脊骨）的風險越高。根據統計，骨折是老人看護比例最高的危害。

治療建議

現代醫療進步，只要早期接受治療就能控制得宜。根據預測＊日本罹患骨質疏鬆症的人數已超過一千一百萬人。

＊編註：根據資料顯示，台灣五十歲以上人口骨質疏鬆症比例，男性約23%，女性約41%。

單腳站立健骨操

運動
10～15
次

左右重複相同動作

1 用手扶著椅子單腳站立，習慣之後再慢慢放開手站立、增加運動強度

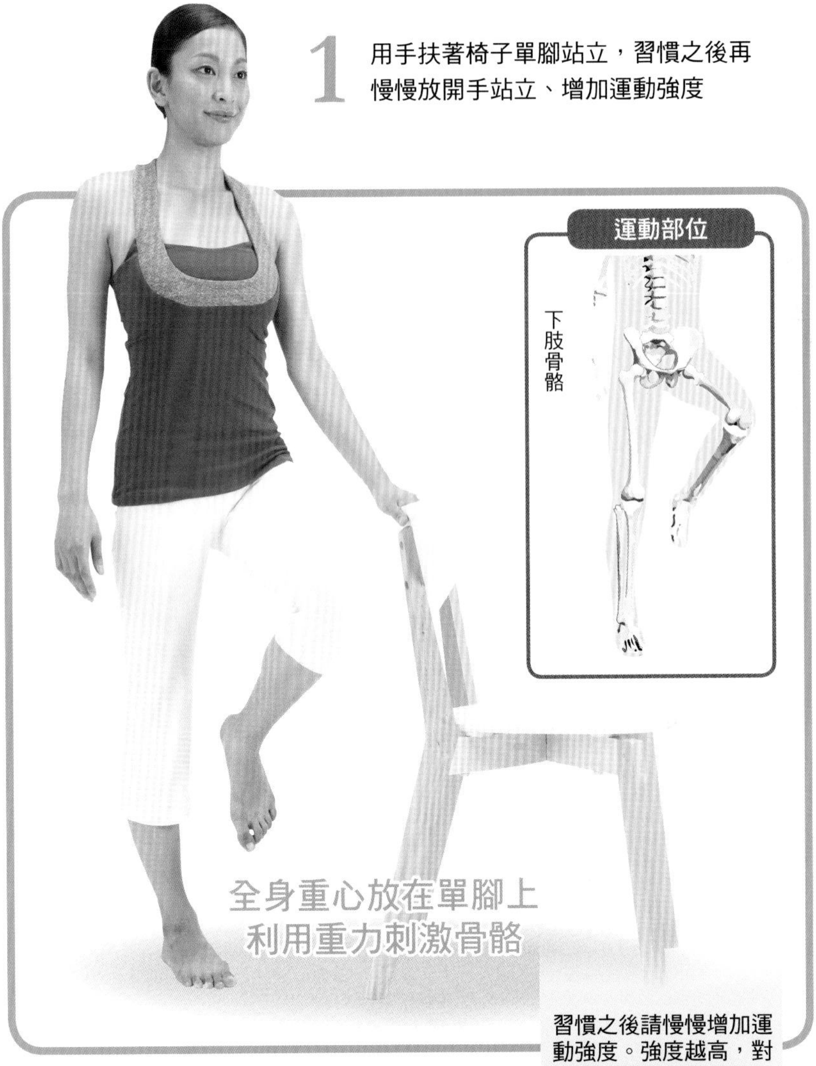
全身重心放在單腳上
利用重力刺激骨骼
運動部位
下肢骨骼

習慣之後請慢慢增加運動強度。強度越高，對骨骼的刺激就越大

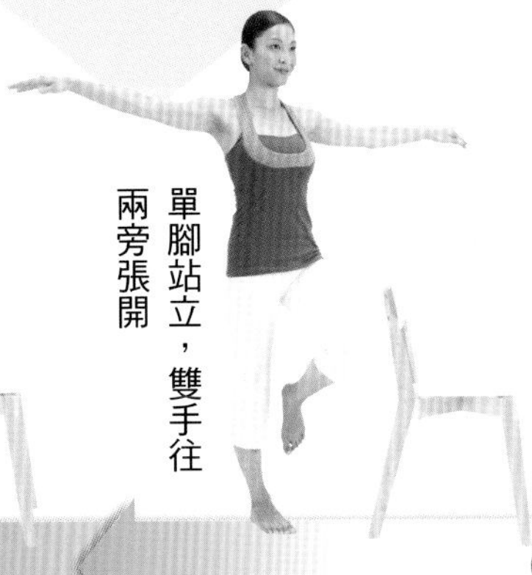

單腳站立，雙手往兩旁張開

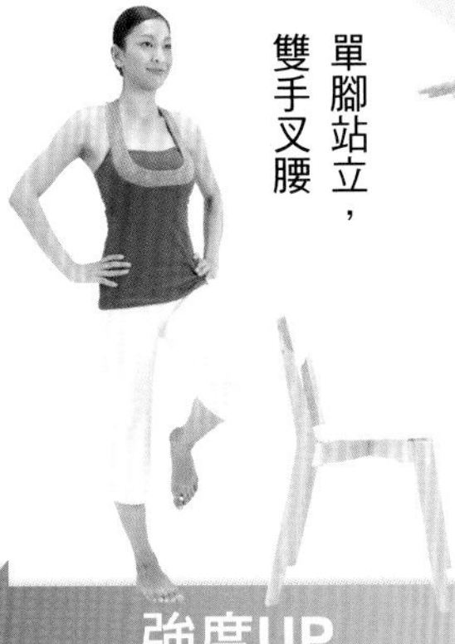

單腳站立，雙手叉腰

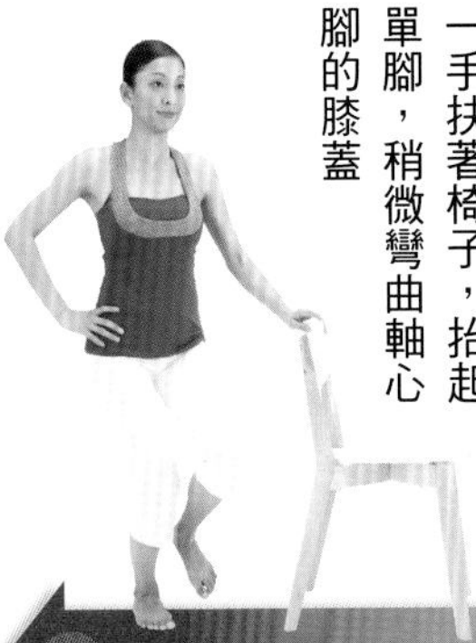

一手扶著椅子，抬起單腳，稍微彎曲軸心腳的膝蓋

強　強度UP　弱

活膝走跳運動

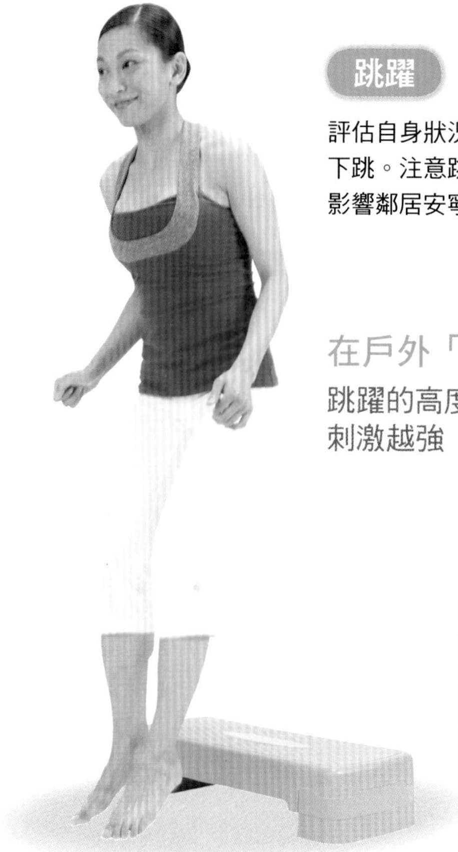

跳躍

評估自身狀況，從略高的台階往下跳。注意跳躍時勿發出噪音，影響鄰居安寧

在戶外「跳繩」也很有效

跳躍的高度落差越大，對骨骼的刺激越強

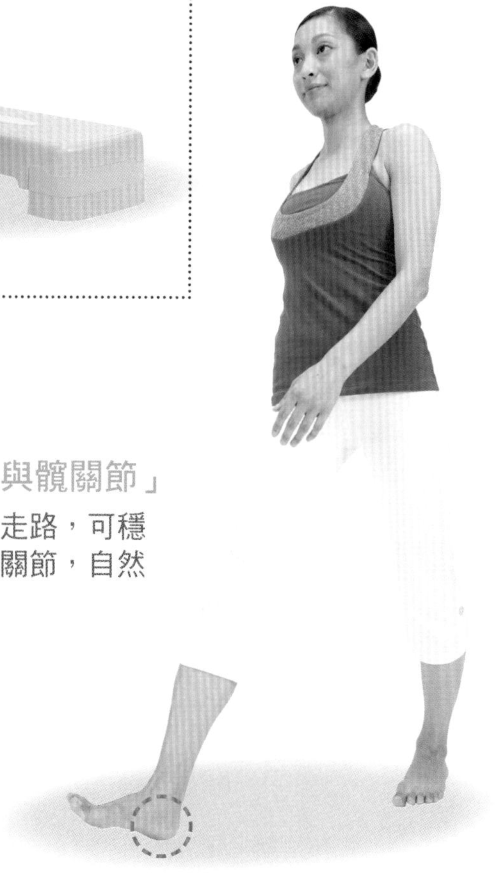

走路

加大步伐，養成從腳跟著地的習慣

走路時注意「腹部與髖關節」

腹肌用力、提高腹壓走路，可穩定體幹。大幅彎曲髖關節，自然就能加大步伐

「運動障礙症候群」

活動全身的肌肉和骨骼

形成原因

骨骼、肌肉與關節的刺激不足導致功能低下，陷入惡性循環

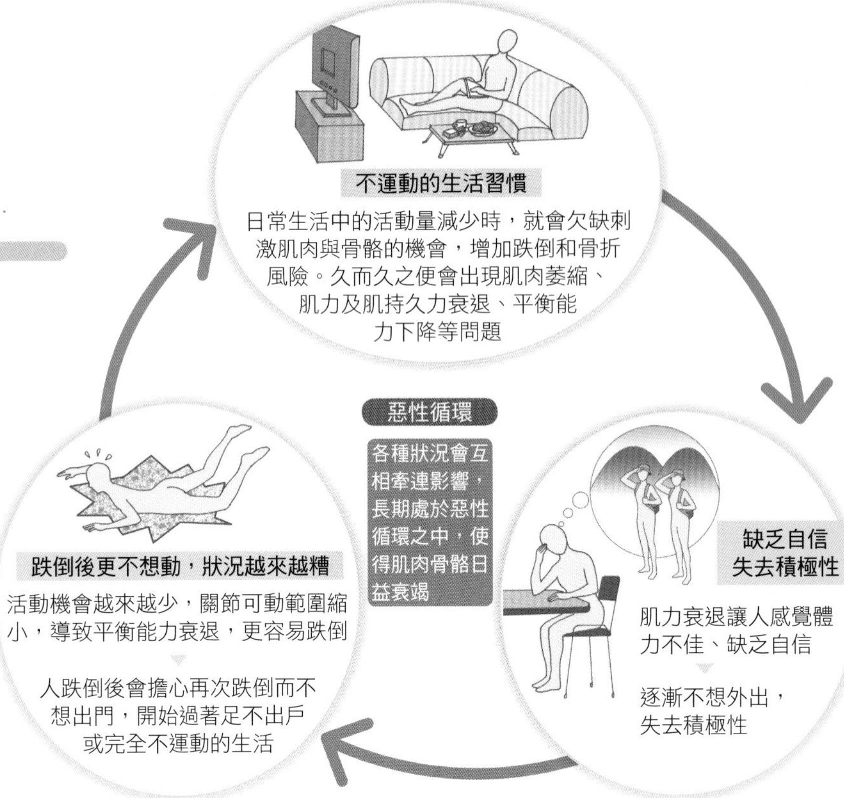

不運動的生活習慣
日常生活中的活動量減少時，就會欠缺刺激肌肉與骨骼的機會，增加跌倒和骨折風險。久而久之便會出現肌肉萎縮、肌力及肌持久力衰退、平衡能力下降等問題
缺乏自信
失去積極性
肌力衰退讓人感覺體力不佳、缺乏自信
逐漸不想外出，失去積極性
跌倒後更不想動，狀況越來越糟
活動機會越來越少，關節可動範圍縮小，導致平衡能力衰退，更容易跌倒
人跌倒後會擔心再次跌倒而不想出門，開始過著足不出戶或完全不運動的生活
惡性循環
各種狀況會互相牽連影響，長期處於惡性循環之中，使得肌肉骨骼日益衰竭

運動障礙症候群是指人體的骨骼、肌肉與關節出現障礙，無法發揮原有功能，影響日常行動與活動的狀態。

人的骨骼原本就會隨著年齡增長而衰退，若**日常的活動量變少，對骨骼的刺激就會降低，導致骨質越來越疏鬆**。骨骼與肌肉一樣，長期不用便會萎縮，連帶使肌肉量變少，最後引發功能衰退。這種情形會讓人擔憂自己的體力欠佳，漸漸不想出門活動。沒有社交生活就會失去活動身體的機會，運動關節的頻率也逐漸減少，讓關節可動範圍日益縮小。

如此一來便會增加跌倒的風險，讓人更不想出門活動，陷入完全不活動的惡性循環。

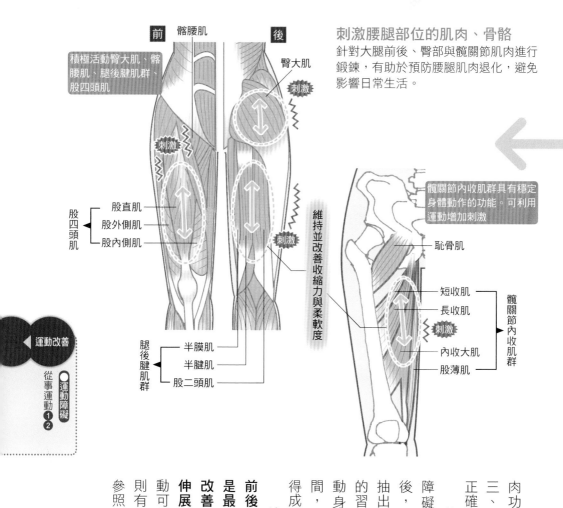

預防方法

從現在開始養成運動習慣 保養肌肉和骨骼系統功能

刺激腰腿部位的肌肉、骨骼

針對大腿前後、臀部與髖關節肌肉進行鍛鍊，有助於預防腰腿肌肉退化，避免影響日常生活。

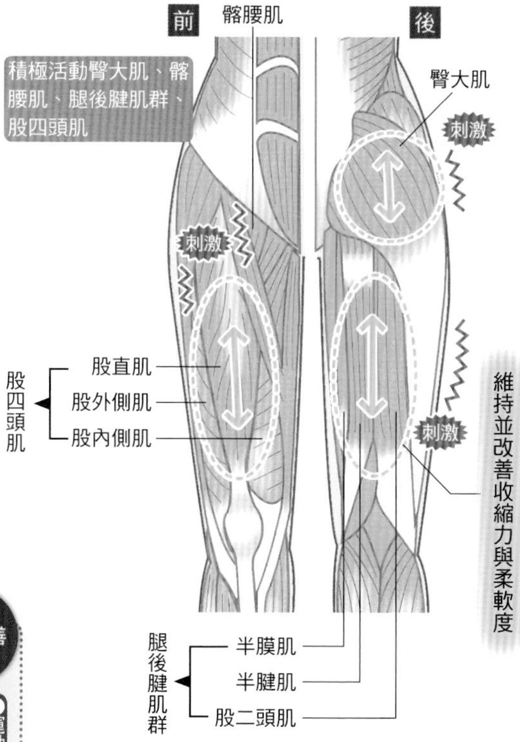

前
髂腰肌
後
積極活動臀大肌、髂腰肌、腿後腱肌群、股四頭肌
臀大肌
刺激
刺激
刺激
股四頭肌
股直肌
股外側肌
股內側肌
維持並改善收縮力與柔軟度
腿後腱肌群
半膜肌
半腱肌
股二頭肌

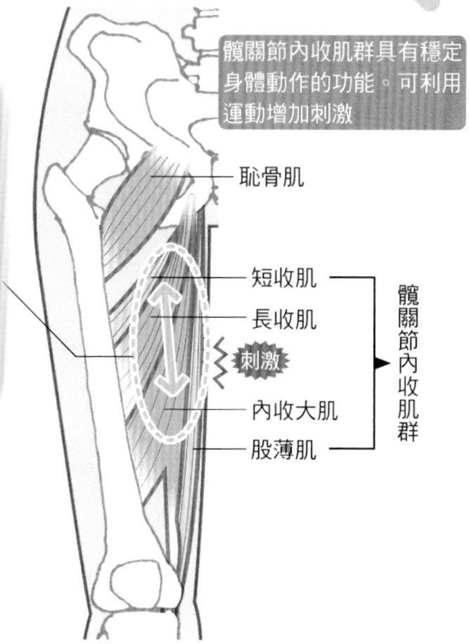

髖關節內收肌群具有穩定身體動作的功能。可利用運動增加刺激
恥骨肌
短收肌
長收肌
刺激
內收大肌
股薄肌
髖關節內收肌群

預防運動障礙的關鍵不是等肌肉功能衰退才開始搶救，而是要從三、四十歲還能鍛鍊身體時，吸收正確的知識、實施解決對策。

首先要做的是，確實理解運動障礙症候群對健康有何危害。然後，在日常生活中積極活動身體，抽出時間運動。養成上健身房運動的習慣，或是在日常生活中增加活動身體的機會。在家利用空閒時間，勤做伸展操或輕度運動也能獲得成效。

針對腰腿肌肉鍛鍊，避免大腿前後側、髖關節與臀部肌力衰退，是最有效的改善對策，只要維持並改善這些肌肉的柔軟度（收縮力與伸展力）即可。本書介紹的蹲踞運動可刺激所有腰腿肌肉；跨步運動則有助於提升身體的平衡能力（▼參照142頁）。

一般的蹲踞動作無法運動到大腿內側，採取雙腿往兩旁張開的半蹲姿勢才可有效刺激大腿內側肌肉。

重心偏移馬步操

伸展 10～15秒

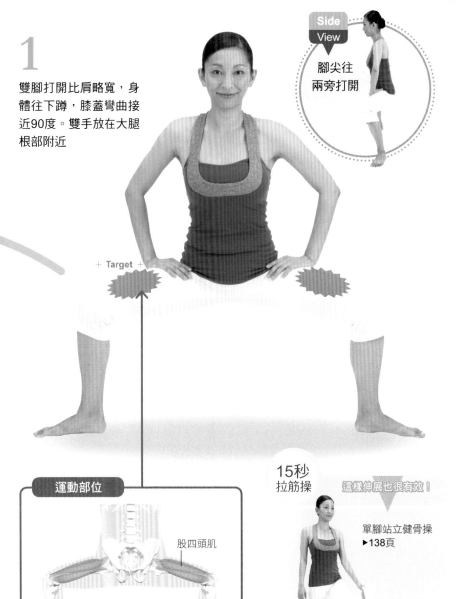

1

雙腳打開比肩略寬，身體往下蹲，膝蓋彎曲接近90度。雙手放在大腿根部附近

運動部位

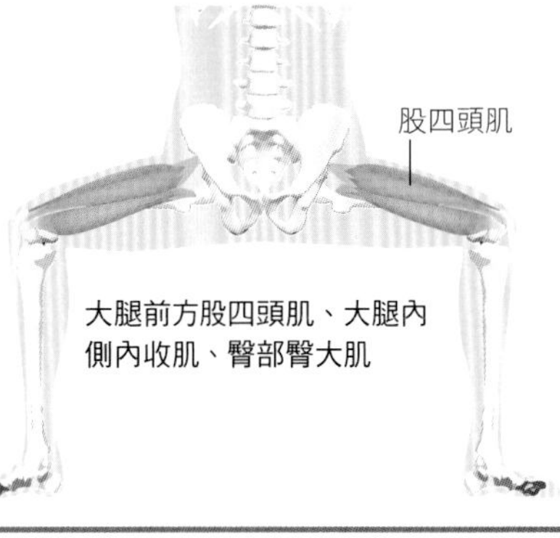

大腿前方股四頭肌、大腿內側內收肌、臀部臀大肌

15秒
拉筋操

這樣伸展也很有效！

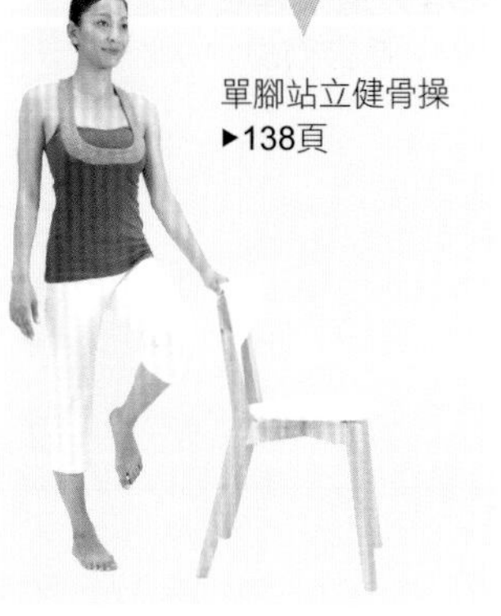

單腳站立健骨操
▶138頁

2

維持半蹲姿勢，身體重心移至右腳，伸展左腳10～15秒

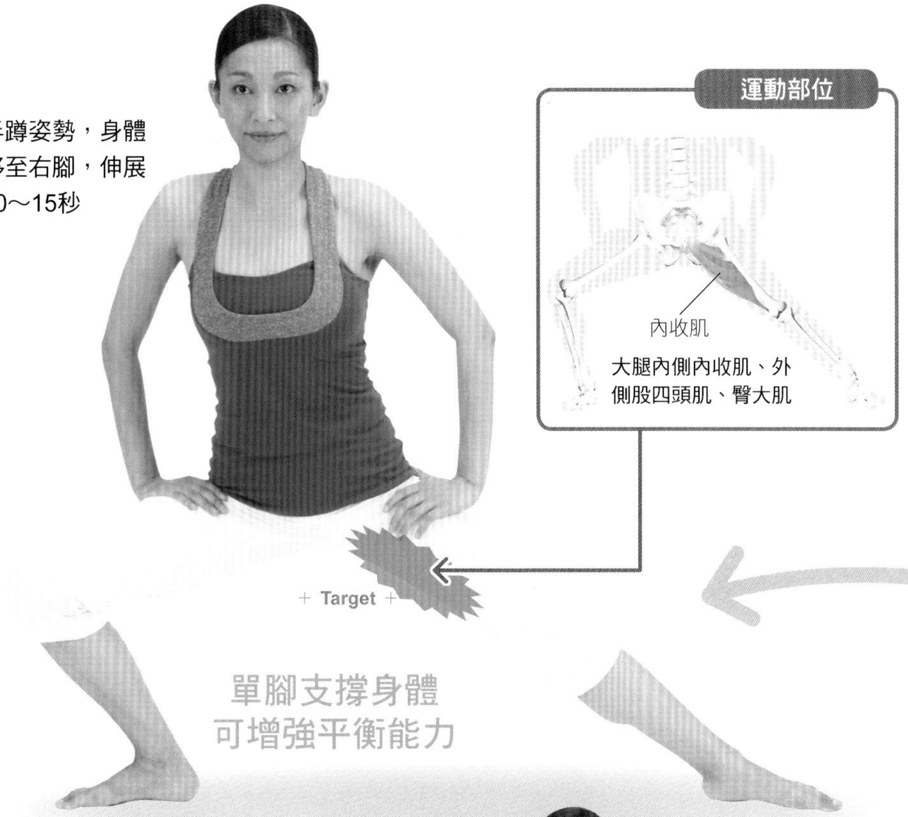
運動部位
內收肌
大腿內側內收肌、外側股四頭肌、臀大肌
Target
單腳支撐身體
可增強平衡能力

3

回到步驟1的姿勢。接著身體重心移至左腳，伸展右腳10～15秒。重複做5～10次

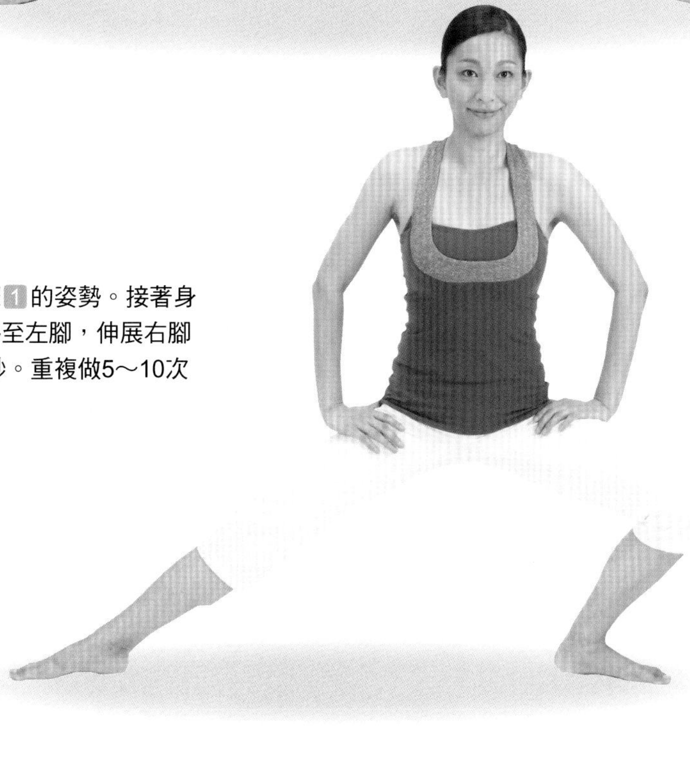

交互跨步活力運動

運動
20~30
次

左右交替
重複動作

1 雙手叉腰，
雙腳併攏站直

運動部位

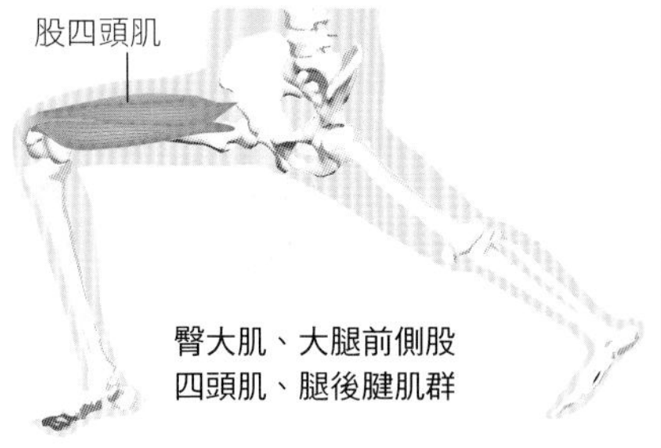
股四頭肌
臀大肌、大腿前側股
四頭肌、腿後腱肌群

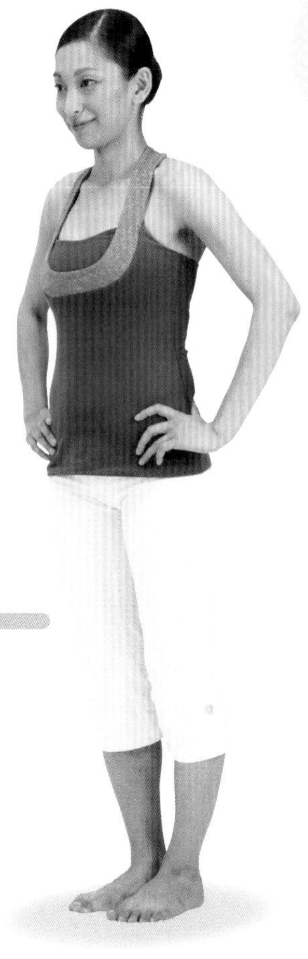

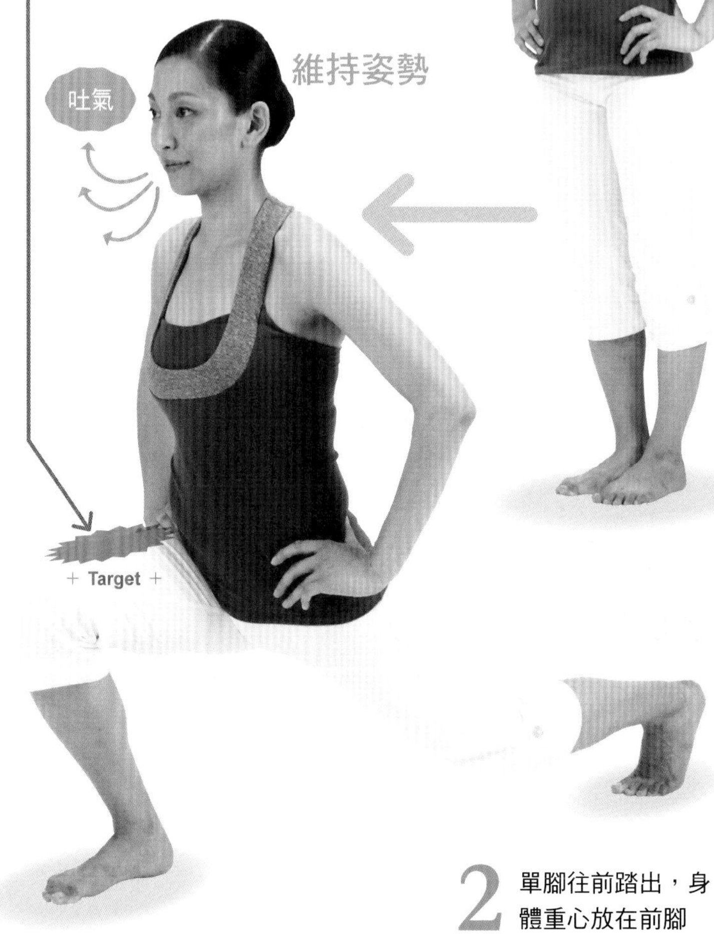
維持姿勢
吐氣
Target

2 單腳往前踏出，身
體重心放在前腳

步伐幅度可自行調整
大腿要與地面平行

15秒
拉筋操

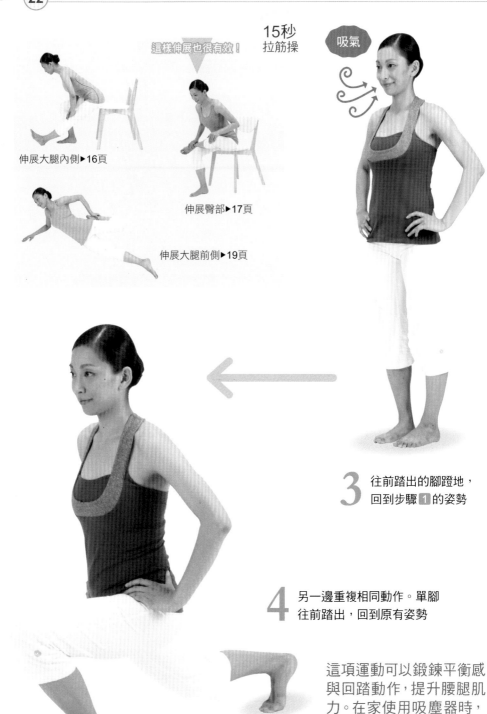

這樣伸展也很有效！

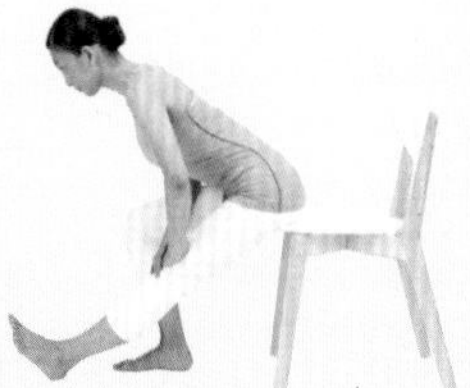

伸展大腿內側▶16頁

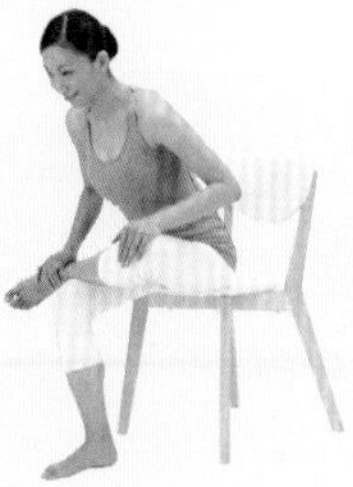

伸展臀部▶17頁

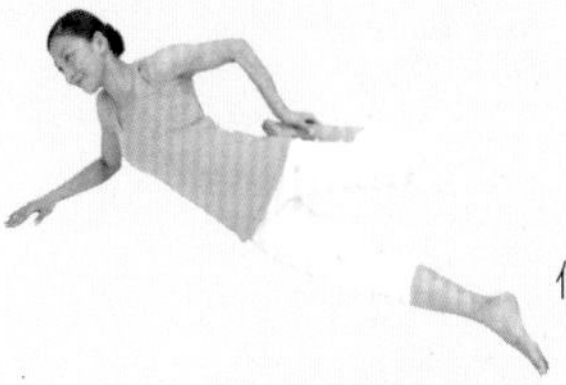

伸展大腿前側▶19頁

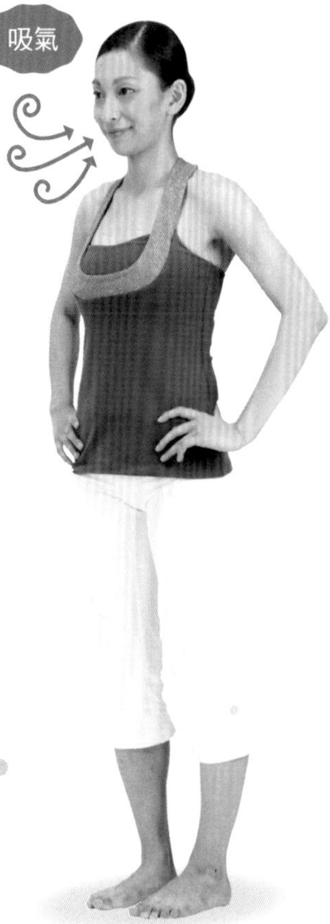

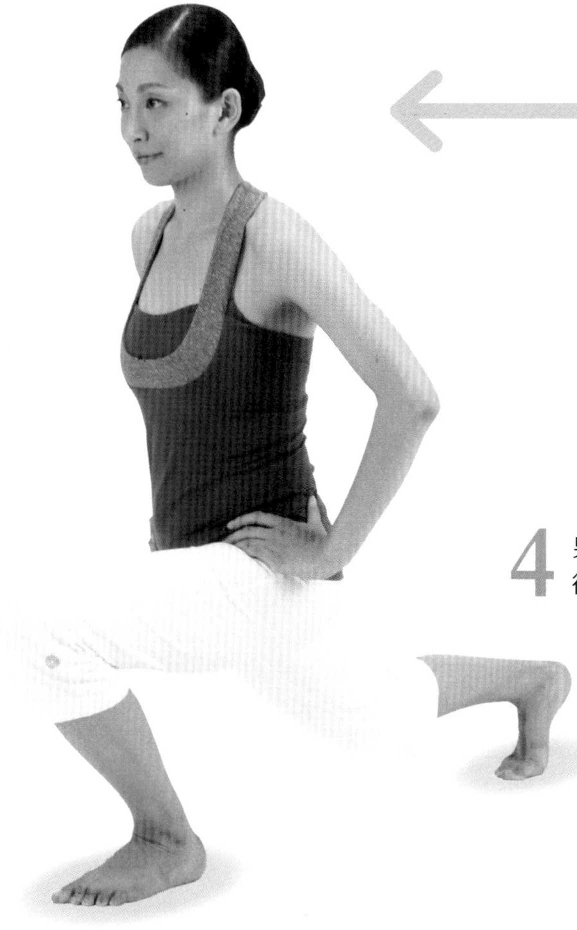

3 往前踏出的腳蹬地，回到步驟1的姿勢

4 另一邊重複相同動作。單腳往前踏出，回到原有姿勢

這項運動可以鍛鍊平衡感與回踏動作，提升腰腿肌力。在家使用吸塵器時，可搭配這項動作。

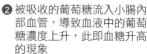

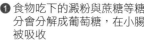

發病原因

胰島素沒有發揮作用 無法吸收血液裡的葡萄糖

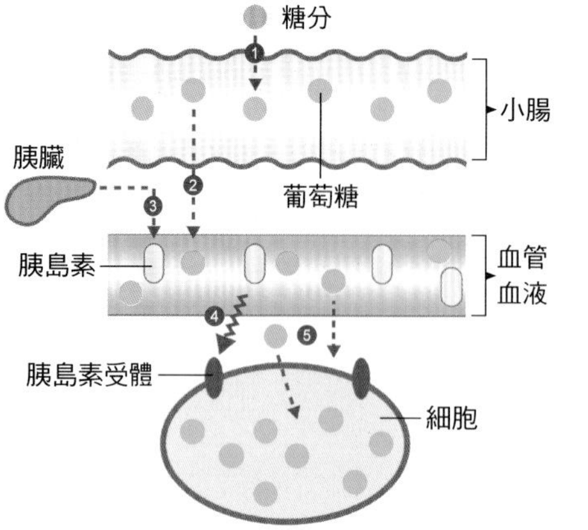
糖分
1
小腸
胰臟
2
3
葡萄糖
胰島素
血管
血液
4
5
胰島素受體
細胞

正常的葡萄糖攝取機制

1. 食物吃下的澱粉與蔗糖等糖分會分解成葡萄糖，在小腸被吸收
2. 被吸收的葡萄糖流入小腸內部血管，導致血液中的葡萄糖濃度上升，此即血糖升高的現象
3. 透過飲食攝取的葡萄糖引起血糖升高後，胰臟便會分泌胰島素（荷爾蒙的一種）
4. 胰島素會命令肝臟、肌肉與脂肪細胞，吸收血液裡的葡萄糖，胰島素受體收到指令後，開始將葡萄糖攝取到細胞內
5. 葡萄糖進入接收胰島素命令的細胞中

胰島素功效不彰

胰島素的受體失調，無法正確接收胰島素下達的命令，導致葡萄糖吸收率低下

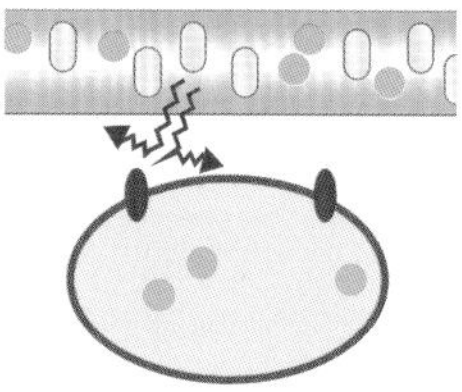

胰島素分泌過少

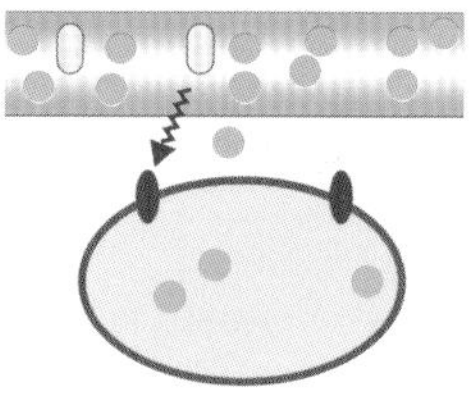

胰島素對細胞下達的命令變少，無法及時吸收葡萄糖

當血液中的葡萄糖長時間含量過多（血糖升高），且經醫生診斷出**多喝多尿、體重降低、經常感覺疲勞等典型症狀時，即代表罹患糖尿病**。糖尿病除了眼睛、腎臟、末梢神經等三處會發生病變之外，還會引起各種併發症。

造成糖尿病的主因是血糖上升時，從胰臟分泌的胰島素無法確實發揮功效。

胰島素最重要的功效就是命令肝臟、肌肉與脂肪細胞吸收葡萄糖，一旦胰島素分泌不足或功效不彰，這項命令無法確實傳達，導致血液中葡萄糖濃度過高。長久下來，便會引發內臟脂肪囤積（肥胖）的嚴重後遺症。

運動促進糖分吸收、積極減肥

改善方法

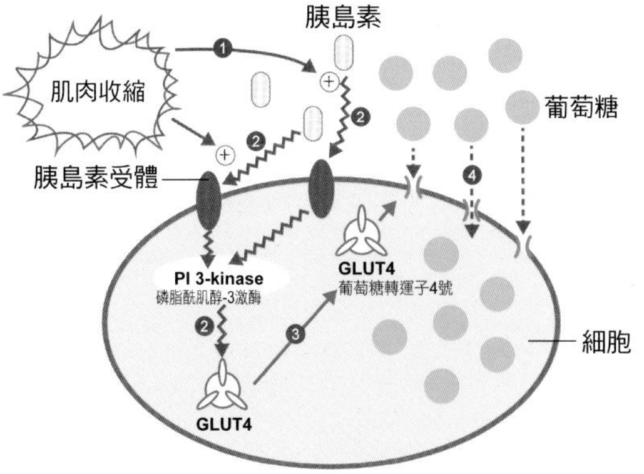
胰島素
肌肉收縮
葡萄糖
胰島素受體
PI 3-kinase
磷脂酰肌醇-3激酶
GLUT4
葡萄糖轉運子4號
細胞
GLUT4

葡萄糖吸收機制❶（利用胰島素）

❶勤做運動收縮肌肉，活化胰島素功能

❷胰島素針對細胞內的PI 3-kinase酵素下達命令，由GLUT4分子接受指令

❸GLUT4是一種葡萄糖載體，一旦接收到胰島素的命令，就會往細胞膜移動，打開閘門讓葡萄糖進入細胞裡。

❹閘門開啟讓細胞順利吸收葡萄糖

運動收縮肌肉，促進葡萄糖吸收

細胞內有一種名為腺苷酸激酶（AMP kinase）的物質，收縮肌肉可促進其活性，提升葡萄糖吸收率。

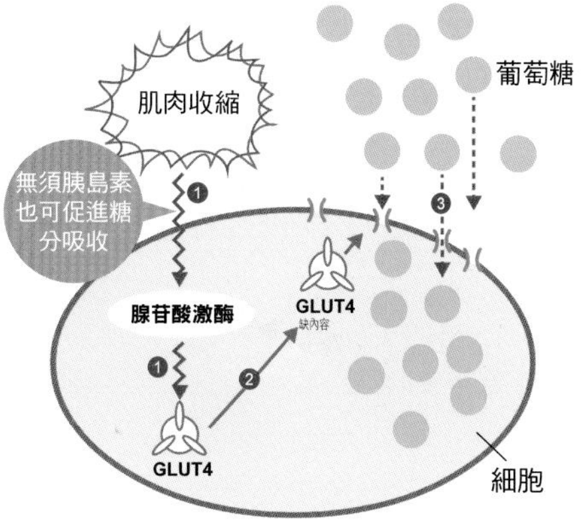
肌肉收縮
葡萄糖
無須胰島素也可促進糖分吸收
腺苷酸激酶
GLUT4
GLUT4
細胞

葡萄糖吸收機制❷（不利用胰島素）

❶GLUT4會聽從胰島素的命令行事。不過，勤做運動收縮肌肉，可活化細胞內的腺苷酸激酶酵素，直接針對GLUT4作用，增加葡萄糖吸收率

❷接收指令的GLUT4會往細胞膜移動，打開閘門讓葡萄糖進入細胞裡

❸閘門開啟之後，細胞就能順利吸收葡萄糖

醫學界已經證實運動有助於改善糖尿病，確立了「糖尿病運動療法」的全新觀念。運動不只能提高葡萄糖吸收率，還可維持骨骼肌量＊，使全身各處都能吸收葡萄糖。此外，活動身體可減少內臟脂肪，提升胰島素功能。

除了從事三十分鐘以上的有氧運動之外，也可像本書介紹的運動一樣，做強度較高的運動鍛鍊大型肌肉，維持肌力（▼參照148頁）。

醫生の健康建議

飲食方面

挑食容易導致熱量攝取失衡、暴飲暴食、飲食不規律等問題，容易形成內臟脂肪，應積極改善。

生活習慣

檢視飲食攝取的熱量多寡，搭配適合的消耗方式。利用快走等有助於增加呼吸速度的運動，可消耗更多熱量。

＊占體重約四成的肌肉是葡萄糖消耗量最高的身體組織。

刺激多條肌肉並增加肌肉量，能消耗更多熱量。肌肉收縮可提升胰島素吸收葡萄糖的功能，控制血糖。

四肢平衡運動

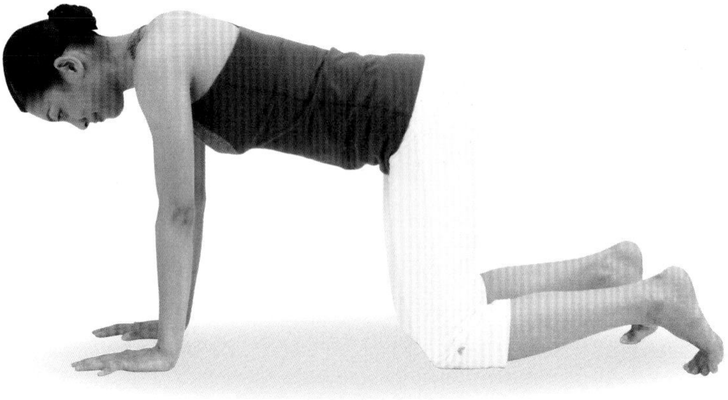

1 四肢著地，雙手雙膝緊貼地面

伸展 10～15 秒

左右交替
重複動作

15秒
拉筋操

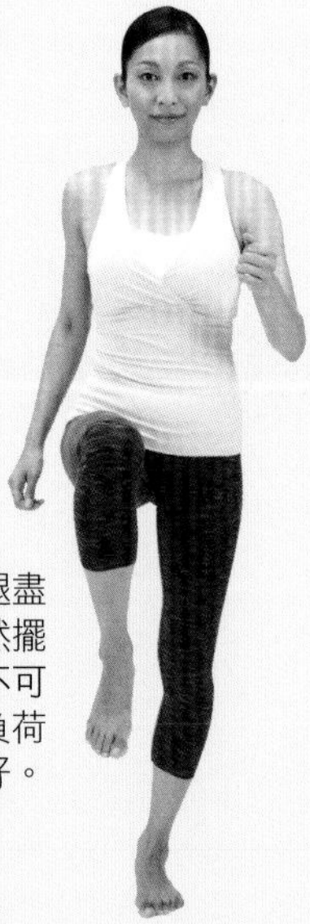

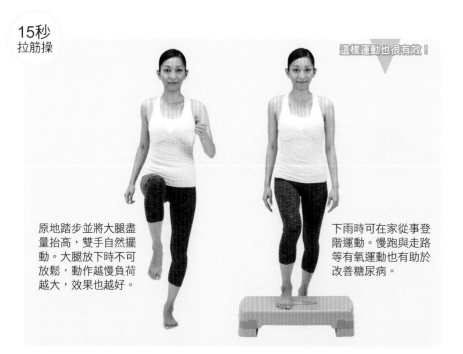

原地踏步並將大腿盡量抬高，雙手自然擺動。大腿放下時不可放鬆，動作越慢負荷越大，效果也越好。

這樣運動也很有效！

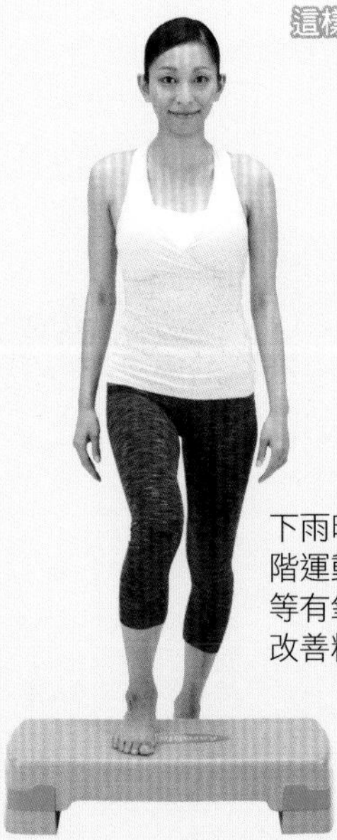

下雨時可在家從事登階運動。慢跑與走路等有氧運動也有助於改善糖尿病。

2 右手與左腳同時伸直，
維持姿勢10～15秒

同時伸直
不同邊的手與腳

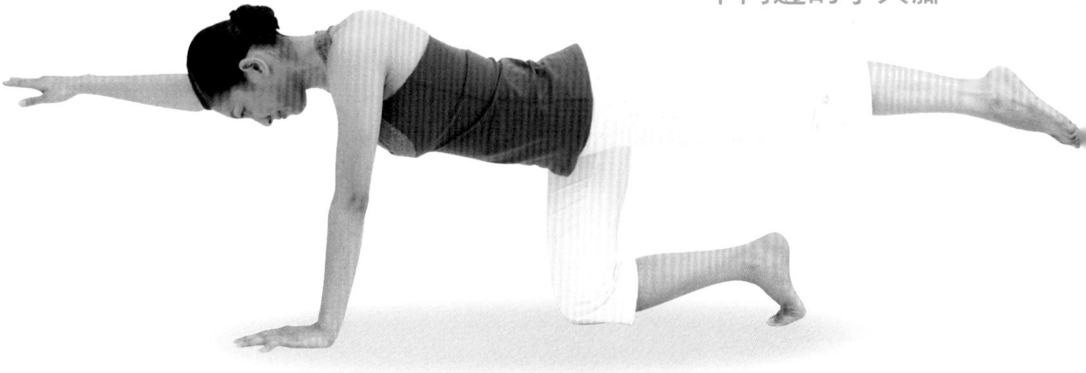

運動部位

從上方看

背部豎脊肌、臀大肌

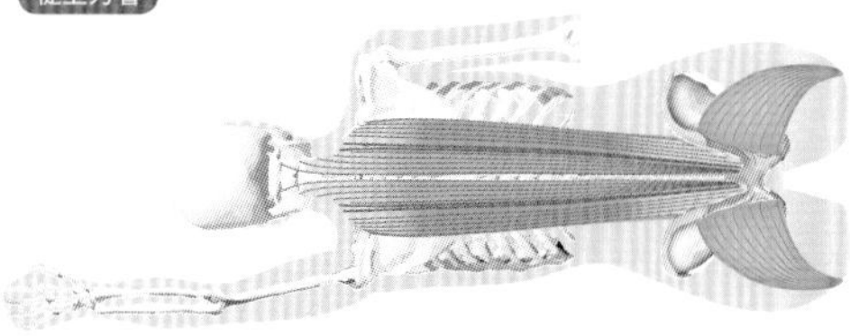

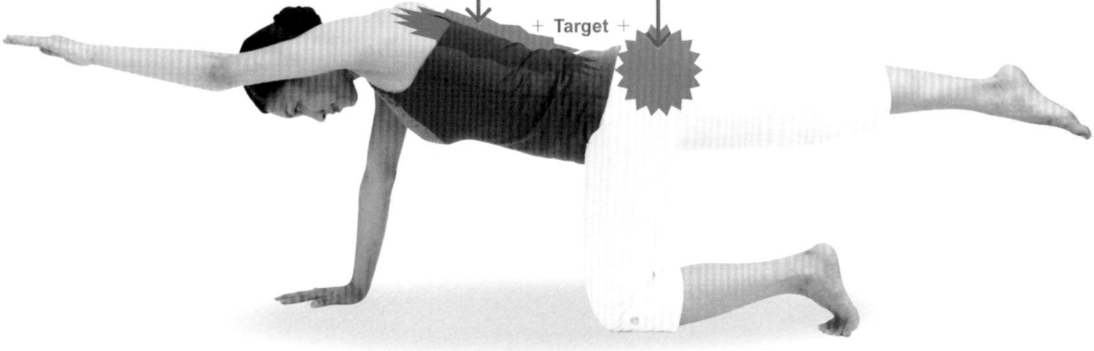

3 回到步驟 1 的姿勢，換邊重複相同動作

伏地蹲跳伸展操

運動 10～15 次

3 雙手支撐身體，雙腳往後伸直

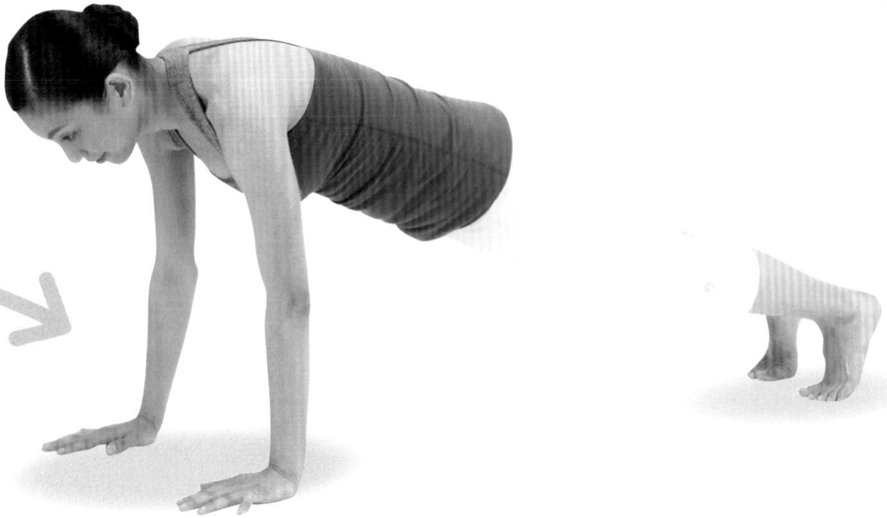

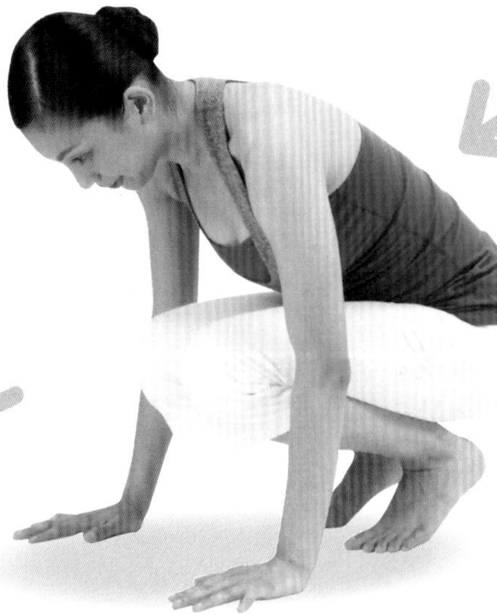

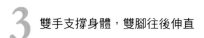

4 蹬地後收起雙腳，回到步驟3的姿勢

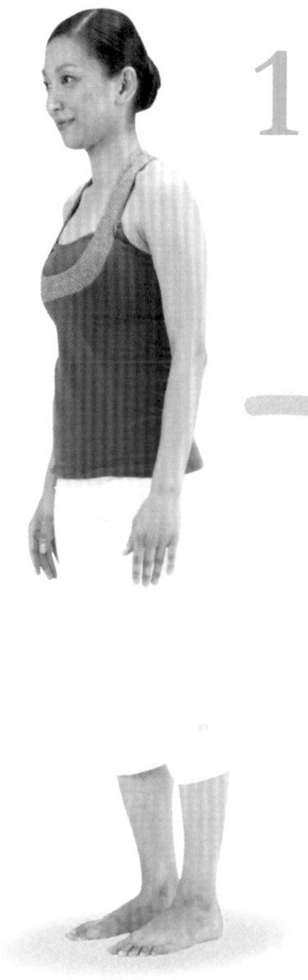

1 身體站直

2 蹲下，雙手著地

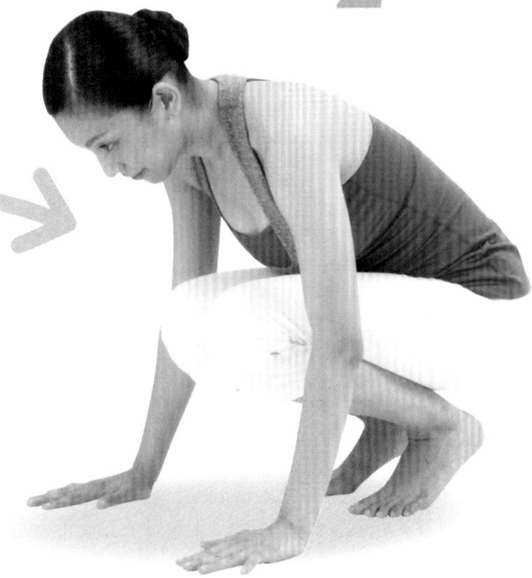

這項運動可充分刺激全身大型肌肉如股四頭肌、臀大肌、腹肌群、豎脊肌等

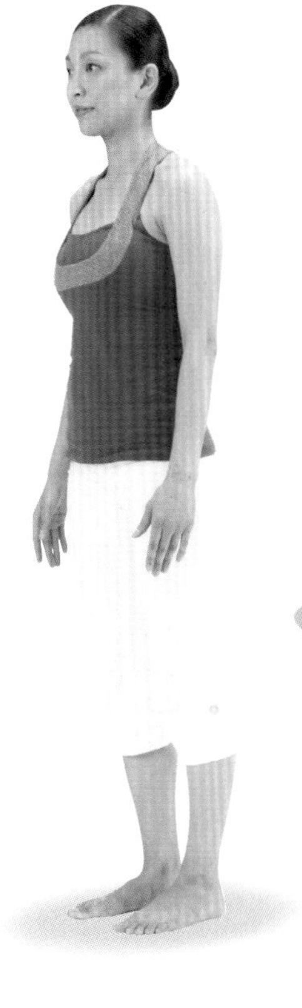

5 起立，回到步驟1的姿勢。有節奏地重複步驟2～5的動作即可

運動強度較高
請依自己的體力調整次數

「疲勞・倦怠」

積極攝取氧氣、提高活動效率

不適原因

氧氣攝取量降低、能量不足

氣體交換效率不彰，身體無法充分吸收氧氣

全身器官確實發揮各自的功能，肺臟的氣體交換（外呼吸），以及血管與全身細胞的氣體交換（內呼吸）就能順利運作。不過一旦某個環節出現問題，身體便無法有效攝取氧氣，降低活動力。

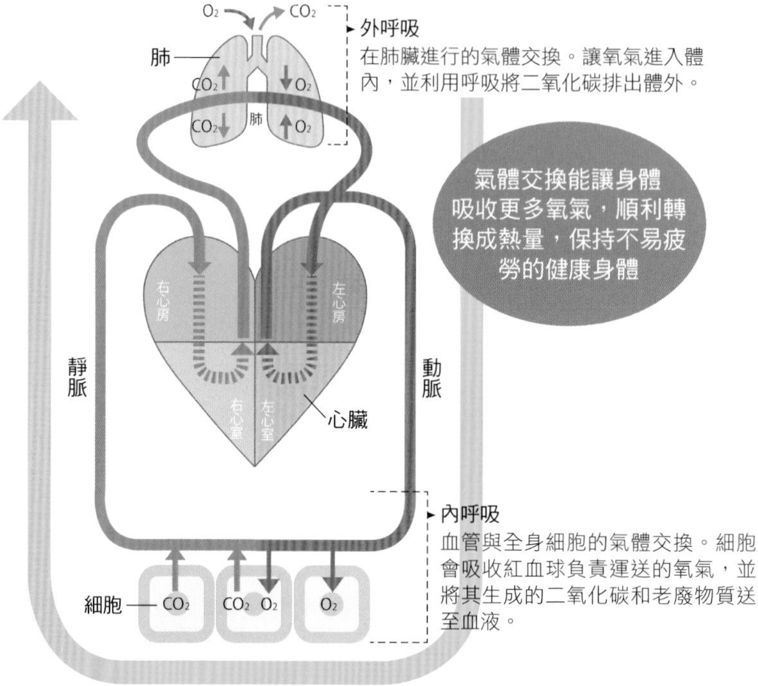

O_2
CO_2
肺
CO_2
O_2
CO_2
肺
O_2
外呼吸
在肺臟進行的氣體交換。讓氧氣進入體內，並利用呼吸將二氧化碳排出體外。
氣體交換能讓身體吸收更多氧氣，順利轉換成熱量，保持不易疲勞的健康身體
右心房
左心房
右心室
左心室
心臟
靜脈
動脈
內呼吸
血管與全身細胞的氣體交換。細胞會吸收紅血球負責運送的氧氣，並將其生成的二氧化碳和老廢物質送至血液。
細胞
CO_2
CO_2
O_2
O_2

從另一個角度來解釋，**身體感覺疲勞倦怠就是活力不足**。活力即「全身持久力」，代表一個人身體的耐力有多高。「全身持久力」能幫我們了解一個人的身體是否能吸收更多氧氣，不斷轉換成活動所需的熱量並持續消耗。

活力不足代表全身細胞沒有充分運作，完全不使用肌肉或使用量過低，都會使氧氣吸收量下降。

當人體的肌肉骨骼、呼吸系統與循環系統等整體功能無法順利發揮功效，肺臟的氣體交換、血管與全身細胞的氣體交換（參照上圖）便會受到阻礙，身體無法有效吸收氧氣。

從事均衡的全身運動 提升氧氣攝取量與全身持久力

改善方法

做全身運動增加心跳數

提升全身持久力就不容易感到疲累。針對臀部深處的臀中肌進行鍛鍊，亦可維持肢體靈活。

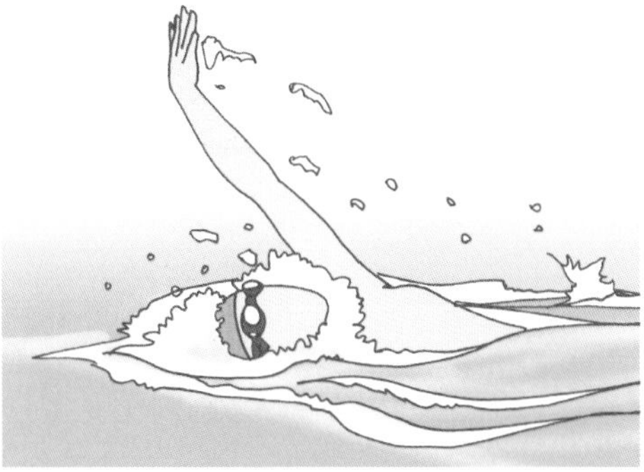

游泳、走路、慢跑、登階等全身性運動，能適度增加心跳強度，保持可聊天、微笑的程度即可

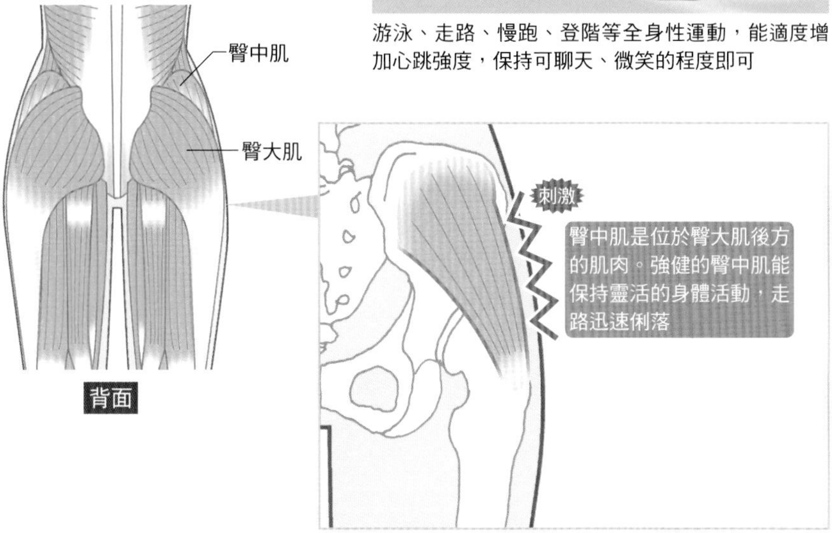
臀中肌
臀大肌
背面
刺激
臀中肌是位於臀大肌後方的肌肉。強健的臀中肌能保持靈活的身體活動，走路迅速俐落

提升全身持久力是消除疲勞最有效的方法。均衡使用全身肌肉，長期且持續性地刺激全身，就能讓身體吸收更多氧氣，維持相關器官的各種功能。

本書介紹的登階運動可充分活動下半身所有肌群，同時活動臀部肌肉與肩關節，發揮多重功能。搭配上半身轉體動作，可加強刺激腹肌群。此類運動所需的空間較小，在家想到就能做（▼參照154頁）。

一提到不易疲勞的身體，大家都會聯想到動作俐落、活動自如的狀態。鍛鍊步行主要的臀部肌肉，並提升下半身肌肉的協調度，即可實現不疲累的生活。

本書介紹的跨步運動會往各個方向跨步併攏，可以增加身體活力（▼參照157頁）。

疲勞・倦怠
預防・改善
運動❶

扭腰登階有氧運動

運動
30
分

1天30分鐘
或10分鐘×3次

提高最大攝氧量

1 預備動作

依個人體能調整踏台高度

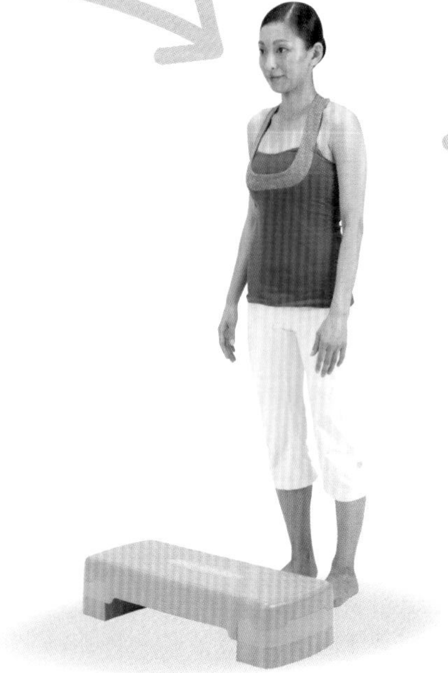

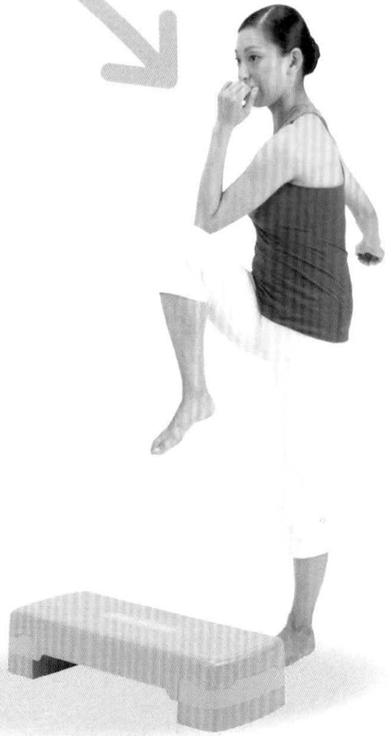

2 抬右膝扭腰

抬起右膝扭轉上半身，
與左手肘相碰

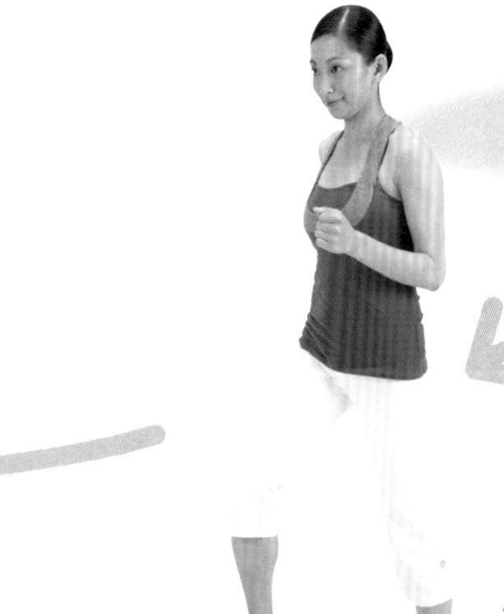

3 右腳上台階

抬起的右腳直接站上踏台

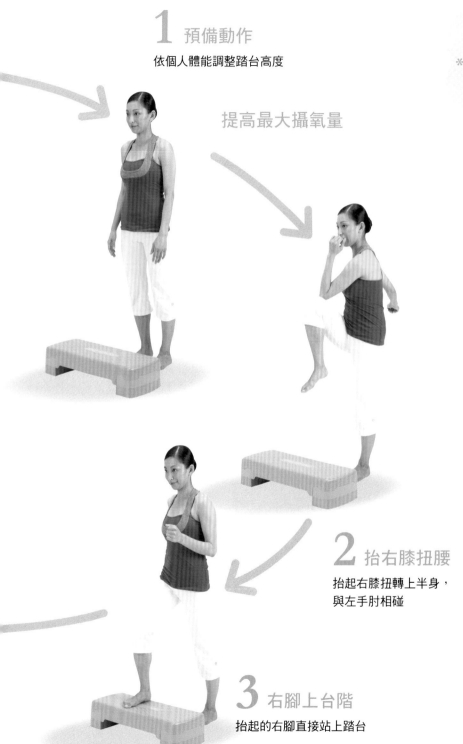

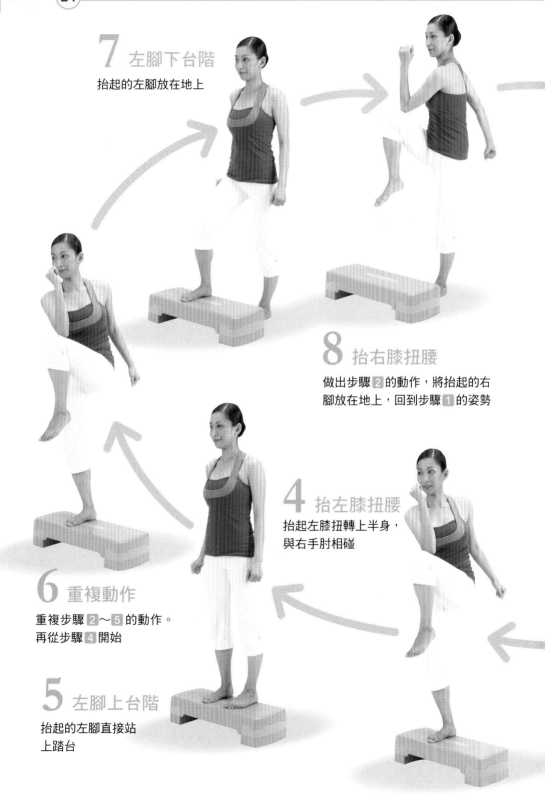

7 左腳下台階

抬起的左腳放在地上

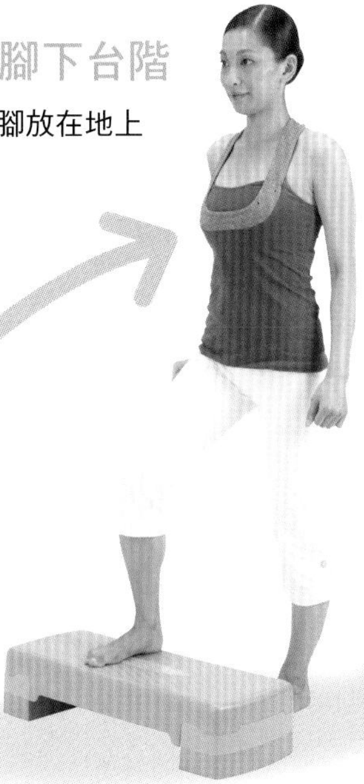

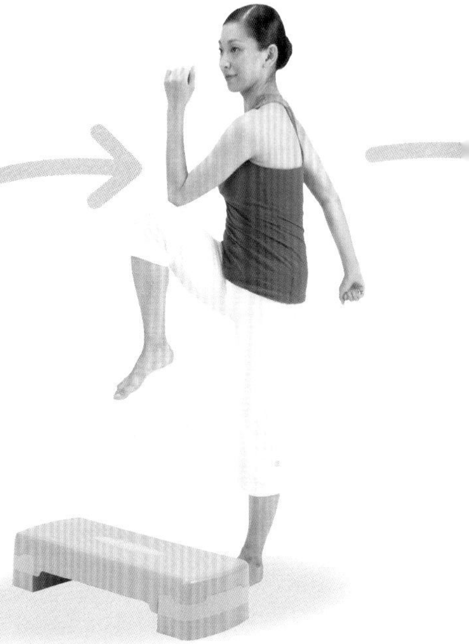

8 抬右膝扭腰

做出步驟2的動作，將抬起的右腳放在地上，回到步驟1的姿勢

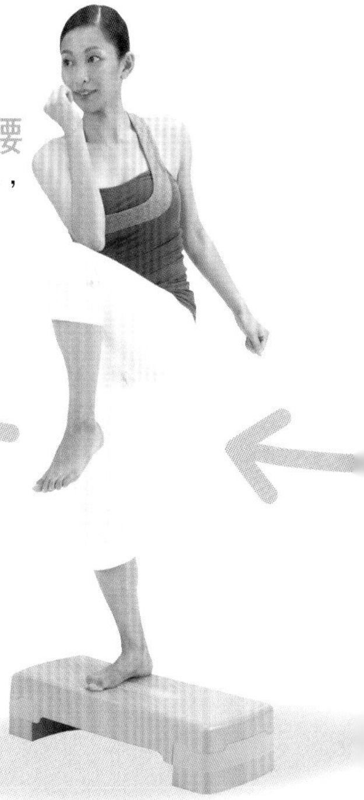

4 抬左膝扭腰

抬起左膝扭轉上半身，與右手肘相碰

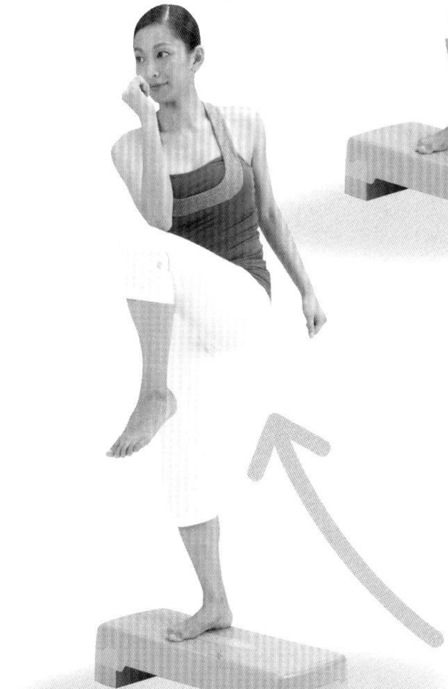

6 重複動作

重複步驟2～5的動作。再從步驟4開始

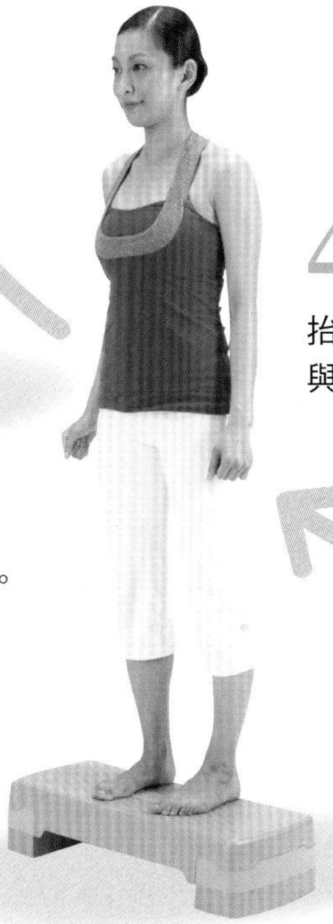

5 左腳上台階

抬起的左腳直接站上踏台

疲勞・倦怠
預防・改善
運動❷

側身緊臀拉筋運動

運動 15 次

左右重複相同動作

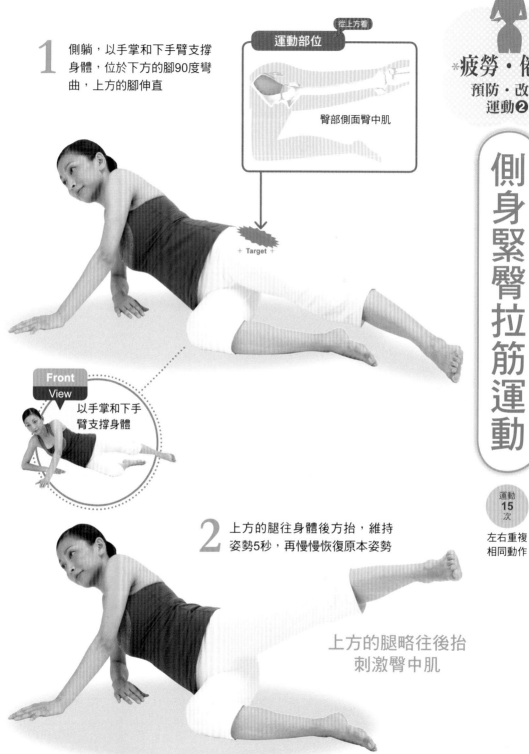

1 側躺，以手掌和下手臂支撐身體，位於下方的腳90度彎曲，上方的腳伸直

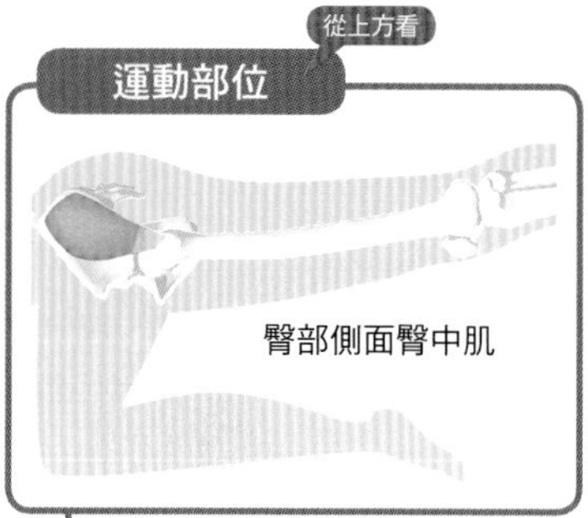
從上方看
運動部位
臀部側面臀中肌

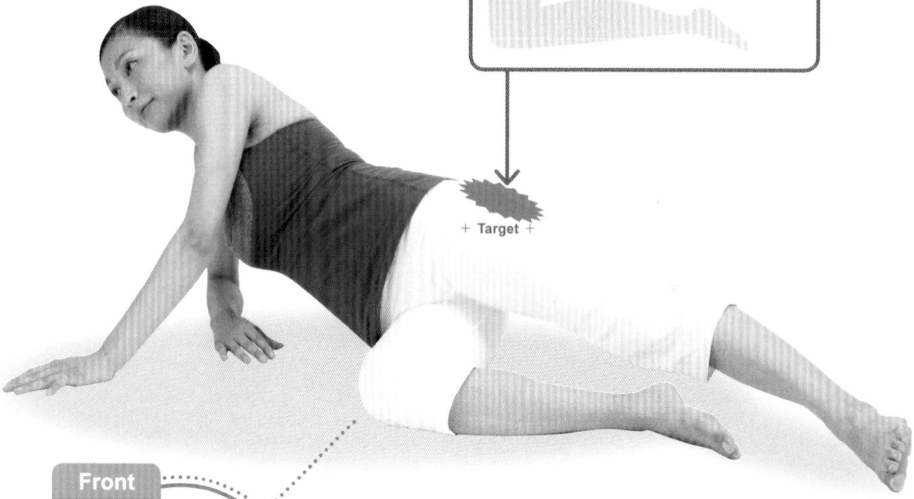
+ Target +

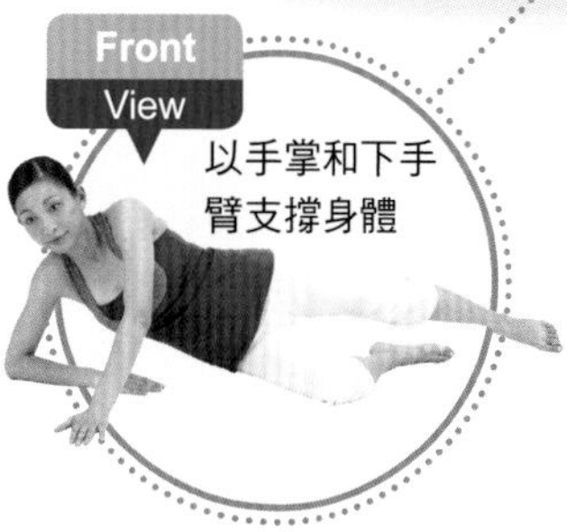
Front
View
以手掌和下手臂支撐身體

2 上方的腿往身體後方抬，維持姿勢5秒，再慢慢恢復原本姿勢

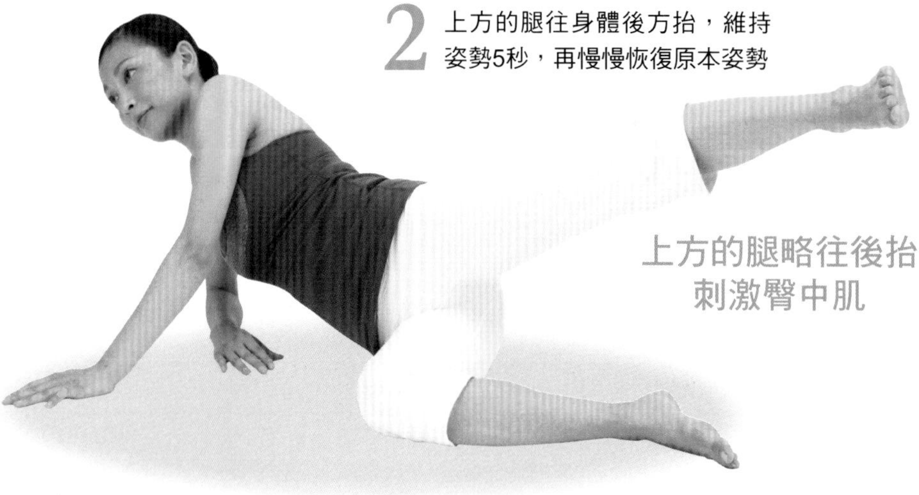
上方的腿略往後抬
刺激臀中肌

疲勞・倦怠
預防・改善
運動❸

併腳蹲姿抗老操

運動 10~15 次

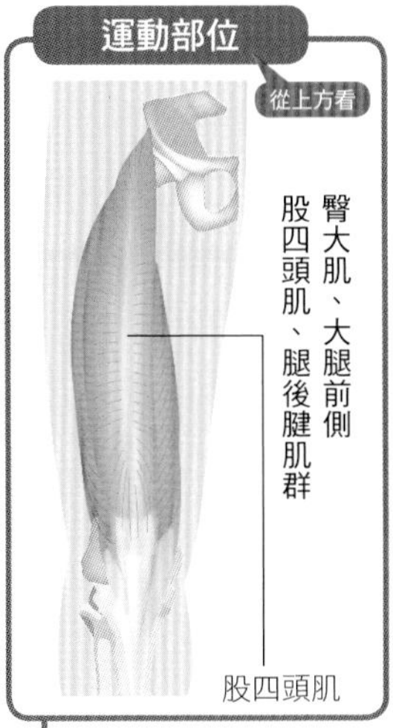
運動部位
從上方看
臀大肌、大腿前側
股四頭肌、腿後腱肌群
股四頭肌

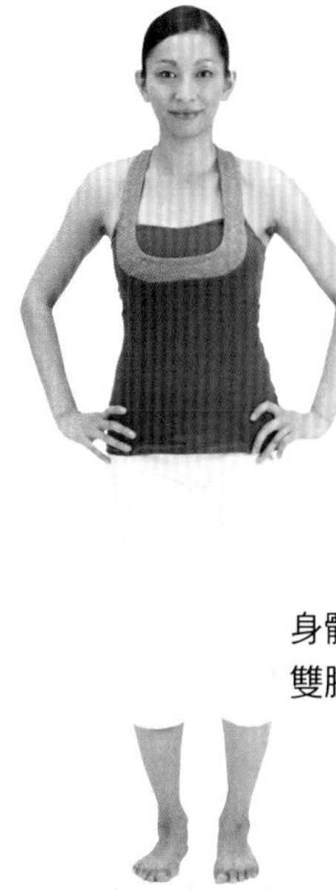

身體站直，雙手叉腰。
雙腳打開與腰同寬

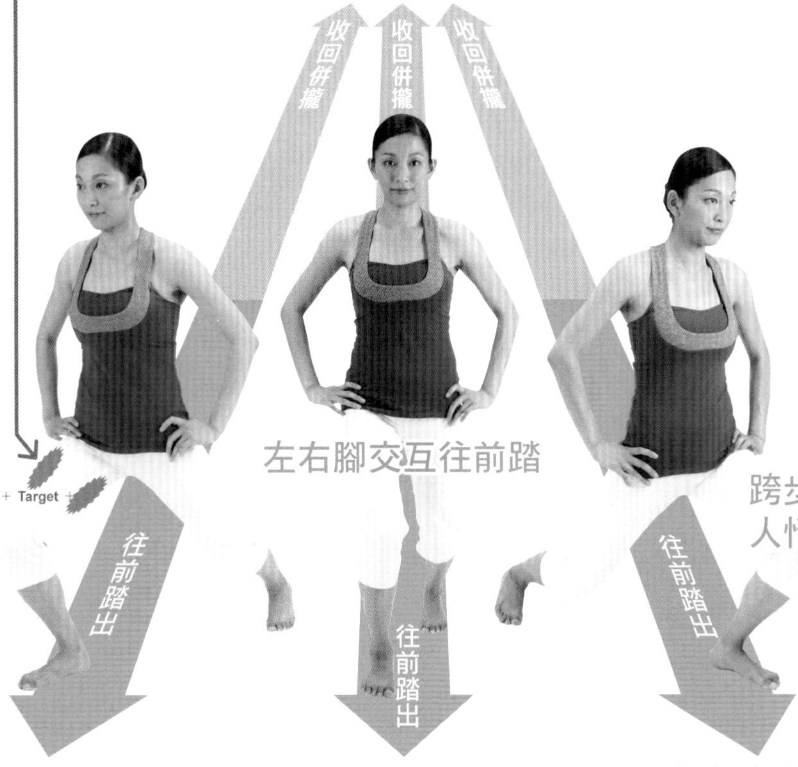
收回併攏
收回併攏
收回併攏
Target
左右腳交互往前踏
往前踏出
往前踏出
往前踏出

跨步幅度依個人情況調整

右腳往斜前方踏出，重心放在右腳上，深呼吸一次，右腳蹬地收回併攏

前腳往前踏出，重心放在前腳上，深呼吸一次，前腳蹬地收回併攏，換腳再做一次

左腳往斜前方踏出，重心施加在右腳上，深呼吸一次，左腳蹬地收回併攏

「柔軟肌肉」才是健康的護身符！

現代人要面對各種壓力，正值高峰期的青壯年為了兼顧工作與家庭，忽略身體疲勞症狀。但若想要永遠保持年輕，活出精彩的人生，及早「預防」是最好的方法。**一旦察覺不適症狀，就要在形成病症之前保養身體因此，了解「肌肉」有多重要，便成為最重要的關鍵。**

醫學界鄭重呼籲，全世界都感染了「運動不足」傳染病。這個蔓延全球的流行病，嚴重性可與吸菸和肥胖分庭抗禮。根據推測，每年有超過三百萬人因為不活動身體，而死於「可以預防的疾病」。生存在全球化的時代，面臨快速都市化、汽車普及以電腦為主的工作環境，讓我們深刻認知自身危險處境，必須提出解決方案，解除眼前的健康危機。

既然如此，我們該從何處著手？

答案相當簡單，只要充分注意自己的健康狀況，愛惜自己的身體，**學習正確知識並來正確地使用肌肉，恢復身體原有功能**。說起來沒什麼了不起，卻是最有效的現代養生法。衷心希望各位閱讀本書後，都能找到讓自己人生過得更健康精彩的方法，這是身為作者最大的榮幸。

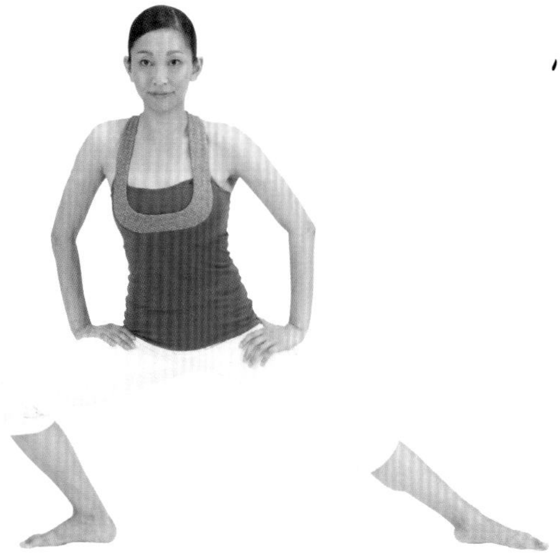

小山勝弘

每天做3分鐘痠痛拉筋操
啟動最強抗病力！

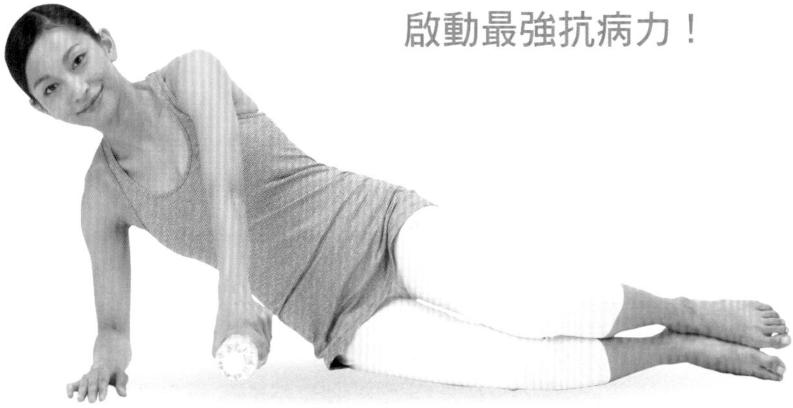

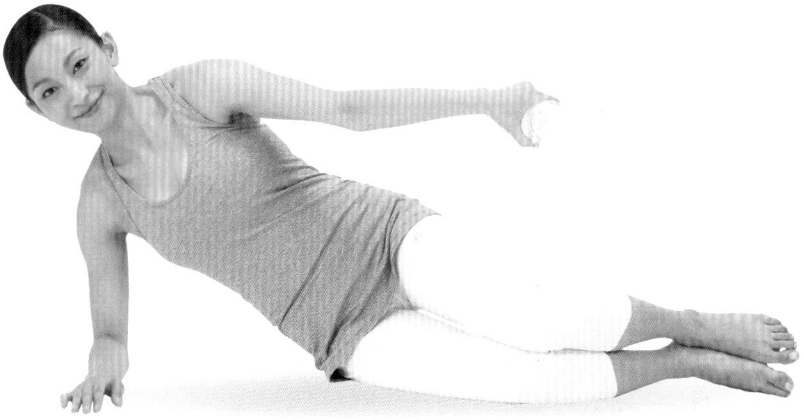

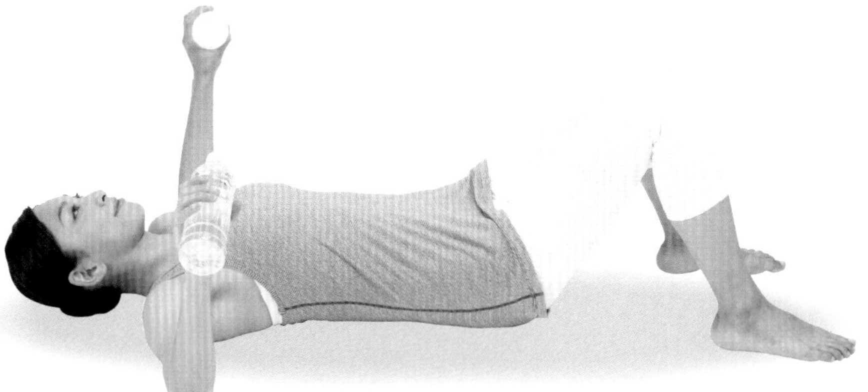

Health Tree 健康樹 健康樹系列035

醫學博士才知道的痠痛拉筋操

每天做3分鐘自癒力體操，100%恢復肌彈力！

医学博士が正しく教える　からだ改善エクササイズ

原　　著　小山勝弘
譯　　者　游韻馨
總 編 輯　吳翠萍
主　　編　陳鳳如
執行編輯　洪曉萍
美術設計　張天薪
內文排版　菩薩蠻數位文化有限公司

出版發行　采實出版集團
總 經 理　鄭明禮
業務部長　張純鐘
企劃業務　賴思蘋、簡怡芳、張世明
法律顧問　第一國際法律事務所 余淑杏律師
電子信箱　acme@acmebook.com.tw
采實官網　http://www.acmestore.com.tw/
采實文化粉絲團　http://www.facebook.com/acmebook

I S B N　978-986-5683-13-9
定　　價　299元
初版一刷　2014年8月28日
劃撥帳號　50148859
劃撥戶名　采實文化事業有限公司
100台北市中正區南昌路二段81號8樓
電話：（02）2397-7908
傳真：（02）2397-7997

國家圖書館出版品預行編目資料

醫學博士才知道的痠痛拉筋操：每天做3分鐘自癒力體操，100%恢復肌彈力！／小山勝弘作；游韻馨譯. - - 初版. - - 臺北市：采實文化，民103.8
面；　公分. --（健康樹系列；35）
譯自：医学博士が正しく教える　からだ改善エクササイズ
ISBN　978-986-5683-13-9（平裝）

1.健身操　2.運動健康

411.711　　103012412

廣　告　回　信	
台北郵局登記證	
台北廣字第03720號	
免　貼　郵　票	

采實文化 ACME PUBLISHING 采實文化事業有限公司

100台北市中正區南昌路二段81號8樓

采實文化讀者服務部　收

讀者服務專線：(02) 2397-7908

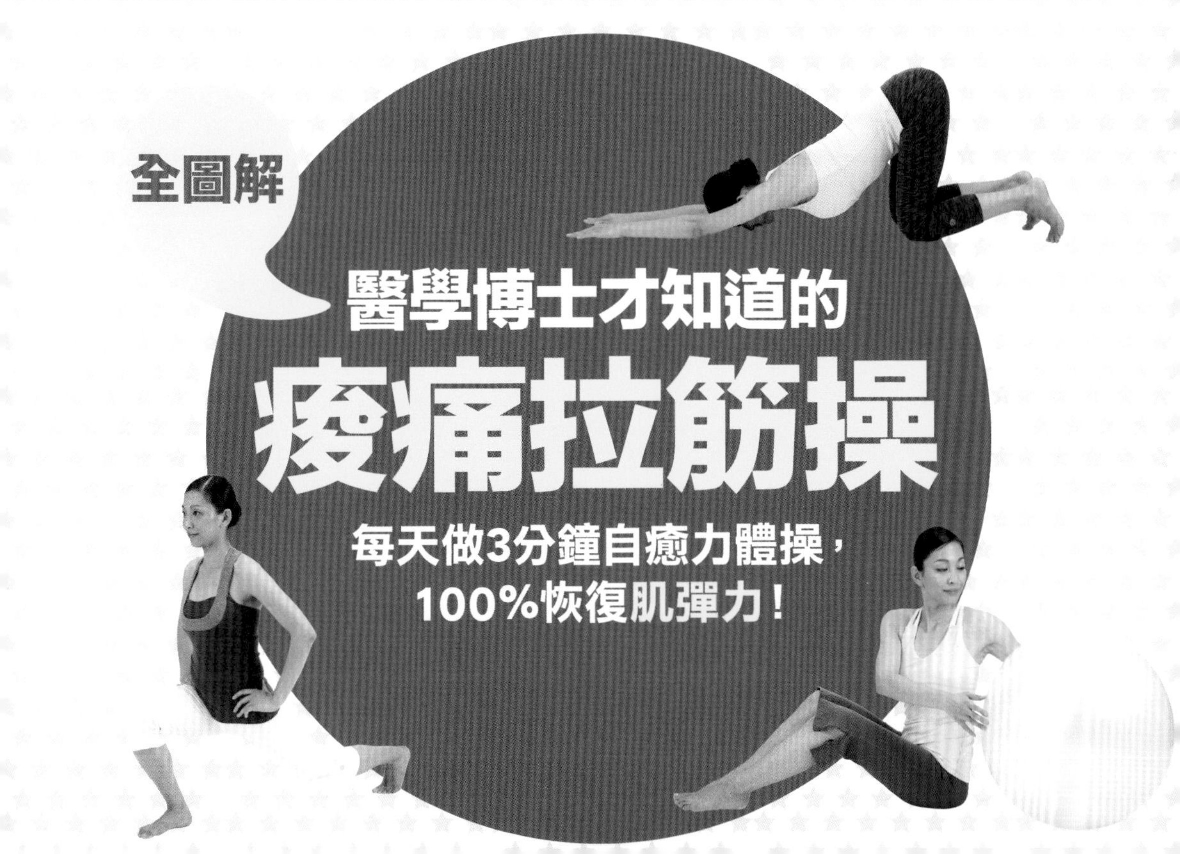

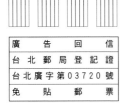

HealthTree 健康樹 **系列**專用回函

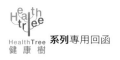

系列：健康樹35

書名：**醫學博士才知道的痠痛拉筋操**

每天做3分鐘自癒力體操，100%恢復肌彈力！

讀者資料（本資料只供出版社內部建檔及寄送必要書訊使用）：

1. 姓名：
2. 性別：□男　□女
3. 出生年月日：民國　　　年　　　月　　　日（年齡：　　　歲）
4. 教育程度：□大學以上　□大學　□專科　□高中（職）　□國中　□國小以下（含國小）
5. 聯絡地址：
6. 聯絡電話：
7. 電子郵件信箱：
8. 是否願意收到出版物相關資料：□願意　□不願意

購書資訊：

1. 您在哪裡購買本書？□金石堂（含金石堂網路書店）　□誠品　□何嘉仁　□博客來　□墊腳石　□其他：__________（請寫書店名稱）
2. 購買本書日期是？______年______月______日
3. 您從哪裡得到這本書的相關訊息？□報紙廣告　□雜誌　□電視　□廣播　□親朋好友告知　□逛書店看到　□別人送的　□網路上看到
4. 什麼原因讓你購買本書？□喜歡作者　□注重健康　□被書名吸引才買的　□封面吸引人　□內容好，想買回去做做看　□其他：__________（請寫原因）
5. 看過書以後，您覺得本書的內容：□很好　□普通　□差強人意　□應再加強　□不夠充實　□很差　□令人失望
6. 對這本書的整體包裝設計，您覺得：□都很好　□封面吸引人，但內頁編排有待加強　□封面不夠吸引人，內頁編排很棒　□封面和內頁編排都有待加強　□封面和內頁編排都很差

寫下您對本書及出版社的建議：

1. 您最喜歡本書的特點：□圖片精美　□實用簡單　□包裝設計　□內容充實
2. 您還想知道哪些健康、生活方面的訊息？

____

____

3. 您最喜歡本書中的哪一個單元？原因是？

____

____

4. 您希望我們出版哪一類生活相關書籍？

____

____